PROCEDURES IN COSMETIC DERMATOLOGY

미용외과 최신지견 시리즈

Laser and Lights

Volume 2

레이저와 광선 2

David J. Goldberg

대한미용외과학회 편찬위원회

SAUNDERS

ELSEVIER

도서출판

정담

This edition of ***Procedures in Cosmetic Dermatology Series: Lasers and Lights volumes 2, 1e***, by ***David Goldberg*** is published by arrangement with Elsevier Inc., New York, New York, USA

Translated by JUNGDAM Publishing Co.
Translated Edition ISBN: 9812595228
Printed in Korea

미용외과 최신지견 시리즈
PROCEDURES IN COSMETIC DERMATOLOGY

Laser and Lights Volume 2

레이저와 광선 2

Edited by

David J. Goldberg MD JD

Director, Skin Laser & Surgery Specialists of New York and New Jersey, Hackensack, NJ; Clinical Professor of Dermatology and Director, Laser Research and Mohs Surgery, Mount Sinai School of Medicine; Clinical Professor of Dermatology and Director of Dermatologic Surgery, UMDNJ-New Jersey Medical School; Adjunct Professor of Law, Fordham Law School, New York, NY, USA

Series Editor

Jeffrey S. Dover MD FRCPC

Associate Professor of Clinical Dermatology, Yale University School of Medicine, Adjunct Professor of Medicine (Dermatology), Dartmouth Medical School, Director, SkinCare Physicians of Chestnut Hill, Chestnut Hill, MA, USA

Associate Editor

Murad Alam MD

Chief, Section of Cutaneous and Aesthetic Surgery, Department of Dermatology, Northwestern University, Chicago, IL, USA

대한미용외과학회 편찬위원회

위원장 박상훈 대한미용외과학회 이사, 메디코스 미용외과

위 원 강동진 강남차병원 가정의학과 교수

강은희 메디코스 미용외과

김기영 메디코스 미용외과

박만용 대한미용외과학회 이사장, 남대문 미용외과

박상용 대한미용외과학회 이사, 제너스킨 미용외과

박주완 대한미용외과학회 이사, 가톨릭대학교 의과대학 교수

박찬흠 한림대학교 의과대학 이비인후과 교수

박현규 대한미용외과학회 이사, 아미가 미용외과, 고려대학교 의과대학 외래 조교수

반재용 청담 자연미 미용외과

윤형철 대한미용외과학회 이사, 미아트 미용외과

이성원 대한미용외과학회 이사, 광명코아 미용외과

이해영 대한미용외과학회 이사, 형 미용외과

정광섭 대한미용외과학회 이사, 보니따 미용외과

조동현 대한미용외과학회 이사, 서울미즈미 미용외과, 서울대학병원 임상자문위

조미자 메디코스 피부과

진석인 메디코스 미용외과

최웅철 대한미용외과학회 이사, 밝을명 안과

최호철 메디코스 피부과

역자 서문

삶의 질이 높아지면서 좀 더 아름답고 좀 더 젊어지려는 인간의 욕구 또한 높아지기 마련이다. 이와 함께 미용외과 분야도 빠르게 발전하고 있다. 미용외과 의사들은 환자들이 가급적 절개를 하지 않거나, 최소 절개로 수술 외상을 줄이고 싶어 하면서 보다 안전하고 자연스러우며 회복 또한 빠른 '최소절개 최대효과'의 미용수술을 원하고 있다는 것을 감안하지 않을 수 없다. 이러한 환자들의 기대에 부응하려는 미용외과 의사들의 고민이 여기에 있다.

미용외과는 특성상 피부과, 외과, 안과, 이비인후과, 산부인과, 비뇨기과, 가정의학과, 치과 등 많은 전문 분야의 영역을 폭넓게 아우르고 있다. 따라서 각 전문과 의사들은 미용외과 발전에 기여하고 있으며 이는 세계적인 추세이기도 하다. 하지만 미국이나 일본 등 의료 선진국에서는 미용외과가 진료과목으로 정해져 있는데 비해 우리나라에는 미용외과가 진료과목으로 정해져 있지 않아 미용외과 정립이 시급한 실정이다. 우리의 미용외과 의사들과 국민들을 위해서도 미용외과의 정립은 필요하다.

이러한 맥락에서 대한미용외과학회(Korean Society of Aesthetic Surgery: KSAS)가 이 시리즈를 번역, 편찬하게 된 것은 매우 의미있는 일이라 하지 않을 수 없다. 이 시리즈의 원제는 《Procedures in Cosmetic Dermatology》이지만 한글제목을 《미용외과 최신지견 시리즈》로 하였다. 미용외과의 거의 전 분야에 걸쳐 기초부터 응용까지를 기술한 단계적이면서 실제적인 안내서로 국내 미용외과 의사들에게 많은 도움을 줄 것으로 믿기 때문이다. 실제로 외국에서는 이 시리즈에 담겨 있는 내용들의 진료는 미용외과에서 주로 담당하고 있다.

이 시리즈를 번역, 편찬함에 있어 우선 원저자들의 노고에 깊은 감사를 드린다. 원저자들은 그들이 공부하고 연구한 미용외과 지식을 구체적인 증례를 들어 자세히 기술함으로써 독자들인 우리 의사들에게 훌륭한 스승이 되어 주었다.

바쁜 시간을 내서 번역, 편찬 작업을 기꺼이 수행해주신 대한미용외과학회 편찬위원회 위원들에게도 진심으로 감사를 드린다. 의학 서적 번역은 전문가들에게도 결코 만만치 않은 작업이다. 우리말로 쉽게 옮기기 위해 의학용어사전을 들추고, 선배나 동료 의사들에게 자문을 구하면서 이루어질 수밖에 없는 어려운 작업이기 때문이다. 그럼에도 불구하고 부족하고 미비한 점은 넓은 아량으로 이해해 주시기 바라며 재판 출간시 보완할 것을 약속드린다.

도서출판 정담에도 감사의 말씀을 드린다. 어려운 출판 시장에서 방대한 시리즈를 펴낸다는 것이 쉬운 일이 아닐 터인데 기꺼이 출판을 결정하고, 대한미용외과학회에 번역, 편찬 작업을 맡긴 뒤에도 많은 수고를 해주셨다.

다시 한번 이 시리즈가 국내 미용외과 의사들에게 많은 도움이 되기를 소망하며, 국내 미용외과의 발전과 정립에 기여하기를 기대한다.

대한미용외과학회 회장 임 종 학

저자 서문

1983년 Anderson과 Parrish는 Science Journal에 선택적 광열분해(Selective photothermolysis; SPTL)라는 새로운 개념을 발표하였다. 이 SPTL은 의학에 있어 레이저 의학과 피부과학에 일대 혁명을 가져왔다. 이 개념으로 포도주색반점(port wine stain)을 가진 환아의 치료에 레이저를 이용하여 효과적이고 안전하게 치료할 수 있는 방법을 찾을 수 있게 되었다. 또한 이 SPTL의 개념으로 포도주색반점 환아의 치료에 사용할 수 있는 pulsed dye 레이저를 개발하여 현재 문신, 양성 피부착색병변, 제모 등 많은 피부병변을 치료하는 데 사용하고 있다. SPTL은 치료를 필요로 하는 곳에 국소적으로 열 손상을 주고, 치료 대상이 아닌 부위에는 열 손상을 최소로 하는 개념이라고 정의할 수 있다. 이런 성과는 특정 표적 발색단(chromophore)에 의해 흡수되는 적절한 파장의 빛을 선택하고, 열이완시간(thermal relaxation time; TRT)으로 알려진 적절한 펄스 지속시간(pulse duration) 동안 알맞는 양의 에너지를 조사함으로써 얻을 수 있다. TRT는 치료 표적의 크기에 따라 결정된다.

이런 기본적인 개념을 바탕으로 20년이란 짧은 기간에 물리학에만 국한되었던 레이저를 피부과 치료에 이용할 수 있게 되었다. 이렇게 폭넓은 레이저 피부과학의 분야로 인해 레이저를 이용한 피부수술이란 두 권의 책을 출판하게 되었다. 이 책은 총 17장으로 구성되어 있고 각 장은 특정 주제에 대해 쓰여져 있는데, 레이저 물리학의 기초부터 레이저를 이용하여 임상에서 실제로 피부과 환자에게 시술할 수 있는 응용방법까지 서술되어 있다. 이 책은 레이저 치료의 대상이 되는 환자의 선택과 각각의 질환에 대한 적절한 레이저의 선택을 강조하고 있으며 치료 전략에 대한 개요, 치료의 적응증과 금기 등을 서술하였다. 또한 향상된 치료 결과를 위한 치료 비법도 기술하였다. 각각의 장에는 참고문헌과 임상사진을 실었으며 별첨된 CD에는 유용한 치료 동영상도 수록하였다.

이 책은 레이저 재생술부터 시작해서 비절제피부 재생술과 RF를 이용한 피부 재생술과 레이저 제모술을 서술하였다. 그리고 레이저 안검미용술과 인종별 피부에 따른 레이저 시술에 이어 마지막으로 레이저의 합병증을 실었다.

이 책이 피부질환의 레이저 치료에 실제적인 길잡이가 될 것으로 믿는다.

David J. Goldberg, MD

서 문

피부 · 미용외과의 전문화가 시작된 이래 피부 · 미용외과 의사들이 이 분야의 시술에 관심을 갖게 되면서 특히 지난 사반세기 동안 급격한 변화가 일어났다. 동결절편(frozen section) 기술의 출현과 함께 Mohs 피부암 수술의 황금시대가 열리면서 피부 · 미용외과가 피부학 커리큘럼에 정식으로 편입되었다. 최근에는 최소 침습 시술 분야에서 비약적인 발전이 이루어져 나이든 사람들에게 손상된 피부 외모를 개선시킬 수 있는 새로운 선택의 기회를 제공하게 되었다.

환자들은 피부 회춘을 위한 시술을 적극적으로 요구하고 있다. 중요한 것은 피부 · 미용외과 의사들이 이와 관련된 기구와 시술, 그리고 약물을 앞장서 개발하면서 이 분야가 빠른 속도로 지속적인 발전을 하고 있다는 사실이다.

피부 · 미용외과 의사들은 실제로 모든 피부레이저 시술과 광원기초 시술(light-source based procedures), 보툴리눔 외독소(botulinum exotoxin), 연조직 확대술, 희석 마취 지방흡입술, 하지정맥 치료, 화학 박피, 모발 이식을 포함한 피부 · 미용외과 분야에서 수많은 중요한 성과를 거두었다. 각종 피부 · 미용 시술을 고안하고, 발전시키고, 확장시켜온 것이다. 그들은 시술에 대해 이해하고 있으며, 피부의 구조와 기능, 작용에 대해 특별한 식견을 갖고 있다. 그들은 겁 많은 환자들에게 안전성을 강조하고 수술 외상을 줄여줌으로써 쉽게 회춘술에 접근하도록 하고 있다. 환자들의 요구를 충족시키기 위해서는 피부 · 미용외과보다 더 나은 전문 분야는 없다.

피부 · 미용외과가 전문분야로 성장함에 따라 이 분야에 종사하는 의사들도 꾸준히 늘어나게 될 것이며 이들은 각종 다양한 시술을 전수받게 될 것이다. 그러나 피부 · 미용외과 의사들이 모든 시술을 다 할 수는 없을 것이며 그 가운데 일부는 시술을 일부분만 할 것이다. 하지만 시술을 많이 배우지 않은 의사라 할지라도 환자들을 안내하고 교육시킬 수 있는 세부내용에 대해서는 잘 알고 있어야만 한다. 자신의 수술 분야를 좀 더 확장시키는 데 관심이 있는 숙련된 의사이든, 몇 가지 간단한 시술만을 배우기 원하는 수술 초보자이든, 아니면 그 중간에 있는 의사이든 이 시리즈의 책들은 도움이 될 것이다.

이 책은 《미용외과 최신지견》이란 제목의 시리즈 중 하나이다. 시리즈의 각 권은 피부 · 미용외과의 중요한 주제에 따라 실제적인 입문서로 만들어졌다.

자신의 요구에 맞는 책을 갖고 싶은 사람에게 과연 이 책이 적당한지 아닌지 알고 싶을 것이다. 이 책은 이론적 토대에 기초를 둔 포괄적인 교과서도 아니며 철저하게 참고서로 만들지도 않았다. 주제를 다루는 데 있어 세계의 문헌을 편견없이 완전히 재검토하자는 의도로 구상한 것도 아니다. 동시에 누군가 실제로 시술할 수 있도록 특별한 정보 제공 없이 보편적인 미용 시술에 대한 개요를 모아놓은 것도 아니다. 중요한 것은 이 책이 그리 무겁지 않아 늘 가까이 하기에 적당하다는 것이다.

이 책을 포함한 전체의 시리즈는 피부 · 미용외과 시술을 위한 단계적이며 실제적인 안내서이다. 이 시리즈의 분야별 저서들은 세계의 권위자들이 편집하였다. 각 권의 편집자는 각 장을 쓰기 위해 실용성을 중시하여, 기술적으로 숙련된 현장의 의사들을 저자로 초빙하였다. 대부분의 장은 서로 다른 연구와 폭넓은 의견을 통합하기 위해 두 명의 저자가 담당하였다. 그러나 두 명의 저자와 편집자는 총체적으로 일관된 논조를 보여주고 있다. 각 장마다 동일한 모형이 사용되고 있어 독자는 이 시리즈의 모든 책들을 쉽게 독파할 수 있을 것이다. 모든 장에서 저자들은 간결하게 말하고 있다. 주안점은 치료 기술이다. 적절한 적응증, 부작용, 특별한 증례에 주의하여 치료 방법을 논의하고 있다. 마지막으로 이 책은 양이 적어서 장거리 비행 중에 다 읽을 수 있다. 처음부터 끝까지 한번에 숙지하는 것이 가능하기 때문에 이런 간결한 책이 역설적으로 좀 더 많은 정보를 전달할 수 있다고 믿는다.

우리는 독자 여러분이 이 책과 시리즈의 나머지 책들을 즐겁게 읽어, 많은 시간과 정성을 들여 만든 이 책 속의 임상적 지식을 통해 많은 것을 얻기를 바란다. 그리고 필요할 때 언제든지 볼 수 있도록 바로 곁에 이 책을 두었으면 한다.

Jeffrey S. Dover MD, FRCPC and Murad Alam MD

List of Contributors

Tina S. Alster MD
Director, Washington Institute of Dermatologic Laser Surgery; Clinical Associate Professor, Georgetown University Medical Center, Washington DC, USA

Brian Biesman MD FACS
Assistant Clinical Professor, Vanderbilt University Medical Center, Nashville; Associate Clinical Professor, University of Tennessee Health Sciences Center, Memphis, TN, USA

Henry H.L. Chan MBBS MSc MD FRCP FHKCP FHKAM
Specialist in Dermatology; Associate Professor; Chief of Dermatology, University of Hong Kong, Queen Mary Hospital, Hong Kong; Adjunct Associate Professor, Chinese University of Hong Kong

Christine C. Dierickx MD
Director, Skin and Laser Clinic, Boom, Belgium; Visiting Scientist, Harvard Medical School, Boston, MA, USA

Richard E. Fitzpatrick MD
Associate Clinical Professor of Dermatology, University of California, San Diego, CA, USA

David J. Goldberg MD JD
Director, Skin Laser & Surgery Specialists of New York and New Jersey, Hackensack, NJ; Clinical Professor of Dermatology and Director, Laser Research and Mohs Surgery, Mount Sinai School of Medicine; Clinical Professor of Dermatology and Director of Dermatologic Surgery, UMDNJ-New Jersey Medical School; Adjunct Professor of Law, Fordham Law School, New York, NY, USA

Melanie C. Grossman MD
Private Practice, New York; Assistant Clinical Professor, College of Physicians and Surgeons of Columbia University, New York, NY, USA

Carolyn I. Jacob MD
Associate Clinical Instructor, Department of Dermatology, North Western University Medical School, Chicago, IL, USA

Michael S. Kaminer MD
Assistant Professor of Dermatology, Yale Medical School, New Haven, CT and Dartmouth Medical School, Hanover, NH; Dermatologist, SkinCare Physicians of Chestnut Hill, MA, USA

Taro Kono MD
Chief of Laser Unit, Department of Plastic and Reconstructive Surgery, Tokyo Women's Medical University, Tokyo, Japan

Sandra S. Lee MD
Associate, Dermatology Associates of San Diego County, CA, USA

Ellen S. Marmur MD
Chief, Division of Dermatologic and Cosmetic Surgery, Mount Sinai School of Medicine, New York, NY, USA

Cameron K. Rokhsar MD
Associate, Dermatology Associates of San Diego County, CA; Assistant Clinical Professor of Dermatology, Mount Sinai School of Medicine, New York, NY, USA

Elizabeth L. Tanzi MD
Co-Director of Laser Surgery, Washington Institute of Dermatologic Laser Surgery, Washington DC, USA

Julie A. Woodward MD
Assistant Professor of Ophthalmology, Duke University Medical Center, Durham, NC, USA

Christopher B. Zachary MB FRCP
Clinical Professor, Department of Dermatology; Co-Director, Dermatologic Surgery and Laser Surgery, UCSF, San Francisco, CA, USA

Contents

1 레이저 피부재생술
CO_2 레이저와 Er : YAG 레이저

Laser Skin Resurfacing
Carbon Dioxide(CO_2) Laser, with an Addendum on Erbium : yttrium-aluminum-garnet(Er : YAG) Laser

Cameron K. Rokhsar, Sandra S. Lee, Richard E. Fitzpatrick

서론

육체적인 아름다움에 대한 추구와 노화의 징후를 막아보려는 노력 덕택에 수십억 달러의 시장이 형성되었다. 누구나 텔레비전을 보거나 신문을 보거나, 복잡한 도로를 주행하다 보면 육체적인 아름다움을 추구하고 노화를 막아주는 화장품 등에 대한 광고를 볼수가 있다. 젊음을 파는 사업은 꺾일 줄을 모른다. 최근 박피성 피부재생술(ablative skin resurfacing)은 부작용에 대한 우려와 늦은 회복기간 때문에 선호도가 떨어졌다. 대신 비박피성 피부재생술(nonablative skin resurfacing)이 새롭게 개발된 최신의 기술로 생각되고 있다. 그렇지만 일반적으로 비박피성 피부재생술은 효과가 떨어지고 박피성 피부재생술에 비해 균일한 효과를 볼 수 없었다. 따라서 레이저 피부재생술이 다시 관심사로 떠오르면서 광노화된 노화피부의 역전에 가장 효과적이며 예측 가능한 방법으로 인식된 것은 놀라운 일이 아니다.

레이저 재생술은 숙련된 전문가가 아닌 경우 부작용이 높고 환자 만족도가 낮을 수 있어 시술 경험이 없는 의사들을 겁먹게 할 수 있다. 여기에 우리는 CO_2 레이저를 이용한 지난 20여년간의 안면 재생술의 효과적인 사용법에 대해서 기술하고자 한다.

최초의 CO_2 레이저를 이용한 치료는 1968년 광선입술염(actinic cheilitis)에 대한 적용이었다. 초기에 이것은 흉터가 쉽게 생겨 넓은 부위의 치료에는 너무 위험하다고 여겨졌다. 1980년대 말까지는 CO_2 레이저를 이용한 효과적인 주름의 치료에 대한 보고가 없었다. 최근에는 CO_2 레이저 재생술이 안면 주름, 여드름 흉터, 광노화의 호전에 최선의 치료로 여겨지고 있다. 이것은 외부의 손상된 피부층을 제거하고 표피에서 새로운 콜라겐의 생성을 촉진시키는데 효과적이다. CO_2 레이저 치료 후 조직의 탄력효과와 콜라겐 축소의 결과로 외관이 더 단단하고 건강하게 보이는 효과가 나타난다.

이 장에서 우리는 안면부의 주름과 광손상, 여드름 흉터에서 최선의 결과를 얻기 위해서 CO_2 레이저의 사용방법을 단계별로 알려줄 것이다. 가장 중요한 것은 어떻게 이상적인 환자를 선택하고 시술 후 부작용이 가장 많을 것 같은 사람을 검증하는가이다. 여기에서는 또한 기구와 그 기구를 사용하는 데 필요한 자세한 테크닉과 시술 전후의 관리에 관한 상세한 정보를 제공하려고 한다. 그리고 부작용과 위험을 피하기 위한 가장 좋은 방법을 자세히 기술하겠다. 마지막으로 복합적인 레이저 시술에 의한 목 부위의 재생술에 대한 설명도 추가하겠다.

광손상은 오랜 기간 동안 주변의 자외선 축적에 의한 결과이다. 이는 깊은 주름, 피부 탄력성, 거친결, 피부 처짐 등의 피부 변화로 나타난다. 심한 광손상이 있을 때는 피부가 얇아지며 건조하고 거칠어지며 잡티가 많고 모세혈관이 늘어나며 멍이 잘 든다. 특히 광손상은 눈 주위, 입 주위, 코 주위, 미간 등에 많이 나타난다. 예상 환자들이 가장 괴로워 하는 부위가 이 부위이다.

여드름 흉터는 얼굴의 어느 부위에나 나타날 수 있으나 환자는 주로 광대뼈 주위나 뺨 부위에 생긴 흉터에 대해서 불만족스러워 한다. 가장자리가 완만하게 경사진 연성 위축 흉터는 레이저 재생술(resurfacing)을 함으로써 매우 좋아질 수 있다. 그에 반해 얼음송곳 모양(ice pick) 형태의 패인 흉터나 경계선이 뚜렷한 깊은 흉터는 좋은 반응을 보이지 않는다. 그러므로 환자는 그들이 갖고 있는 흉터의 종류에 따라서 상담도 이루어져야 한다. 뚜렷한 경계가 있는 깊게 파인 흉터는 천공(punch) 절제가 권장된다. 천공절제는 레이저 재생술과 동시에 이루어지거나 레이저 재생술 후 6~12주 정도 지나서 한다. 이렇게 하는 것은 레이저 재생술을 하더라도 그러한 병변을 완전히 없애지는 못하기 때문이다(그림 1.1).

CO_2 레이저로 적용되는 다른 많은 피부 병변들이 있지만 이 장에서는 자세히 설명하지 않겠다. 아래에서는 레이저 재생술로 호전되는 많은 병변 부분에 대해 설명할 것이며 참고자료가 많은 도움이 될 수 있으리라 생각한다. CO_2 레이저는 사고 후, 수술 후 흉터와 조직이식 후에도 오랫동안 남아 있는 흉터를 호전시켜왔다.

Fitzpatrick 피부타입과 연관설명

Fitzpatrick 피부 타입	임상적 기술(clinical description)
타입 I	항상 화상(burn) 쉽게 입음, 하지만 그을림(tan)은 없음
타입 II	항상 화상 쉽게 입음, 최소한의 그을림 생김
타입 III	중등도의 화상, 점차적으로 그을림 생김
타입 IV	최소한의 화상, 항상 그을림 생김
타입 V	드물게 화상, 쉽게 그을림
타입 VI	화상 없음, 짙은 색소침착

표 1.1 Fitzpatrick 피부타입과 연관설명. (자료제공: Goldman MP, Fitzpatrick RE 1999)

효과적인 조직의 기화작용으로 인해 CO_2 레이저는 광선각화증과 지루각화증, 광선입술염, 검버섯, 사마귀 등을 치료할 수 있다. 좀 더 광범위한 CO_2 레이저에 대한 정보는 다른 교과서를 참고하는 것이 도움이 될 것이다(표 1.1-1.3).

환자 선택

CO_2 레이저 재생술은 경도, 중등도, 심한 광손상이나 위축성 여드름 흉터에 효과적이다. 또한 얼룩덜룩한 얼굴의 색소나 광선각화증, 검버섯, 고르지 않은 피부결, 얕거나 깊은 주름 등에 효과적이다. 가장 보편적으로 중등도의 광노화를 지닌 사람에 대한 치료로서 사용된다. 그러나 이 치료는 20~30대의 초기 광손상에는 과도한 치료일지 모른다. 심한 광노화를 가진 사람에게서는 우수한 효과를 볼 수 있지만 과도한 치료 시에는 매우 심각한 부작용과 함께 오랜 회복기간을 필요로 한다.

그리고 초기나 말기 중에서 언제 치료하느냐 하는 것을 결정하는 것이 중요하다(표 1.3). 초기나 말기 치료 시의 장단점을 정확하게 비교하는 것은 필수적이다. 이는 환자와 충분히 상의해야 하며 치료 전에 환자를 이해시켜야 한다.

이외에도 레이저 재생술을 원하는 환자를 대상으로 치료하기 전에 광손상이나 주름의 정도와 함께 환자의 피부 타입을 아는 것이 중요하다. 염증 후 과다색소침

광손상과 주름 정도 평가에 활용되는 9포인트 분류시스템

등급	주름	점수	탄력섬유증의 정도
I	가는 주름	1~3	경도: 약간 눈에 띌 정도의 피부 라인과 함께 섬세한 피부결 변화
II	가는 주름에서 중등도 주름: 중간 정도의 수치	4~6	중등도: 명료한 보통의 탄력섬유증(직사광선 아래 황색 투명의 개별적 구진)과 색체이상
III	가는 주름에서 깊은 주름까지	7~9	중증: 능형피부(cutis rhomboidalis)에 근접하거나 동일한 복합 구진과 융합성 발진의 탄력섬유증(두껍고, 황색의, 창백한 모습)

표 1.2 광손상과 주름 정도 평가에 활용되는 9포인트 분류시스템. (자료제공 : Fitzpatrick RE, Goldman MP, Satur NS, Tope WD 1996 Pulsed carbon dioxide laser resurfacing of photo-aged facial skin, Archives of Dermatology 132:395-402)

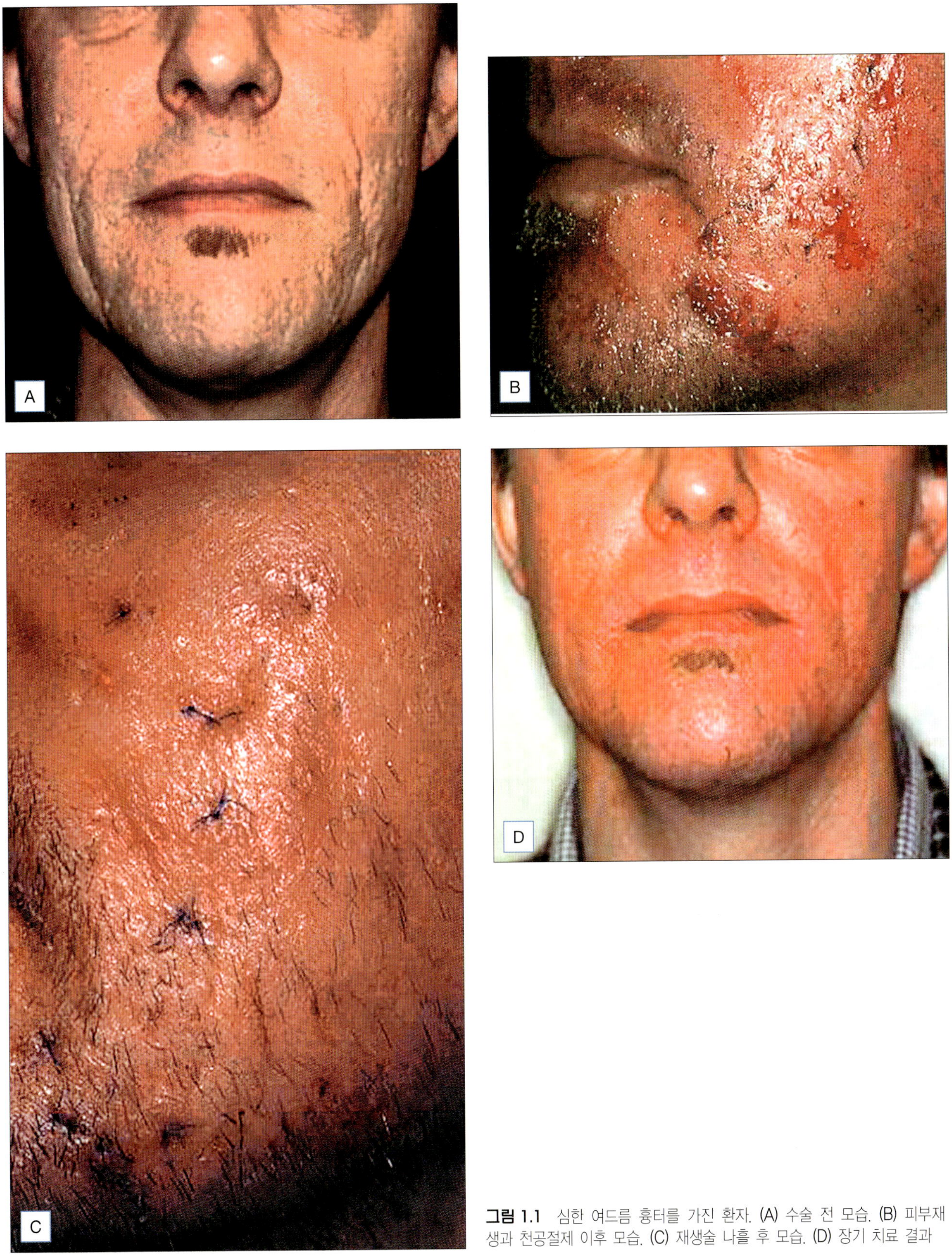

그림 1.1 심한 여드름 흉터를 가진 환자. (A) 수술 전 모습. (B) 피부재생과 천공절제 이후 모습. (C) 재생술 나흘 후 모습. (D) 장기 치료 결과

주름과 광손상에 있어 경증환자와 중증환자에 대한 안면 레이저 재생술의 장단점		
	장점	**단점**
경증 주름 및 광손상의 치료	패스가 적을수록 얕은 재생술은 좋음 흉터, 과다색소침착 및 색소침저하증, 홍반과 같은 부작용의 위험이 적음 장기적인 효과의 완전한 주름 제거 가능	극적인 개선 효과 적음 위험이 효과보다 높음. 치료가 너무 공격적이어서 상대적인 작은 문제를 다루기 어려움 환자들은 높은 비용을 지출하고, 개선 효과와 무관하게 결과에 불만족스러워 할 수 있다.
심한 주름과 광손상의 치료	흔히 두드러진 개선효과를 볼 수 있음 전암 또는 아주 표피적인 비흑색종 피부암을 동시에 치료 중요한 심리적 호전 광손상과 주름이 완전히 없어지지 않더라도 환자는 쉽게 만족함	많은 패스와 긴 휴양시간으로 공격적인 치료를 해야 함 흉터, 홍반, 색소침착이상과 같은 부작용의 위험이 높음 완전한 효과를 얻기 위해서는 여러 번의 치료가 필요함 효과의 유지를 위한 방법이 다양함

표 1.3 주름과 광손상에 있어 경증 환자와 중증 환자에 대한 안면 레이저 재생술의 장단점. (자료인용: Goldman MP, Fitzpatrick RE 1999 Cutaneous laser surgery, 2nd edn. Mosby, St Louis, MO)

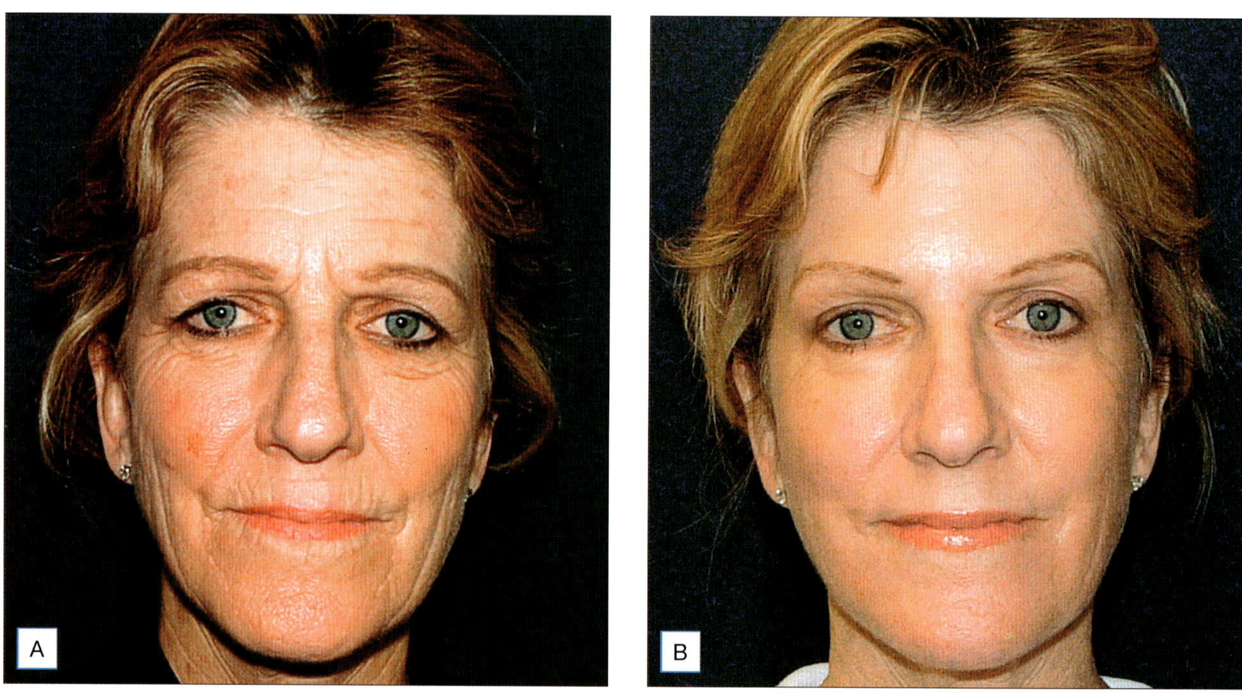

그림 1.2 (A) 치료 전 모습. (B) 치료 후 3개월째 모습

착이 피부 타입 Ⅱ에서는 20~30%인 반면에 피부 타입 Ⅳ나 더 검은 피부에서는 90~100% 발생한다(표 1.1). Fitz-patrick 피부 타입 Ⅳ-Ⅵ에서는 치료할 때 주의가 필요한데 이런 환자에게서는 치료 한달 후에 거의 100%의 과다색소침착 가능성이 있으며 이것이 없어지는 데는 수개월 정도가 걸린다. 피부 타입 Ⅳ나 그 이상인 경우에는 치료 전에 거의 대부분 색소침착이 일어나는데 이는 나중에는 없어지지만 수개월이 필요하다는 사실을 알아야 한다.

안면부의 레이저 재생술에서 가장 이상적인 환자는

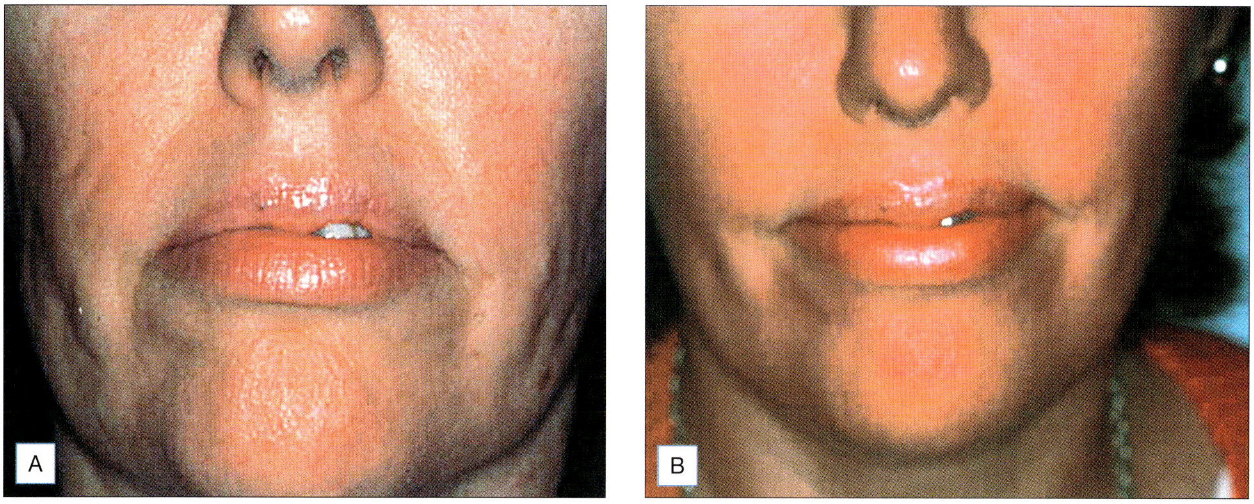

그림 1.3 위축성 여드름 흉터. (A) 치료 전 모습. (B) 치료 후 3개월째 모습

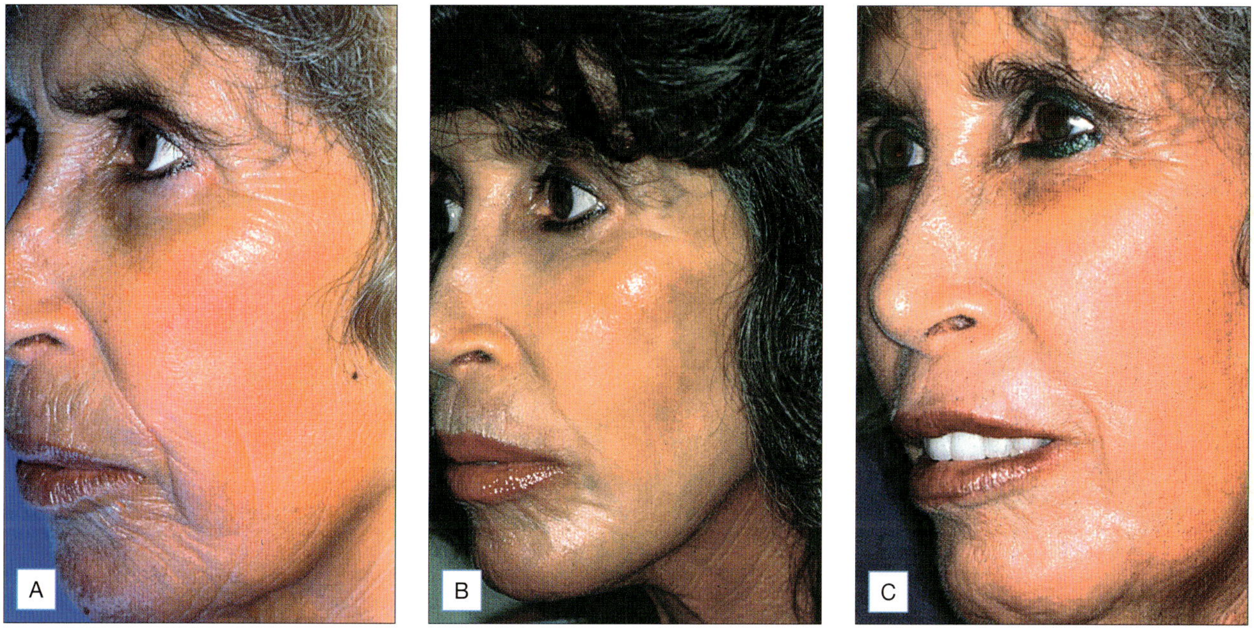

그림 1.4 CO_2 레이저 재생술의 결과. (A) 치료 전. (B) 치료 후. (C) 10년 뒤 개선된 모습

중등도에서 심한 정도의 광손상이나 주름(그림 1.2)을 가졌거나 완만한 경계면이 있고 얕은 여드름 흉터를 가진 피부 타입 Ⅰ~Ⅲ이다(그림 1.3). 그들은 또한 흉터가 잘 생기거나 상처가 잘 아물지 않거나 감염이 잘 되는 등의 위험 요소를 가지고 있지 않는 과거력과 병력의 소유자이어야 한다. 가장 중요한 것은 환자들이 현실적인 기대를 해야 한다는 점이다. 100% 만족도의 호전을 보일 것이라는 기대를 가지고 있는 환자는 피해야 한다. 환자는 치료 후의 관리수칙도 열심히 따라야 한다.

기대효과

흔히 광손상이나 흉터는 50% 정도의 호전을 보이지만 경우에 따라서 개선의 정도가 20~90%의 차이를 나타낼 수 있다. 다시 말해 심한 광손상의 경우는 중등도로, 중등도의 경우는 경도로, 경도의 경우에는 거의 완벽하게 호전된다. 가장 중요한 것은 피부가 건강하게 보이며 덜 파이고 덜 칙칙해 보인다는 것이다. 게다가 콜라겐 리모델링에 의해서 치료 후 6개월 정도까지 지속적으

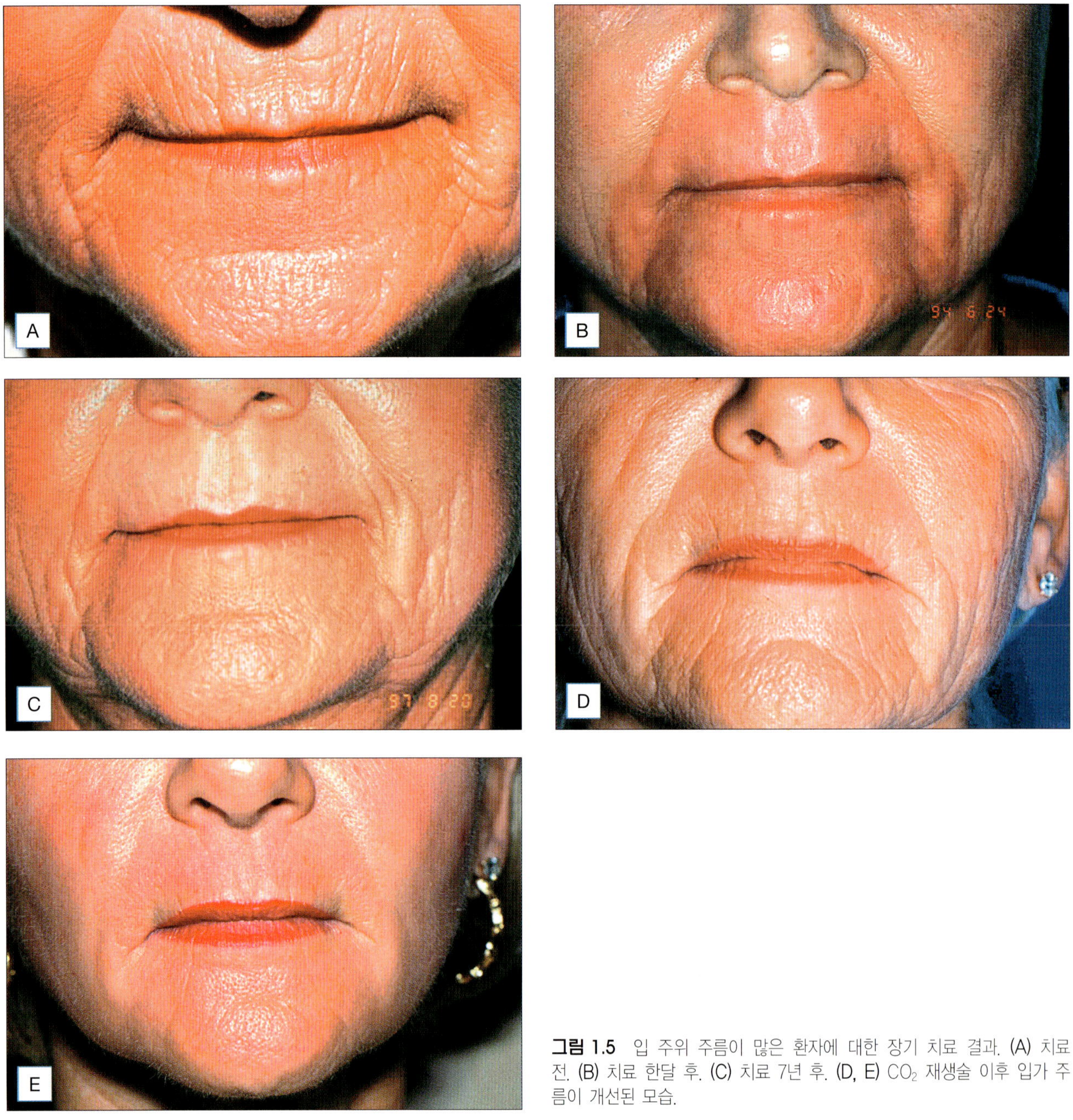

그림 1.5 입 주위 주름이 많은 환자에 대한 장기 치료 결과. (A) 치료 전. (B) 치료 한달 후. (C) 치료 7년 후. (D, E) CO_2 재생술 이후 입가 주름이 개선된 모습.

로 좋아진다.

우리의 연구는 장기간의 결과에서 좋은 효과를 보여준다(그림 1.4). 어떤 환자들에게서는 치료 4년 후에도 치료 후 90일 전후에 보여준 좋은 결과의 80% 정도가 남아 있었다(그림 1.5). 예상한 바와 같이 주름 중 움직임에 관여된 눈 주위 입 주위, 미간 이마 등의 주름이 가장 먼저 나타난다. 일반적으로 3개월과 25개월의 비교에서 시술 후 광손상에서 평균적인 호전 정도는 49%에서 37%인 반면에 눈 주위는 46%에서 31% 정도 호전되었다. 입 주위 치료환자의 55%가 만족했으며, 눈 주위 환자의 80%가 만족했다(그림 1.6). 90%의 환자가 자신의 시술결과에 만족했으며 이를 주변에 권유하였다. 다른 연구자들에서도 비슷한 결과가 보고되었다.

최근 5년간 박피성 재생술의 인기는 오랜 회복기간과 부작용에 대한 두려움 탓에 줄어들고 있으며 효과를 내지 못하는 비박피성 형태의 재생술이 증가함에 따라

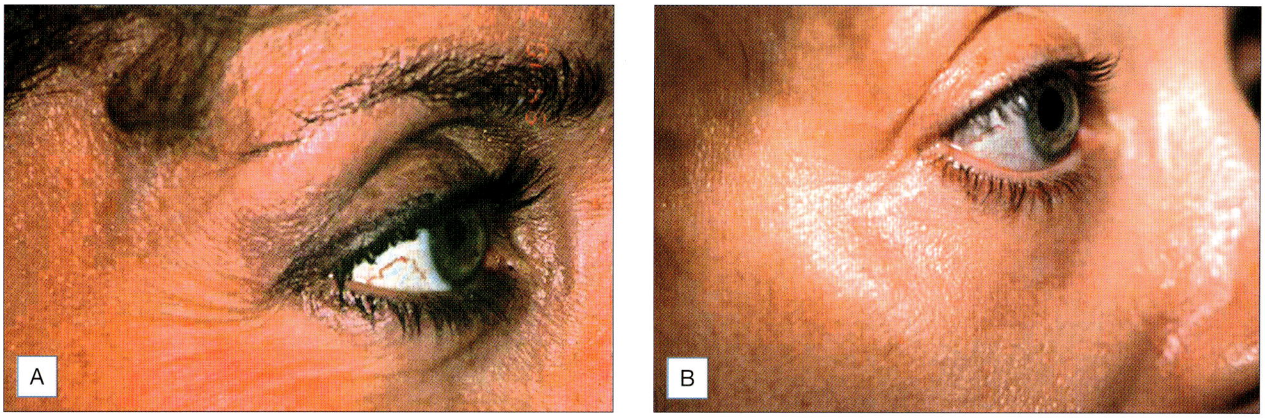

그림 1.6 (A, B) 눈가 주름에 대한 CO_2 재생술 전후의 모습

인기가 더 줄어들고 있다. 일부 의사들은 환자들이 빈번하게 추가치료를 요구하는 바람에 좌절하기도 한다. 그렇지만, 현재 CO_2 레이저 재생술이 만들어내는 놀랄 만한 효과를 대체할 어떤 방법도 없다. 가능한 한 주의 깊고 완전한 교육이 환자에게 제공되고 수술 전, 수술 중, 수술 후 관리가 적절하게 이루어진다면 환자는 결과에 매우 만족하며 안면부 재생술은 노력할 만한 가치가 있다고 믿게 된다.

예상되는 부작용에는 수술 후에 생기는 부종, 홍반, 진물 등이 포함된다. 수술 후 흔히 생기는 합병증은 부적절한 테크닉, 부적절한 기구, 부적절한 환자 선택, 부적절한 시술 후 관리와 이차적으로 상처를 더 심하게 만드는 감염, 피부염, 손상 등에 기인한다. 장기적인 홍반이나 과다색소침착, 색소침착저하증, 여드름과 비립종, 접촉성 피부염, 안검 외반, 각막 손상, 보이는 공막(scleral)의 증가, 비대 흉터 등이 부작용에 포함된다. 부작용은 다음 장에서 자세히 설명하겠다.

치료 전략에 대한 개요

CO_2 레이저 재생술의 효과를 극대화하기 위해서는 이것으로 무엇을 치료하는지 주의 깊게 분석하고 해석해야만 한다. CO_2 레이저 재생술은 이 환자, 저 환자에게 하는 단일하면서 단순한 기계적인 치료가 아니라 광노화와 주름, 흉터의 상태와 정도에 따라서 환자의 요구에 맞게 구체적으로 이루어져야 한다. 표적 재생술(targeted resurfacing)은 매우 중요한 개념이다. 예를 들어 매우 가벼운 광손상이 있는 환자는 단일 패스의 CO_2 레이저 치료만이 필요할지 모른다. 그러나 심한 주름이 있는 사람에게는 단일 패스의 CO_2 레이저 치료 후, 심한 광손상 부위에 두세 번의 레이저 치료가 필요하다. 그러므로 환자의 피부 상태를 주의 깊게 관찰하고 가장 심한 광손상 부위를 알아두는 것이 중요하다. 여기에 대해서는 다음 장에서 아주 자세하게 설명할 것이다.

Box 1.1에 우리의 CO_2 레이저 검진 양식이 제시되어 있는데, 이것으로 검진자는 부가적인 질문을 하고 병력을 수집해서 환자가 적당한 시술 후보인지, 환자의 요구에 맞는 치료는 어떻게 해야할지 선택한다(표 1.2).

광노화 척도는 주름이나 광노화의 과정을 분석할 수 있는 9포인트의 임상적 구분 시스템이다. 환자는 주름의 깊이와 개수, 탄력성과 피부 잡티의 정도 등에 의해 경도, 중등도, 중증으로 구분된다. CO_2 레이저의 흉터에 대한 반응을 분석하려면 흉터 부위의 피부를 잡아당겨서 호전의 정도를 보아 측정할 수 있다. 위축성 흉터는 잡아당기면 편평해질 수 있다. 그러나 깊게 패인 여드름 흉터는 잡아당겨지지 않으며 이것은 레이저 치료에 잘 반응하지 않는다는 것을 나타내는 지표가 된다.

치료 기술

환자

CO_2 레이저 재생술은 중등도의 심한 광손상을 가진

CO_2 재생술 검진양식

UPCO_2 laser resurfacing consultation

Patient name: ______________________ **Age:** __________ **Date:** __________

History

Allergies: ______________________

Hx HSV infection (cold sores or fever blisters)

Hx yeast infection

Hx accutane use

Hx tobacco use

Hx alcohol use

Hx prior blepharoplasty

Hx prior facelift

Hx prior browlift

Hx prior dermabrasion

Hx prior TCA peel

Hx prior phenol peel

Hx keloids/hypertrophic scars

Hx radiation therapy

Hx melasma

Hx skin pigment darkening after trauma

Hx psoriasis

Hx eczema

Current oral Rx

____

____

____

Current topical Rx

AHA

Tretinoin

SPF

Bleach

Vitamin C

Hx skin/wound infection

Hx of vitiligo

Hx collagen vascular disease

Hx scarring/etiology: ______________________

Fitzpatrick skin type: I II III IV VI

Photoaging scale:

I	1	2	3	Peri–oral ________	Actinic keratoses
II	4	5	6	Peri–orbital ________	Seborrheic keratoses
III	7	8	9	Cheeks ________	Lentigines
				Forehead ________	Melasma
				Neck	

Scarring: None Surgical Peel / DA Other

Diagnosis: ______________________

Recommendations: UPCO_2 laser resurfacing + ______________________

Site: ______________________

Anesthesia:

Local (topical / nerve blocks) IV Sedation General anesthesia

Procedure / Alternatives / Risks discussed? YES NO

At pre-op. visit will need: ______________________

Pre-op. skin prep.: ________ Hibiclens facial wash qd 3 3D pre–op.

________ Bactroban intranasal qd 3 3D pre–op.

Pre-op. topicals:

Tretinoin ________ % ________ qhs

Or Renova ________ % ________ qhs

Bleach ________ bid

SPF ________ daily

Vitamin C ________ qd

Epiquin–micro ________

Other ________

Pre-op. orals:

Analgesic: ______________________

Antiviral: ______________________

Antibacterial: ______________________

Box 1.1 CO_2 재생술 검진양식

피부 타입 Ⅰ~Ⅲ의 환자에게 적절한 치료이다. 이는 위축성 여드름 흉터나 비대 흉터 조직, 광선각화증이나 지루각화증, 검버섯, 광선입술염 등의 암전구 단계를 호전시킬 수 있다.

장비

- computer pattern generator(CPG)와 3 mm spot size의 핸드피스를 가진 울트라 펄스 CO_2 레이저
- 장갑
- 공기 흡입기
- 식염수에 담겨진 거즈와 면봉
- 수술용 포
- 금속으로 된 각막 보호대와 프로카인 안약(procaine drops), 셀루비식 용액(celluvisc solution)
- 설압자
- 금속으로 된 눈썹 보호대

치료 체계

수술 전 평가

수술 전 환자에 대한 철저한 평가는 치료과정의 필수적인 요소이다. 이는 주로 병력과 진찰에 의해 대략 시술 2주 전에 주로 이루어진다. 환자의 정면, 측면, 사면 부위의 사진을 촬영한다.

두 종류의 항생제(ciprofloxacin 500 mg Po bid 10일치, dicloxacillin 500 mg Po bid 10일치)와 항진균제(diflucan 100 mg Po qd 5일치), 항바이러스제(valtrex 500 mg bid 10일치)를 시술 1일 전 밤부터 복용하기 시작한다.

만약 환자가 치료 부위에 헤르페스 감염의 병력이 있는 경우에는 항바이러스제를 더 높은 용량(14일치 500 mg TID)으로 시술 3일 전부터 복용해야 한다. 만약 환자가 앞에서 기술한 약들에 알러지가 있는 경우에는 비슷한 효과를 지닌 다른 약들을 제공해야 한다. 과도한 출혈을 피하기 위해 시술 10일 전부터 아스피린, 이부프로펜, 비타민 E의 복용을 금해야 한다.

마취

환자의 편안함을 위해 국소마취, 정맥주사에 의한 수면마취나 전신마취를 실시한다. 국소마취의 경우에는 주로 EMLA나 LMX5 같은 마취연고를 시술 1~2시간 전에 피부 표면에 도포해야 한다. 많은 피부외과의사들은 주로 신경차단법(nerve blocks)을 선호한다.

수술 과정 : 사전 준비

CO_2 레이저를 이용한 안면 레이저 재생술은 1~2시간이 소요된다. 치료준비는 젖은 포를 치료 부위 주변에 감싸는 것으로부터 시작된다(그림 1.7). 환자의 눈을 보호하기 위해 금속 각막 보호대를 사용한다(그림 1.8). 치료실에 있는 모든 사람은 눈을 보호하기 위해 보호안경을 사용해야 한다. 같은 기종의 CO_2 레이저를 사용

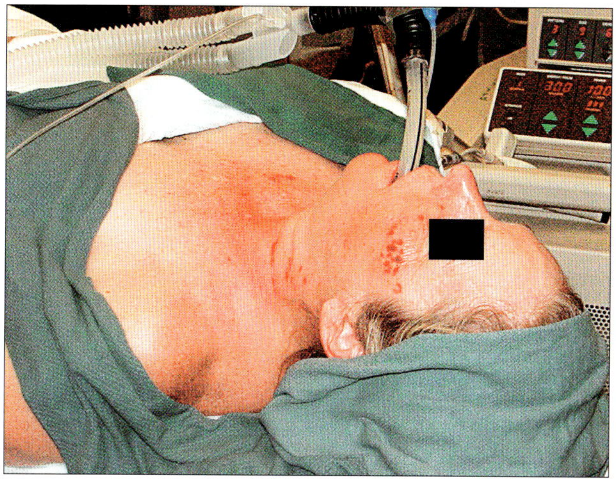

그림 1.7 환자 보호를 위해 치료 부위에 젖은 타올을 조심스럽게 놓아야 한다.

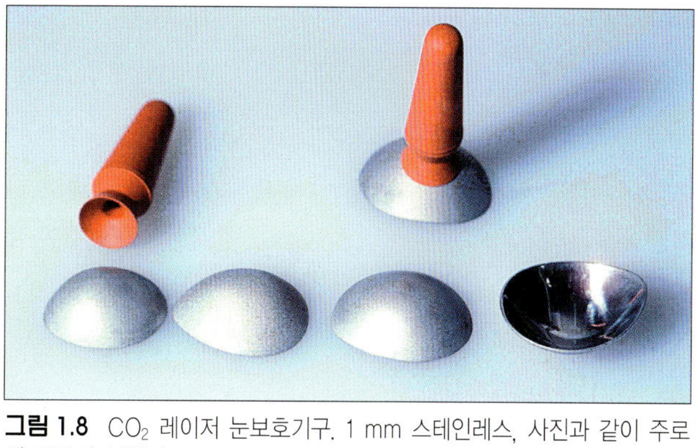

그림 1.8 CO_2 레이저 눈보호기구. 1 mm 스테인레스, 사진과 같이 주로 세 종류가 쓰인다.

할 때에는 치료 방법은 유사하다. 최소한의 중복으로 1회의 기화(vaporization)가 치료 부위에 사용되나 치료받지 않은 갭(gap)이 남아 있지 않게 치료한다(그림 1.9). 입 주위를 치료할 때에는 홍순가장자리(vermillion border) 근접까지 치료하고 홍순에는 가지 않도록 주의한다. 홍순까지 레이저가 가게 되면 홍순가장자리가 무디어져서 환자는 "입술이 사라지는 것(disappearing lip)"에 대해 불만을 호소한다. 게다가 조직이 팽팽하게 되어 윗입술이 뒤집어져 보인다(그림 1.10).

치료 전에 치료 부위에서 몇 회의 패스가 이루어질지, 이루어진다면 어느 정도 할지에 대한 분석을 해야 한다. 2~3회의 패스가 가장 많이 이루어지는 장소는 눈 주위, 미간, 이마, 입 주위, 비구순 등이다. 1회 이상의 패스가 이루어지는 경우에는 피부 위 부스러기(debris)들을 제거해야 레이저와 조직간의 치료반응이 좋다. 이후의 패스에서는 직각인 방향으로 이루어져야 수술 후 피부에 선상의 모양이 생기는 위험을 줄일 수 있다. 두 번째 패스는 얼굴 전체나 특정한 부위에 행해진다. 두 번째 패스에서 비록 30~50 μm의 진피가 깎여 나가 조직의 팽팽함이 눈으로 확인되지만 극적이진 않다. 더 많은 패스 시에 더 깊은 재생술이 되어 더 좋은 효과를 보이지만 이런 경우에는 회복기간이 더 많이 걸리며 시술 후에 홍반이 더 오래 지속된다는 것을 명심해야 한다.

수술 과정 : 경미한 광손상과 여드름 흉터

가장 약한 치료법이 경미한 광손상이나 경미한 흉터에서 사용된다. 종종 CO_2 레이저로 한 번의 패스를 시행하는데 에너지를 낮추어서 하거나 하지 않을 수도 있다. 우리는 첫 번째 패스에서 루메니스의 울트라 펄스 CO_2 레이저(computer pattern generator; CPG의 핸드피스가 부착된)를 이용해서 300 mJ의 에너지로 세팅 패턴 3 또는 5, 사이즈 9, 밀도 6으로 치료한다. 첫 번째 패스에서는 주로 표피를 제거한다. 남아 있는 회색의 조직 부스러기들은 식염수를 묻힌 거즈와 면봉으로 제거한다. 그렇지만 환자에게 아주 경미한 광손상만이 있을 때에는 이 피부 부스러기들을 그냥 두는 것이 피부의 수분공급을 좋게 하고 생물학적 드레싱으로 작용하여 통증과 염증을 줄이고 상처 회복에 도움이 되므로 유리하다.

수술 과정 : 중등도 광손상과 여드름흉터

중등도의 광손상이나 여드름 흉터가 있는 경우에 좀 더 좋은 효과를 얻기 위해서는 1회 이상의 패스가 필요하다. 우선 첫 번째 패스에서는 세팅 패턴 3, 사이즈 9,

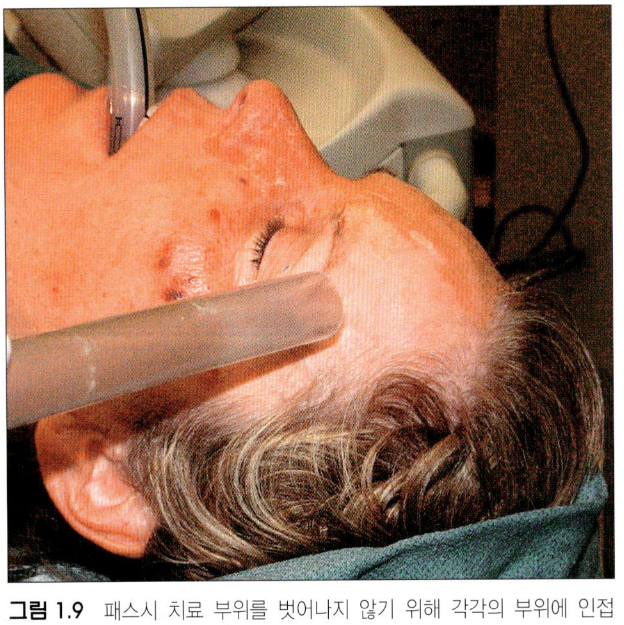

그림 1.9 패스시 치료 부위를 벗어나지 않기 위해 각각의 부위에 인접해 겹치게 하는게 중요하다.

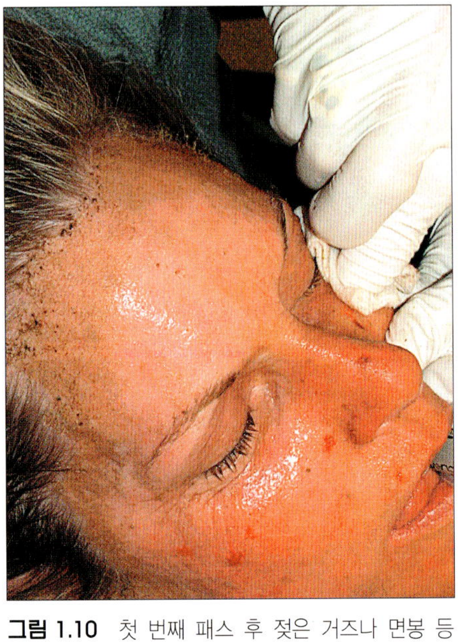

그림 1.10 첫 번째 패스 후 젖은 거즈나 면봉 등으로 표피 부스러기를 제거한다.

밀도 6, 300 mJ의 에너지를 사용한다. 피부의 부스러기들은 아래의 진피를 노출하기 위해서 제거해야 한다. 그 다음 두 번째 패스는 첫 번째 시술과 같은 동일한 레이저 지표(parameter)를 사용해 수행된다. 그렇지 않으면 치유시간을 줄이기 위한 노력으로써 열 손상을 줄이기 위해서 밀도가 감소될 수 있다. 두 번째 패스 이후에는 명확한 진피의 탄력이 관찰된다. 좀 더 적은 당김을 원하는 경우에는 에너지를 줄이면 된다(200 mJ). 다른 대안적, 보존적인 방법으로 표적 재생술(targeted resurfacing)이 행해진다. 바꾸어 말하면 첫 번째 패스는 전체 얼굴을 대상으로 표피의 부스러기를 제거한 다음 두 번째는 탄력을 원하는 얼굴의 특정한 부위나 깊은 주름이나 흉터가 있는 특정 부위에 시행한다. 이런 방법은 덜 공격적인 지표이므로 빨리 회복되며 부작용이 적은 장점이 있다. 더 좋은 효과를 내기 위해서는 깊은 부위나 주름에 3 mm의 핸드피스를 사용할 수 있다.

수술 과정 : 심한 광손상과 여드름 흉터

심한 광손상이나 여드름 흉터가 있는 경우에 좋은 효과를 얻으려면 3회 이상의 시술이 필요하다. 부스러기들을 제거한 뒤 가장 개선이 요구되는 부위에 직접해야 한다. 첫 번째, 얼굴 전체에 하는 시술은 위에서 서술한 바와 같다. 표피의 부스러기들을 제거한 후에는 두 번째 패스를 시행하는데 사이즈 3, 밀도 5, CPG 세팅 패턴 3을 사용한다. 세 번째 패스는 더 나은 효과를 보고 싶은 부위, 주로 미간, 눈 주위, 뺨 중앙 등에 시행한다. 3 mm 크기의 핸드피스로 깊은 흉터나 주름의 가장자리를 조각하고 부드럽게 만든다. 턱선 부위는 색소침착저하증, 흉터 등의 부작용이 생기기 쉬운 부위이므로 항상 1회의 패스만을 시행한다.

수술 과정 : 눈 주위

눈 주위의 치료 시에는 세팅을 좀 더 얇은 피부에 맞게 바꾸어야 한다. 첫 번째 시술은 패턴 5로 밀도 5, 사이즈 9, fluence 200~300 mJ의 CPG가 사용된다. 두 번째 시술을 실시할 때에는 밀도는 4로 줄인다. CPG로 2회 이상을 눈꺼풀에 사용해서 안 된다. CPG 핸드피스를 사용하여 1~2회의 패스 이후에는 3 mm 크기의 핸드피스를 조각하는 기구로 사용한다.

레이저 재생술에서 어려운 것은 치료를 멈추는 시점을 알아내는 것이다. 우리는 주로 주름이나 흉터가 없어지는 것이 육안으로 보이거나 열 손상의 징후인 황갈색으로 색이 변하거나 콜라겐의 위축이나 조직의 팽팽함을 더 이상 원하지 않을 때 멈추기를 권유한다. CPG를 이용한 우리의 연구에서는 주로 3~4회의 패스 사이에 조직의 팽팽함이나 박피가 정체상태에 도달하는 것을 알 수 있다. 그러므로 우리는 어떤 부위이든 3회의 패스를 치료의 한계로 제한한다.

수술 후 과정

시술 바로 직후에 치료받는 부위는 식염수를 적신 거즈로 덮어두고 환자는 회복실로 옮긴다. 수술 직후에 환자는 하루에 4~5회씩 치료 부위를 물이나 식초제재(물 1파인트에 식초 티스푼 1)로 적신다. 이것은 그 부위가 클 때 치료 부위가 감염이 되지 않기 위한 처치이다. 환자는 그 부위에 딱지가 생기거나 긁혀서 상처의 회복이 더디지 않게 바셀린으로 치료 부위 전체를 덮어두는 것에 각별히 신경을 써야 한다.

한 번의 레이저 시술이 행해진 후에는 표피는 4일경부터 벗겨지기 시작해서 7~8일이면 완전히 다 벗겨진다. 홍반은 미미하며 2~4주에 걸쳐서 사라진다. 만약 치료 후에 피부 부스러기들이 제거되었다면 회복시간은 2~4주 정도가 소요되며 홍반은 거의 6~8주까지 지속된다.

일반적인 시술 후 관리에 두 가지 방법이 있는데 개방 상처 치료법(open wound treatment) 또는 밀폐 상처 치료법(closed wound treatment)이 그것이다. 우리는 두 가지 방법을 변형해서 사용하는 데, 시술 후 3일간 silon 마스크를 이용한 전체 얼굴에 젖은 밀폐요법을 시행하고 있다. 이것은 재생 속도를 빠르게 하는데 도움이 된다(그림 1. 11). 수술 후 3일째 마스크를 제거하고 바셀린을 전체 부위에 도포한다. 수술 후 1, 3, 7일에 내원해야 한다. 수술 후 내원할 때마다 통증에 대해 질문을 하고 환자에게 교육을 시켜 환자가 기대한 바를 이해하도록 해야 한다. 특히 가장 중요한 것은 환자에게 그 부위를 지속적으로 촉촉하게 하거나 문질러

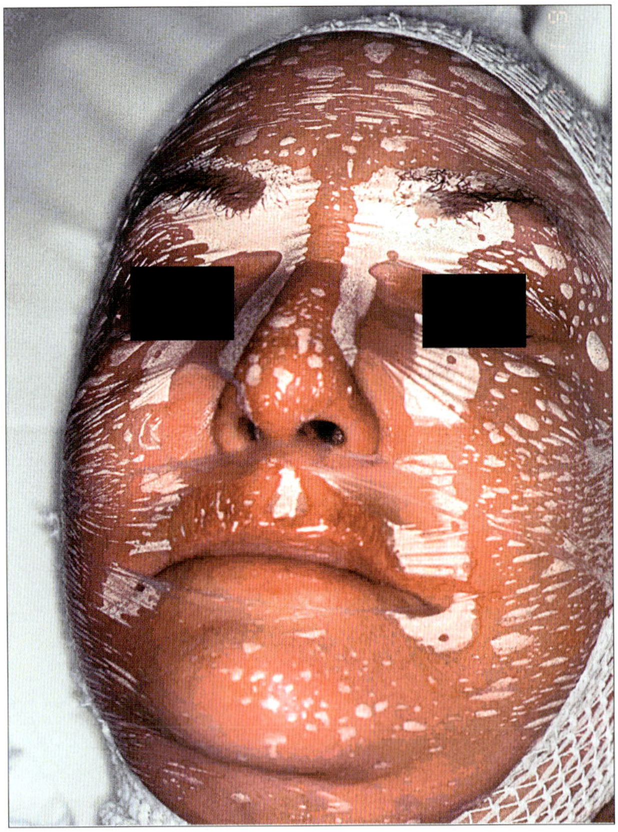

그림 1.11 Silon 마스크는 CO_2 이후 3일안에 사용해야 한다. 마스크는 깨끗하게 하는 장점이 있다. 또한 적절한 마스크의 통기성은 아세트산의 흡수를 가져온다.

서 딱지가 생기는 것을 막아야 한다고 교육시키는 것이다(Box 1.2). 시술 후 2일이 지난 후 통증이 드물게 생기는데 이것은 주로 건조함이나 감염의 징후이다. 이때 통증을 조사해야 한다. 임상적 진단이 어렵기 때문에 배양은 매우 중요하다. 감염은 박테리아나 바이러스, 진균에 기인할 수 있다. 만약 박테리아에 의한 경우에는 주로 포도구균이나 녹농균이 의심된다. 헤르페스나 대상포진은 레이저 재생술 이후에 생길 수 있는데 이는 예방적 복용을 끊은 이후에 생긴다. 다시 약을 복용하는 것이 도움이 될 것이다. 칸디다 감염증은 성상의 병변, 홍반, 늦은 상처 회복 등일 때 명확하게 나타난다. 다행스럽게도 이것은 디플루칸(diflucan)이나 니조랄(nizoral)에 빠르게 반응한다. 이 주제에 대해서는 다음 장에서 상세히 설명하겠다.

치료 후 3~4주간 특별한 부작용이 없을 경우에는 수술 전 연고제제를 다시 사용할 수도 있다.

문제 해결 방법

재현 가능하며 예상할 수 있는 이상적인 미용 효과를 얻기 위해서는 CO_2 레이저를 사용하는 데 어떤 원칙을 알아두는 것이 중요하다. 다음의 가이드라인은 시술을 안전하게 할 뿐만 아니라 환자의 행복을 보장하는 데 필요하다.

1. 완전한 미용 단위를 재생하라.

   중요한 피부회춘을 시도할 때에는 피부결의 변화를 알아두는 것이 중요하다. CO_2 레이저 재생술을 할 때에는 완전한 미용 단위를 치료하도록 주의해야 한다. 그렇지 않으면 명확한 선이 생겨 환자가 수긍하지 못하게 된다. 이러한 경계선은 숙련된 의사라고 할지라도 흐리게 하기가 너무 어렵다. 아래위눈꺼풀, 윗입술을 제외하고 명확한 미용 단위로서 치료하기를 바란다면 얼굴 전체보다 작은 어떤 부위의 재생술(resurfacing)도 하면 안 된다.

2. 시술 전에 기구를 젖은 설압자로 검사하라.

   레이저의 기능이 적절한지 알기 위해서는 수술대 위에 놓인 설압자로 세팅을 검사하라. 재생술을 시작하기 전에 기구를 작동해 보는 것이 중요하다.

3. 이마에서 첫 번째 패스를 시작하라.

   이마는 유연한 부위이므로 여기에서 시작해라. 이것은 흉터의 위험이 가장 높은 부위인 턱선과 병치되어 있다.

4. 3 mm 빔은 특정한 부위에 안전하고 적절하게 사용하라.

   3 mm 빔은 특별한 문제가 있는 부위에 사용해야 한다. 주의 깊게 각각의 3 mm 빔을 눈꺼풀에 사용하면 적절한 조직 수축을 유발하여 조직을 팽팽하게 하는데 훨씬 안전하다. 이는 CPG 세팅에서 첫 번째 패스 이후에 사용한다. 3 mm 빔은 3~5 mm 간격을 두고 시술되어야 특별한 열 손상 없이 적절한 효과를 볼 수 있다(그림 1.12). 이러한 빔의 집중된 라

레이저 재생술 이후 환자에 대한 교육

시술 후

- 집에 가기 위해 당신의 얼굴에 거즈로 싼 냉동 아이스 팩을 적용하는 것이 좋다.
- 항상 얼굴 가까이에 손을 가져가기 전에 깨끗이 손을 씻어라. 가능한 한 얼굴에 손 대는 것을 피한다. 실리콘을 조정할 필요가 있을 때는 면봉을 이용하라.
- 당신 얼굴 위에 실리콘이라 부르는 깨끗한 드레싱을 붙여놓을 것이다. 그것을 최소 3일 동안 유지해야 한다. 당신은 그것을 부착시키기 위해 가장 자리에 바셀린을 조금 사용할 수 있다. 그렇지 않으면 부드러운 헤어밴드로 그것을 고정시킬 수 있다.
- Silon 마스크를 제자리에 유지시키기 식초 용액과 물을 흠뻑 적신 거즈 패드로 치료 부위를 적신다(차가운 물 한 컵에 흰 식초 1개 티스푼). 만약 처음에 너무 따끔거린다면 식초 양을 줄인 뒤 당신이 적응되는 것을 봐가면서 점차 양을 늘린다. 치료 부위를 적시는 중간에 식초 물을 분사하는 것도 좋다.
- 자주 적실수록 피부는 좀 더 빠르게 회복될 것이고 당신은 좀 더 편안해질 것이다. 깨어있는 동안 1~2시간마다 적셔야 한다. 한편으로 삼출이 생기므로 부드럽게 닦아내어 연성 딱지가 생기는 것을 방지해야 한다. 식초는 물을 약간 산성화시켜 얼굴 표면의 박테리아를 살균하는데 도움이 된다. 치료 부위를 적신 다음 딱지가 남아 있다면 문지르지 말라. 피가 나와 회복을 방해할 수 있기 때문이다. 깨끗한 면봉으로 부위를 부드럽게 닦아내 딱지를 미끄러지게 한다.
- 낮에는 인공눈물을 자유스럽게 사용하고 밤에는 Lacrilube 연고을 사용해 당신의 눈을 촉촉하게 하고, 매끄럽게 하라.
- 항상 silon으로 커버되지 않은 부위는 바셀린을 발라주어라.
- 첫 48시간 동안에는 아이스 팩(또는 bag of frozen peas)을 매 시간 적용하라. silon이 아이스 팩으로 벗겨 떨어지지 않게 하기 위해 팩을 놓기 전에 축축한 거즈 패드로 부위를 덮어라.
- 모든 처방약은 지시한대로 복용한다.
- 잘 때는 2개 이상의 베개를 사용해 머리를 높여야 한다. 이것은 붓기를 줄이는데 도움이 된다. 무릎이나 각각의 팔 아래 베개를 놓으면 자세를 유지하는데 도움이 된다.
- 부드럽게 차가운 음식을 먹어야 한다. 첫 주에는 소금기 있는 음식을 피해야 한다. 그것이 붓기를 촉진시킬 수 있기 때문이다. 입 주위의 피부가 붓거나 굳어져 있다고 느껴진다면 빨대를 이용해 음료를 마셔라.
- Silon 마스크를 제거한 뒤 머리를 감을 수 있다. 그러나 머리를 감을 때 뜨거운 물이나 스팀이 치료 부위에 닿지 않도록 주의한다. 머리카락의 바셀린은 세제 용액으로 없앨 수 있다.
- 2주 동안은 무거운 운동을 피하고 땀나는 일도 해선 안 된다. 햇볕에 피부를 노출시켜서도 안된다. 햇볕 차단제나 화장은 피부가 회복된 다음 적용할 수 있는데 이것은 보통 시술 후 7~10일 정도 걸린다. 일광차단제나 화장을 해도 좋다고 지시받을 때까지는 해서는 안 된다.
- 치료 부위에서 맑은 노란 액체나 분홍색 액체가 3~7일 동안 흘러나올 것이다. 이것은 깨끗한 거즈 패드로 부드럽게 토닥거리며 건조시킨다. silon 마스크 아래 피가 고이는 부위를 볼 수 있는 것도 흔한 일이다.
- 경도에서 중등도의 붓기는 정상적이며 2~7일간 지속된다. 때로 눈이 하루 이틀 감길 정도로 부을 수 있다.
- 중등도에서 중도의 홍반이 1~2주 예상되는데 8~12주 또는 좀 더 지나면 점차 사라진다.
- 치료 부위에 경도의 화끈거림이 생길 수 있는데 일주일 안에 해결된다. 이 기간 동안 처방된 통증 약을 사용하면 편안하게 지낼 수 있다.
- 만약 발열, 발진, 물집, 통증 증가, 심한 가려움 또는 삼투액의 색깔 변화가 나타난다면 즉시 병원으로 전화를 해야 한다. 이런 증상은 감염의 징후일 수 있다.

Box 1.2 레이저 재생술 이후 환자에 대한 교육

인이 행해져야 탄력증가에 도움이 된다. 3 mm 빔이 중요하게 이용되는 또 다른 부위는 위 · 아래입술이다(그림 1.13). 3 mm 빔은 주름이 지속적으로 존재하는 가장 흔한 부위인 위 · 아래입술의 홍순가장자리를 따라서 단일 패스(single pass)로 사용된다. 홍순가장자리를 침범하지 않고 홍순가장자리 위쪽으로 사용할 경우 입술을 더 풍부하게 보이게 하고 홍순가장자리를 더 강조한다. 이러한 홍순가장자리를 가로지르는 선은 3 mm 빔으로 치료할 수 있다. 더 나아가 3 mm 빔은 앞에서 언급했듯이 지루각화증이나 광선각화증 같은 각각의 문제적인 병변을 치료하는 데 사용할 수 있으며 각각의 흉터나 깊은 주름에 사용한다.

5. 주의 깊게 레이저와 조직간의 반응을 관찰하라.
주의 깊게 수축이나 황갈색의 변색에 직접적으로 반응하는 조직을 항상 관찰해야 한다. 만약, 이러한 색의 변화가 식염수로 닦아낸 뒤에도 지속된다면 이것은 열에 의한 괴사의 징후일 수 있다. 또한 눈꺼풀에서 너무 지나친 당김으로 인해 결막이 보이거나 안검외반이 되는지 관찰해야 한다. 이런 경우는 그 전에 쌍거풀수술을 한 경우에 특히 잘 나타날 수 있다.

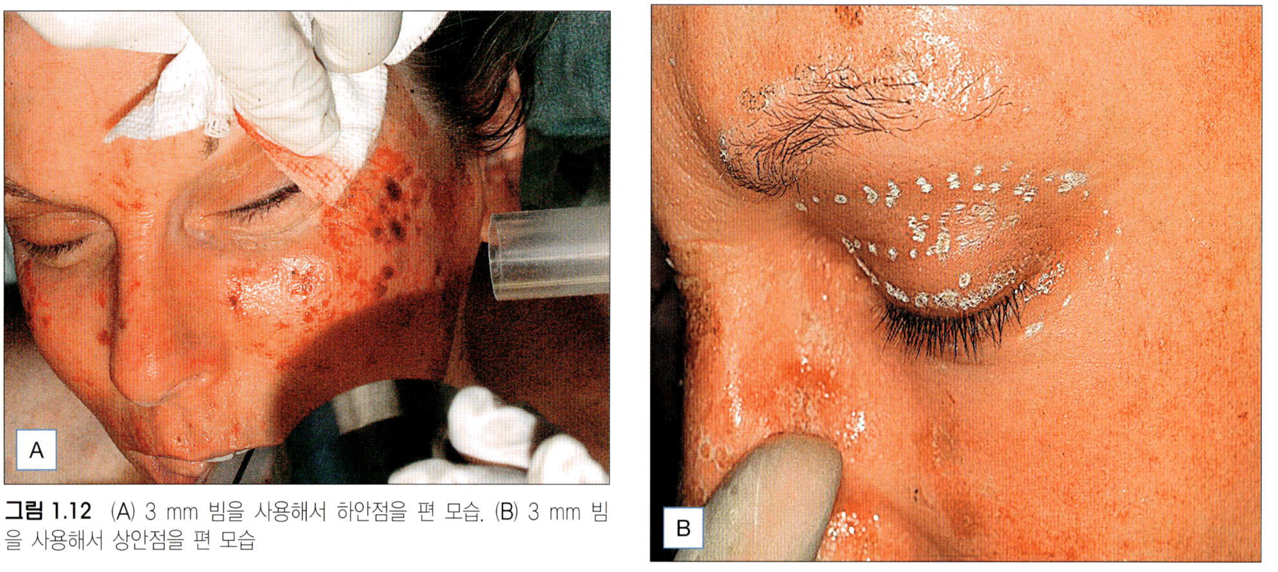

그림 1.12 (A) 3 mm 빔을 사용해서 하안점을 편 모습. (B) 3 mm 빔을 사용해서 상안점을 편 모습

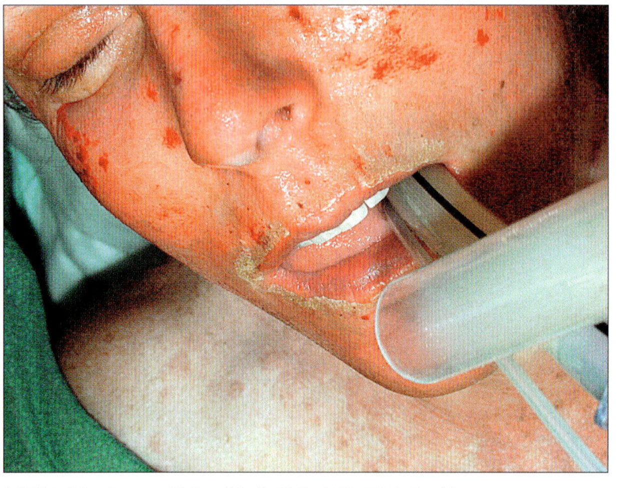

그림 1.13 3 mm 빔을 사용해 입술 주위 주름의 시술

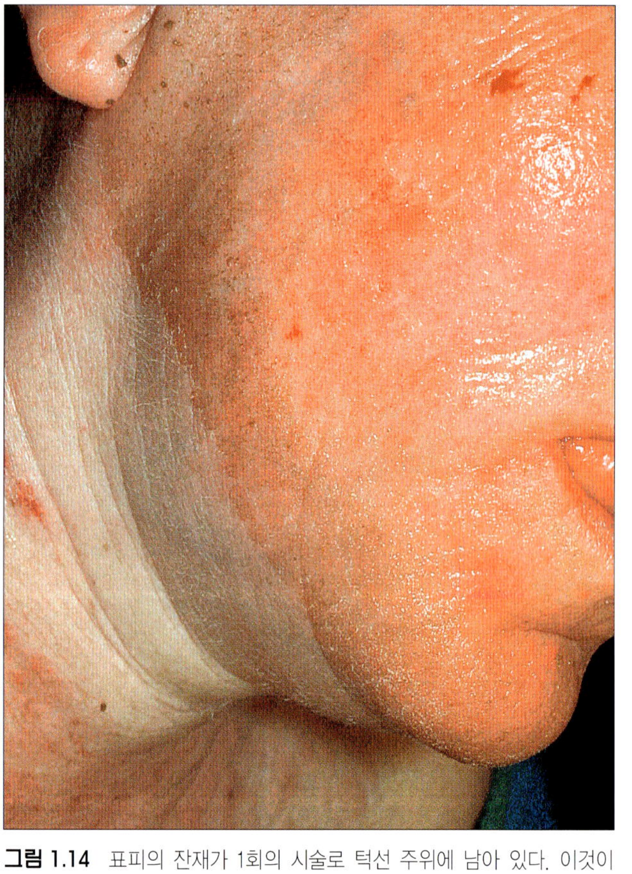

그림 1.14 표피의 잔재가 1회의 시술로 턱선 주위에 남아 있다. 이것이 상처회복과 부작용 등의 감소에 도움을 준다.

6. 끝낼 시간을 잘 알아야 한다.

치료를 끝내는 시점은 다음 중의 하나이다.

1) 주름이나 흉터가 임상적으로 사라졌다.
2) 열 손상의 징후인 황갈색 변색이 생겼다.
3) 더 이상의 피부 당김(tightening)이 관찰되지 않았다.

치료받은 어떤 부위에서라도 이런 징후가 보이면 더 이상 치료를 할 필요가 없다. 그 부위는 피하고 다른 치료받지 않은 부위에 집중해라.

7. 경계선을 희미하게 하기 위해 적절히 감추어라.

가장 문제가 되는 형태의 회복상태는 주로 얼굴의 가장자리에 나타난다. 이 부위는 에너지도 적고 표피 부스러기도 손상되지 않은 상태로 남아 있기 때문에 문제도 덜 생기고 회복도 빠르다. 사실 조직이

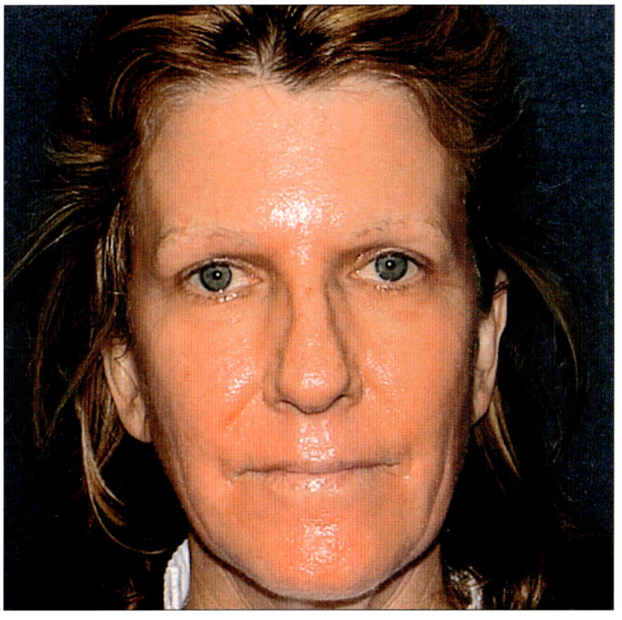

그림 1.15 CO_2 레이저 시술 7~10일 후에 홍반이 보인다.

팽팽한 부위는 좀 더 공격적인 치료를 받은 부위로 CO_2 레이저로 2~3회의 시술을 하였고 얼굴의 나머지 부위는 1회의 패스로 치료되었다. 1회 패스를 받은 부위의 표피는 표피부스러기가 원래대로 남아 있어서 상처회복이 빠르며 치료받지 않은 부위를 포함한 이행 부위를 만든다(그림 1.14). 이렇게 목표부위는 완전하고 효과적인 치료를 하는 반면 좀 더 얕은 치료를 받은 부위는 효과가 지속되는 동안 위험이 덜하고 회복도 빠르다.

8. 시술(Pass)을 중복하지 말아라.

패턴 제너레이터(pattern generator)나 스캐닝(scanning) 기구를 사용한 경우에는 패턴들이 중복되지 않아야 한다. 또한 그 패턴 안에서 각각의 레이저는 중복을 최소화 해야 한다. 그러한 중복들이 흉터에 이르는 깊은 상처를 유발하는 열손상을 일으킬 수 있다. 3 mm의 조준된 빔(collimated beam)을 이용하여 재생술을 할 때는 최소한의 중복이나 중복 없이 단일 펄스 레이저와 조직간 상호작용이 가능한 속도로 핸드피스를 움직이는 것이 중요하다(일반적으로 4~10 Hz). 이 빔은 수초 내에라도 같은 위치에 존재할 때에는 피부를 응고시킬 수 있다.

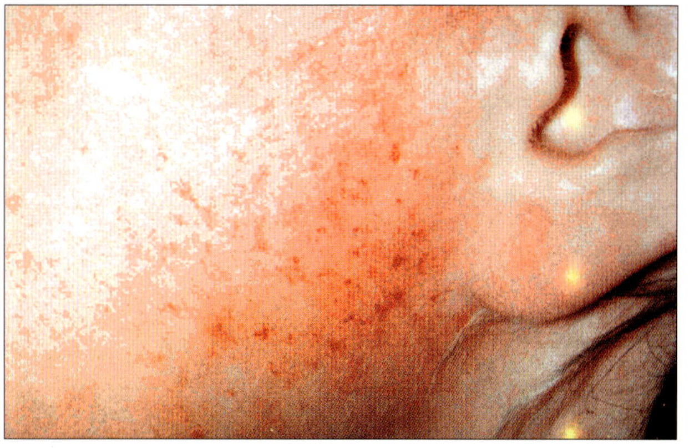

그림 1.16 시술 2주 후에 점상출혈이 보인다. 이는 대부분 긁어 생긴 것이다.

부작용, 합병증 선택적 접근

부작용의 발생은 깎이는 깊이와 환자의 피부색에 연관되어 있다.

시술 후 부종

시술 후 2~3일에 주로 경도나 중등도의 부종이 극에 달하고 주로 5~7일에 사라진다. 그러다 때때로 아주 심한 부종이 생겨 환자를 놀라게 하거나 불편하게 한다. 우리는 일률적으로 스테로이드를 사용하지는 않지만 사용하는 경우에는 프레드니손(prednison) 40~60 mg을 3~5일 정도 경구 복용시키거나 IM 셀레스톤(celestone) 6~9 mg을 근육주사한다. 시술 후 환자의 부종을 진정시키기 위해 주로 아세트산을 적신 냉습포로 찜찔을 하거나 아이스팩이나 프로즌 피(frozen peas) 등을 같이 사용한다.

홍반

CO_2 레이저 재생술 후에 생긴 홍반은 예측되는 결과이며 환자의 100%에서 나타난다(그림 1.15). 홍반은 레이저 재생술 정도에 따라서 달라지는데 주로 깊은 박피나 여러번 시술 시에 더 오래 지속되는 심한 홍반이 생긴다. 홍반은 주로 1~8개월 정도 지속되는데 평균적으로 3.5개월 지속된다. 아래눈꺼풀은 조직이 얇아서 특히 오래 지속되는 부위이다. 국소 부위를 시술받은 경우에는 전체 부위를 시술받는 것보다 홍반이 더 오래

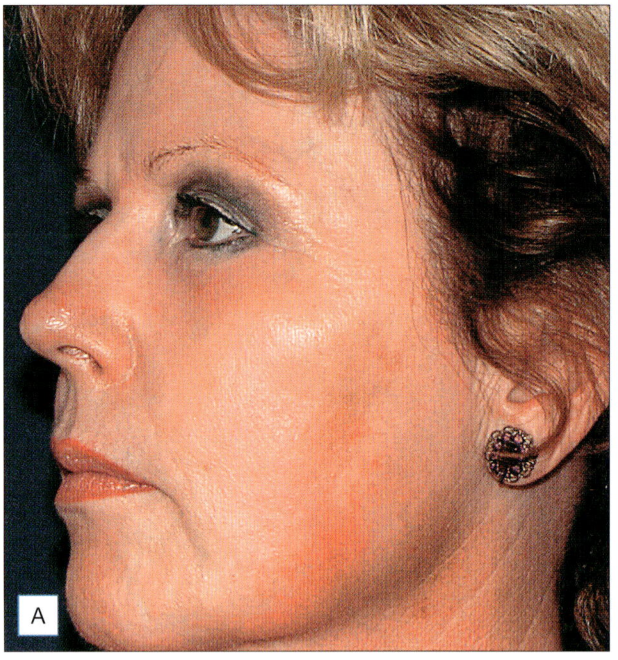

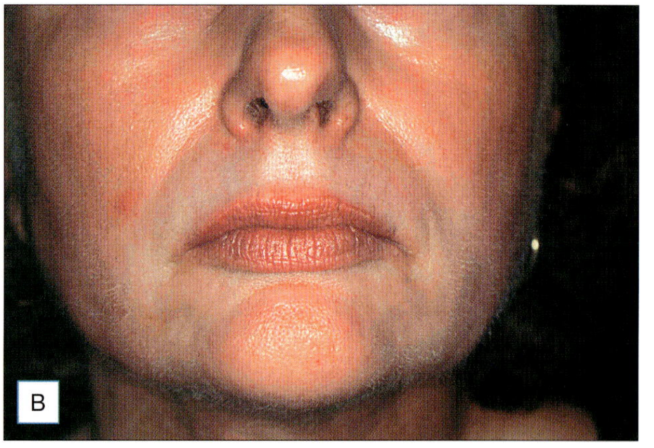

그림 1.17 (A) CO_2 레이저 재생술 결과. 저색소성 패치가 하악골에 보인다. 이 부위는 합병증이 발생하기 쉽다. (B) 진성의 색소침착저하증이 CO_2 레이저 시술 후에 보인다.

시속될 수 있나(4개월 내 2.5개월). 그렇지만 일반적으로 시술 후 1년까지 심각하게 지속되는 홍반은 없다. 재생술 후 10~14일에 완전히 표피재생이 되어 대부분의 환자는 화장으로 홍반을 가릴 수 있으며 홍반은 서서히 사라진다. 짧은 펄스지속시간을 가진 CO_2 레이저로 시술할 때는 잔류 열 손상이 적어서 홍반도 더 빨리 사라진다.

점상 출혈

장기적인 문제를 유발하지는 않지만 어떤 환자에게서는 점상 출혈이 심각한 고민이 되기도 한다(그림 1.16). 이것은 표피재생이 완료되었을 때 생기므로 환자의 사회생활에 방해가 된다. 점상 출혈은 몇 주간 지속되지만 특별한 치료없이 사라진다.

색소침착저하증

색소의 변화는 환자에게 있어서 주의 깊게 다루어져야 하는 중요한 문제이다. 레이저 재생술과 연관된 색소침착저하증은 6~20% 가까이 발생하는 것으로 추정된다. 이는 주로 시술 후 6개월 이후에 생기는 반응이다. 이는 특정한 환자에게서만 보이지만 치료 후 1년이나 그 이상이 지속되기도 한다. 보고된 부작용의 다양한 양상에 대해 가능한 설명은 흔히 관찰되는 색소 소실의 두 가지 양상에 있는 것 같다. 색소의 소실은 두 가지 범주로 나눌 수 있는데, 진성 색소침착저하증과 가성 색소침착저하증이다. 색소침착저하증이나 색소 소실의 빈도는 피부 타입과 연관된 것이 아니고 시술의 깊이와 연관이 있다. 색소침착저하증의 발생빈도는 short pulse(90 ms)나 long dwell time(950 ms)의 CO_2 레이저나 Er:YAG 레이저 기종 간에서 차이가 없는 것으로 나타난다.

진성 색소침착저하증은 멜라닌 세포의 감소를 나타내는 것으로 재생술의 깊이와 열 손상의 정도와 연관이 있다(그림 1.17). 우리의 경험상 진성 색소 소실은 감염이나 접촉성 피부염과 같은 다른 부작용과 연관되어 나타난다. 이런 환자들은 일반적으로 오랜 기간 지속되는 홍반을 가진다. 이런 환자들은 여드름과 비립종(milia)의 문제가 생길 수 있다. 수동적인 조작이든 컴퓨터에 의한 조작이든 50% 이상의 중복된 부위가 이 부작용에 영향을 미친다. 이런 종류의 색소 소실은 치료가 어렵다. 그렇지만 CO_2 레이저나 혈관 레이저, 색소 레이저를 이용해서 그 주변의 색소를 줄임으로써 대비적으로 색소가 적은 부위를 줄일 수 있다. 엑시머 레이저는 진성 색소침착저하증에 제한적인 효과만 있다.

가성 색소침착저하증은 광손상된 치료하지 않은 부위와 비교하여 치료 부위가 상대적으로 하얗게 보이는

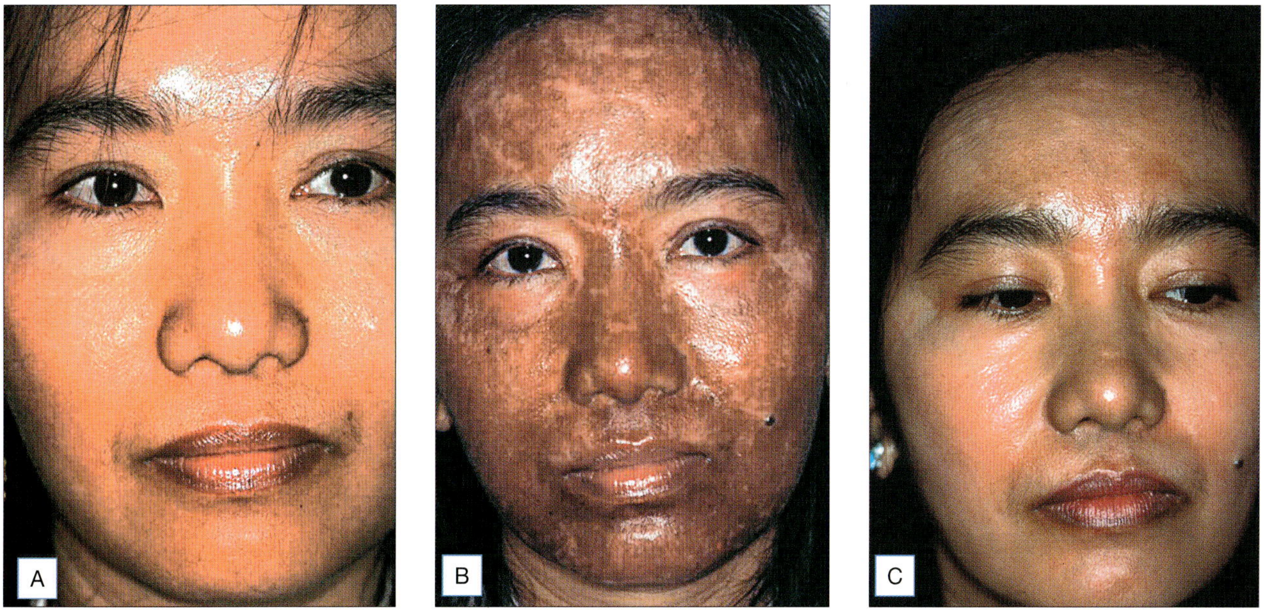

그림 1.18 피부 타입 Ⅳ에서 시술 후 과다색소침착이 보인다. (A) 시술 전. (B) 3개월 후. (C) 1년 후

것을 말한다. 그렇지만 이는 진성 색소침착저하증으로 여겨지지 않는다. 왜냐하면, 소실된 색소는 광선 손상 전에 정상 피부색으로 돌아오기 때문이다. 이는 팔 안쪽과 같이 노출되지 않은 부위의 색깔을 관찰함으로써 설명할 수 있다. 그리고 이러한 종류의 색소침착저하증은 방법론과 관계없이 피부재생술에서 생기는 피할 수 없는 결과이다. 이것은 단지 광손상된 칙칙한 피부가 없어지고 자외선에 노출되지 않은 피부로 바뀐 것을 의미한다. 이러한 대비를 최소화 하는 확실한 방법은 완전한 미용 단위로 전체 얼굴을 치료하는 것으로 감지할 수 있는 색의 변화를 목이나 턱의 가장자리에 있는 이행부위에 감출 수 있다. 이것이 행해질 때는 자외선에 의한 손상이 있는 목이나 상부 가슴에도 얕은 시술이 이루어져야 할 것이다.

과다색소침착

과다색소침착은 피부 타입에 따라 생기며, 주로 Fitzpatrick 피부 타입 Ⅲ이나 그 이상에서 많이 발견된다. 녹색이나 갈색눈을 가진 피부 타입 Ⅱ의 환자는 회복기에 약간 위험할 수 있다. 이러한 현상은 레이저 시스템과 무관하게 발생한다(그림 1.18). 이러한 발생률은 25~100%에서 생긴다. 피부 타입 Ⅳ를 가진 22명의 환자를 대상으로 한 연구에서는 과다색소침착 발생률이 68%였다. 과다색소침착은 치료 1개월 뒤에 생겨서 치료 중에도 3.8개월 정도 지속되었다.

과다색소침착의 빈도를 낮추는 전처치에 대해서는 논란 중이다. 그러나 최근의 두 가지 연구에서 국소제를 통한 전처치는 발생빈도에 영향을 미치지 않는다고 하였다. 앞에서 언급한 22명의 환자를 대상으로 한 연구에서 하이드로퀴논, 레틴 A, 비타민 C를 바른 그룹에서는 차이점이 없었다. 비슷하게 피부 타입 Ⅰ~Ⅲ의 환자 100명을 3개 그룹으로 나누고 최소한 2주간 CO_2 레이저 재생술 전에 10% 글리코산만을 바른 그룹, 4% 하이드로퀴논에 0.025% 트레티노인을 바른 그룹, 전혀 바르지 않은 그룹을 비교했더니 과다색소침착 빈도에서 차이점이 없었다. 모든 피부 타입에서 과다색소침착은 평균 31%에서 발생되었다.

감염

안면에 대한 CO_2 레이저 재생술은 넓은 표피에 2도 화상을 유발하는데 초기 회복기간 중에 광범위한 딱지가 생기거나 부가적인 진물 등이 생길 수 있다. 화상입은 조직이 면역 억제적인 환경을 만들기 때문에 다양한 병균들에게 좋은 감염적인 환경이 생성된다.

재생술 후에 생기는 감염에는 세 가지 형태가 있다. 박테리아 감염, 바이러스 감염, 진균성 감염이다. 가장 흔하고 가장 중요한 감염은 박테리아에 의해서 발생한다. 항생제의 예방적 사용이 없는 경우 박테리아 감염 발생률은 7.6%에 이른다. 이런 빈도는 한 연구에서 ciprofloxacin의 예방적 사용 이후 4.3%로 감소하였다. 코로 흡입하는 muciporin의 사용은 박테리아 감염의 위험을 낮추는데 효과가 있다는 것을 입증하지 못했다. 다른 보고는 좀 더 낮은 감염률을 보여주고 있다. 감염의 빈도는 주로 국소부위의 치료(예를 들어 눈꺼풀, 입 주위 부위)보다 전체 얼굴의 치료에서 더 높게 나타난다.

가장 흔한 박테리아는 coagulase(+)의 포도구균(staph. aureus)이다(그림 1.19). 이 감염은 감염 부위에 흉터를 만든다. 감염의 심각성에 상관없이 가장 위험한 감염의 결과는 독성 쇼크증후군이다. 두 번째로 흔한 박테리아 감염은 G(-)균으로 녹농균이 가장 흔하다. 유사하게 이들 감염도 국소적 흉터와 연관이 있다. 그 외에서 여러 가지 균들이 보고되고 있다. Staphylococcus epidermidis, Enterobacter cloacae, Escherichia coli, Proteus mirobilis, Corynebactreium sp., Serratia marcescens 등이 여기에 포함된다. 이들 균들이 외부균주인지 오염된 물질인지는 불확실하다. 일반적으로 배양되는 균들은 화상에서 발견되는 균들과 유사하다. 주로 수술 후 2~10일 경에 가장 많이 보고되고 있다. 3~5주가 지난후 발견되는 감염은 주로 경구용 항생제를 다 사용한 후에 감염된 외부 균주, 예를 들어 오염된 로션 등에 의한 것으로 손으로 감염된다.

통증은 감염된 환자에게서 보고되는 가장 흔한 증상으로 환자의 거의 50%에 달한다. 그 다음이 화끈거리거나 가려운 증상이나(29%). 다른 징후로는 지속되는 홍반, 딱지나 삼출물, 농, 미란 등이다. 그러나 급성 감염의 징후는 수술 후 첫 3일에 대부분의 환자에게서 나타나는 새로 시작된 지속적으로 증가하는 통증, 일광 화상 같은 쓰라림, 화끈거림, 가려움증이 있을 때에 의심해 볼 수 있다. 어떤 경우에는 감염이 몹시 의심되지만 이학검사에서는 찾기가 힘들다. 증상이나 징후를 보고 감염의 종류를 알기는 힘들다. 배양이나 감수성 검사 등이 필요하다.

진균 감염중에서는 칸디다 감염이 시술 후에 가장

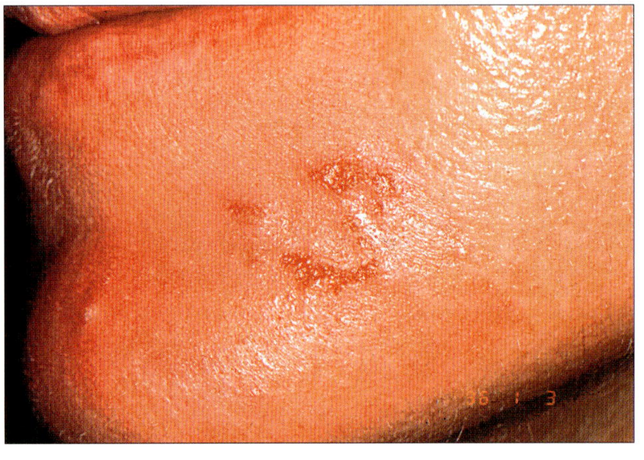

그림 1.19 감염에 의해 미란과 딱지가 보인다.

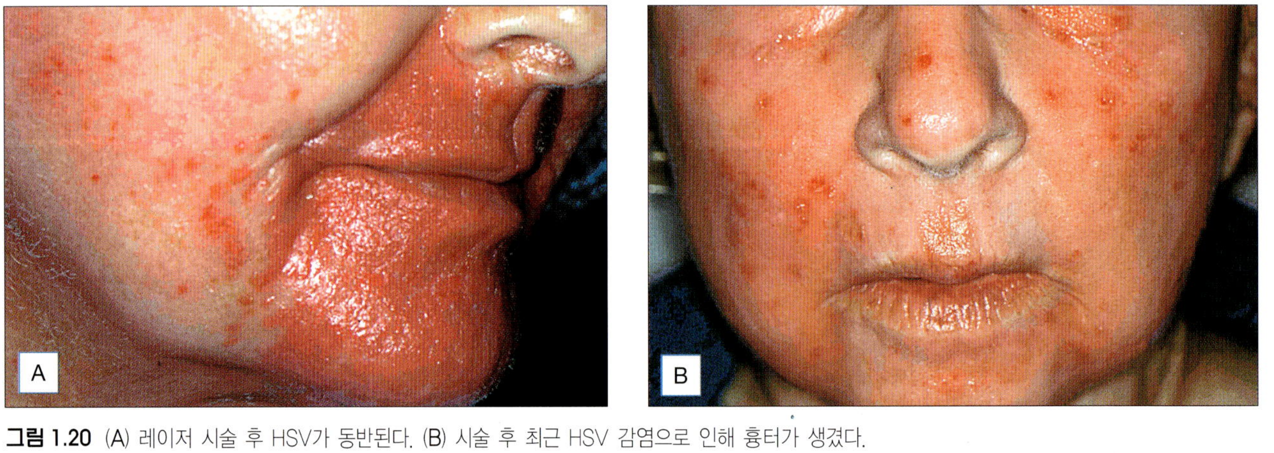

그림 1.20 (A) 레이저 시술 후 HSV가 동반된다. (B) 시술 후 최근 HSV 감염으로 인해 흉터가 생겼다.

많이 나타난다. 점상의 홍반과 농 등, 칸디다 감염에서의 특징적인 징후가 초기 임상적 진단에 도움이 되지만 나타나는 경우가 드물다. 그 대신에 통증이나 화끈거림, 소양증 등의 박테리아 감염의 징후가 나타난다. 몇 개의 보고된 연구에서는 1~3%의 환자에게서 피부 칸디다 감염이 나타났다. 칸디다와 같은 진균 감염은 다른 박테리아 감염과 달리 배양에서 잘 검출되지 않는다. 피부 칸디다증은 피부 재생을 막아서 결과적으로 회복을 더디게 한다. fluconazole을 이용한 예방적 치료가 재생술 후에 생길 수 있는 칸디다 감염의 빈도를 줄이고 완전히 없앨 수 있다. 어떤 연구에서는 항생제 단독으로 사용하는 것보다 항진균제와 같이 사용할 때에 피부 재생을 앞당길 수 있다고 되어 있다. 우리는 일상적으로 수술 전날 밤부터 계속적 5일간 예방적으로 fluconazole 100 mg을 복용시킨다.

시술 후 생기는 바이러스 감염증에서는 잠복된 헤르페스바이러스가 다시 활성화하여 흉터를 유발할 수 있다(그림 1.20). 피부의 손상은 헤르페스바이러스의 증식을 자극하여 전 피부에 급속히 번지게 한다. 이 현상의 빈도는 정확히 알 수 없으나 과거 입술에 헤르페스가 있어 페놀박피를 받은 환자의 50%에게서 헤르페스가 재발했다고 보고되었다. 예방적으로 아시클로버를 사용해도 시술 후에 헤르페스가 재발되었다는 보고가 있다. 시술을 받은 99명의 환자들을 임의의 두 그룹으로 나누어 각각 팜비어 250 mg과 500 mg을 하루 두 차례 시술 전일부터 10일간 연속으로 복용시킨 연구에서 두 그룹 모두 10.1%를 넘는 발생률을 보였으나 두 그룹간의 특징적인 차이는 없었다.

최근에는 발트렉스(valacyclovir)가 헤르페스의 활성화를 막기 위한 시도로 사용되고 있다. 발트렉스는 아시클로버(acyclovir)의 L-valine ester 산물로 경구용 아시클로버에 비해서 생체활성화가 3~5배 정도 좋다. 화학 박피, 레이저 박피, 박피술(dermabrasion) 등의 시술을 받은 84명을 대상으로 한 연구에서 이들을 임의로 두 그룹으로 나누어 각각 시술 전 아침과 시술 당일 아침부터 하루 2회씩 500 mg의 발트렉스를 14일간 복용시켰다. 바이러스 배양이 희미하게 활성화되는 가운데 14일에 걸쳐 행해졌다. 환자들은 임상적으로 21일간 관찰되었다. 감염률은 두 그룹 모두 0%였다. 그렇지만 이 약은 이식받은 환자에게서 혈소판 감소증이 발생할 가능성이 있다는 것을 고려해야 한다. 우리는 CO_2 레이저 재생술시 팜시클로버(famciclovir) 대신에 아시클로버를 사용해왔다. 우리는 이 약을 헤르페스 병력이 없는 사람에게는 500 mg씩 하루 2회, 병력이 있는 사람에게는 하루 3회 수술 전일부터 복용시키고 있다.

그리고 드물게 발생하지만, 비특이적인 마이코박테리아 감염이 있다. 대칭의 딱딱한 결절이 레이저 시술과 쌍거풀수술 한 달 후에 수술 부위에서 발견되어 배양되었다는 보고가 있다. 이는 항생제의 사용으로 치료되었다. 다른 보고에서는 레이저 시술 20일 후에 사마귀가 발견되었다는 논문이 있다. 사마귀는 5일 후에 자연적으로 없어졌다.

예방을 위한 권유

광범위하게 예방용 항생제를 사용하는 것이 감염의 가능성을 줄이는 데 도움이 되는 것 같다. 우리는 일상적으로 치료받는 환자에게 dicloxacillin 500 mg bid와 ciprofloxacin 500 mg bid를 10일간 투여하고 있다. 이것은 특히 포도구균과 녹농균을 방어하는데 필수적이다. 단일 항생제를 사용하는 것보다 두 가지를 사용하는 것이 더 만족스러운 결과를 보인다. 환자들에게 수술 전날 저녁에 두 가지 항생제를 복용하게 한다. 또한 칸디다 감염의 병력 여부에 상관없이 fluconazole 100 mg qid로 복용하게 하고 있다. 발트렉스를 헤르페스 병력이 없는 경우에는 1일 전부터 500 mg bid로, 헤르페스 병력이 있는 경우 3일 전부터 500 mg tid로 사용하게 하는데 이것을 10일간 한다.

광범위한 감염을 막기 위해서 우리는 환자에게 최소한 치료 3일 전부터 최소한 하루 1회 이상 시술받을 부위를 기술적인 방법으로 그들의 손을 사용해 닦아내도록 가르친다. 시술 후에는 적어도 2시간에 한 번씩 10~15분간 2% 아세트산으로 시술 부위를 적시도록 권유한다(물 한 컵에 흰색 식초 1스푼). 이런 과정은 특히 silon 마스크를 쓰고 있는 초기 며칠간의 환자에게는 힘든 일이다.

접촉성 피부염

접촉성 피부염의 빈도는 5~10%로 추정되는데 이 숫자는 예전의 연구에 비해 낮아진 것이다. 이렇게 접촉성 피부염의 발생 빈도가 낮아지는 것은 현재 자극적인 국소 도포용 항생제나 유연제 등을 사용하지 않기 때문이다. 표피 보호막이 없는 피부 표면에서는 향수나 보존제, 항생제 등이 피부 면역체계와 더 효과적으로 접촉하여 Ⅳ 타입의 알레르기성 접촉성 피부염을 유발시킨다. 그러므로 소독에 필요한 국소제제 외에는 전면적인 피부재생이 이루어질 때까지 피하고 있다. 우리는 환자들에게 시술 후 2주간은 화장이나 보습제 등을 바르는 것을 피하라고 권유하고 있다. 이것은 알레르기성 피부염의 가능성이 없어도 다양한 국소제에 의한 자극이 얇은 재생피부에 더 민감하기 반응하기 때문이다.

소양증

소양증은 치료를 받은 거의 대부분의 환자에게서 발생하는 가장 흔한 부작용이다. 어떤 보고에 의하면 회복기 환자의 91%에서 소양증을 경험했다고 한다. 이 증상은 3~21일까지 갈 수 있다. 건조증, 국소적 보습제나 항생제, 표피 회복기와 연관된 생리적 현상 등의 다양한 인자들이 여기에 관여된다. 대부분의 환자들이 상처 회복기에 2차적으로 연관되어 초기 2주 내에 특히 많이 나타난다.

다른 소양증의 원인은 감염이다. 가려움증은 표피의 재생기 중에서 박테리아나 바이러스, 진균 감염의 신호로 나타난다. 그러므로 지속적이고 심한 소양증이 있는 경우에는 적절한 검사나 배양 등이 이루어져야 한다. 어떤 사람들은 진균 감염이 다른 감염보다 시술 후 소양증과 연관성이 더 많다고 의심하기도 한다.

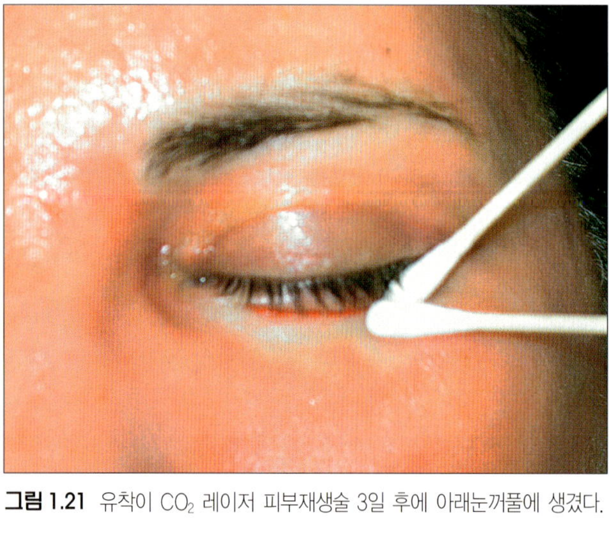
그림 1.21 유착이 CO_2 레이저 피부재생술 3일 후에 아래눈꺼풀에 생겼다.

접촉성 또는 자극성 피부병이 제외된 감염에서 시술 후 소양증은 benadryl 10~25 mg, zyrtec 10 mg 등의 항히스타민제에 잘 반응한다. 차갑게 적셔주는 것이 이 증상을 완화시킨다. 결과적으로 국소용 스테로이드제가 증상을 호전시킬 수 있다.

여드름과 비립종

다른 연구자들은 치료 후 여드름과 비립종의 발생빈도에 대하여 다른 자료를 보고하였다. 우리는 우리의 환자에게서 10~15% 정도 나타나는 것으로 추정하고 있다. Nanni와 Alster의 보고가 우리와 유사한 10~11%이다. 그렇지만 Bernstein 등은 86%까지 발생한다고 보고하였다. 이 병변들은 치료 3~6주 후에 생기고 4~8주간 지속된다. 바셀린이 들어있는 연고의 사용이 이런 환자들에게 영향을 미치는 것 같다. 이것은 조직의 열손상의 정도와도 연관이 있는 부작용인 것 같다. 열손상이 피지선의 배열에 영향을 미쳐 관의 형성에 관여하는 것으로 추정한다. 다른 가능성으로는 피지선이 비정상적으로 자극되면서 피지생성의 증가로 이어지는 것 같다. 경구용 항생제와 레티놀과 AHA의 도포, 압출 등이 이 합병증의 치료에 포함된다. 여드름의 병력이 있는 경우 예방적으로 치료를 하는 것이 치료 후 이러한 증세가 심해지는 것을 막는 데 도움이 된다.

눈꺼풀 피부 재생술의 합병증

하안검의 조직을 지나치게 팽팽하게 해서 생기는 안검외반은 흔하지 않는 합병증이다. 흉터조직의 수축에 의해 결막이 노출될 수 있다. 외측 안각 인대의 안정화 없이 행해진 쌍거풀수술의 병력이 있거나 완만한 눈꺼풀이 동반된 환자의 쌍거풀의 시술에서는 주의가 필요하다.

시술 후에 생기는 경미한 안검외반은 원상태로 돌아올 수 있다. 심하게 눈물이 나거나 건조하거나 눈부

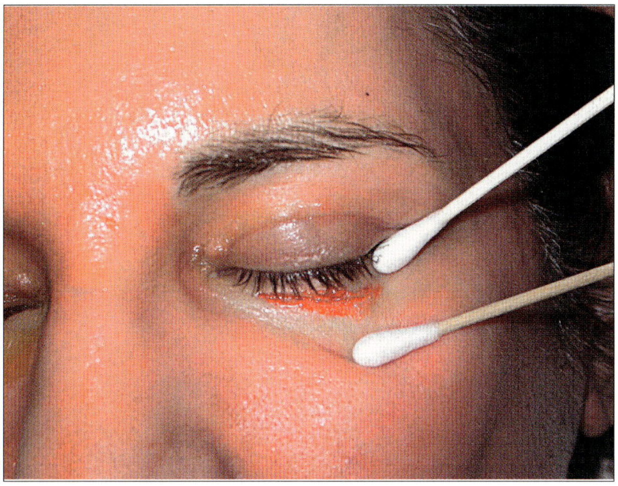

그림 1.22 유착을 리도카인으로 국소마취 후 30게이지 바늘로 박리한다.

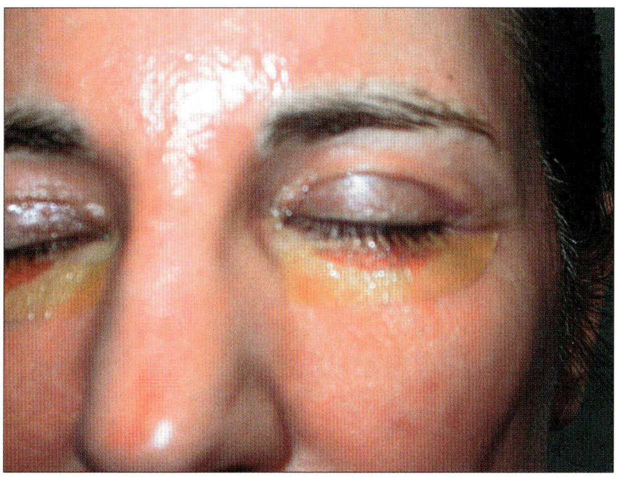

그림 1.23 최적의 치유를 위해 듀오덤을 붙인다.

심(photophobia)이 있는 결막염에는 치료가 필요하다. 심각한 합병증으로 드물게 심한 안검외반이 나타날 수 있는데, 이 때에는 수술적인 방법의 치료가 필요하다.

유착(synechia)이란 치유과정 중에 생기는 재상피화된 피부 표면의 부착으로 인해 부자연스러운 접힘이 생기는 경우를 말한다(그림 1.21). 이것은 시술 후 수일 내에 발견된다. 가장 흔한 발생 부위는 아래눈꺼풀이다. 시술 후 초기에 눈꺼풀에 대해 세심한 관찰을 해서 되도록 빨리 조치를 취하는 것이 이 합병증을 해결하는 방법이다. 유착이 발견되었다면 그 부위는 국소 리도카인으

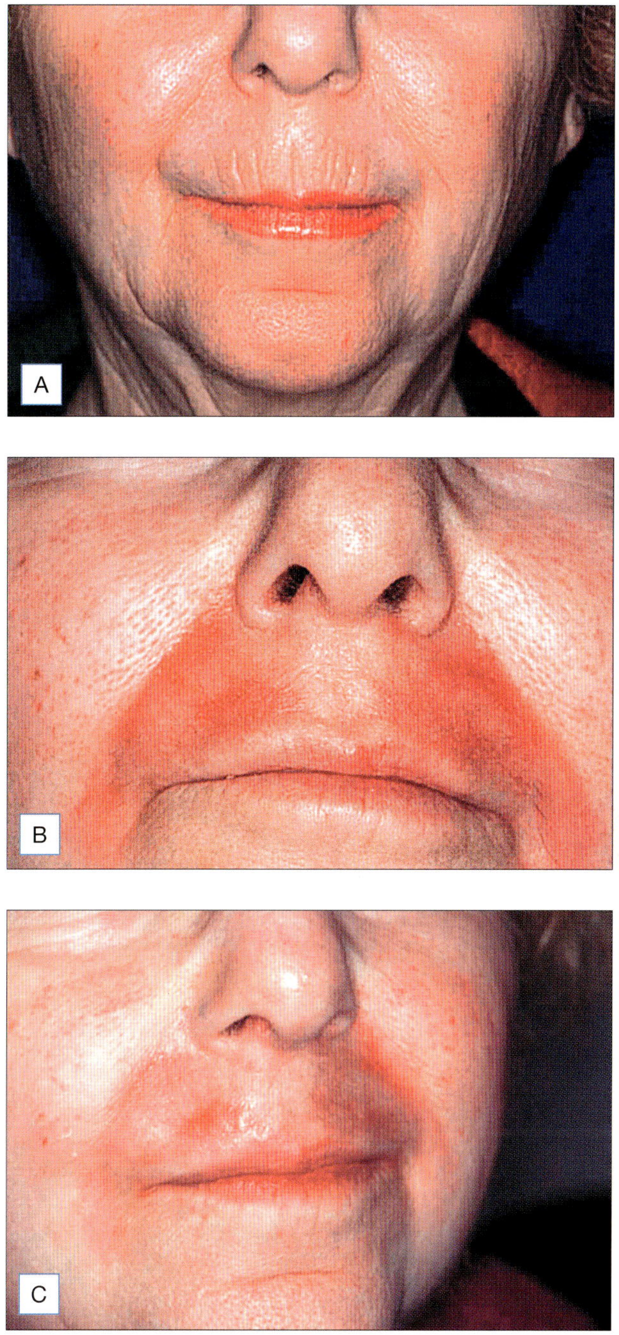

그림 1.24 (A) 윗입술 측면의 백색 흉터. (B) 깊은 주름과 흉터를 제거하기 위해 보다 적극적 CO_2 레이저 재생이 시도되었는데 심한 흉터가 생겼다. (C) 윗입술의 수술 후 모습. 깊은 주름의 제거와 새로운 붉은 흉터의 치유, 기존 흉터의 혼재를 보여주고 있다.

로 마취한 후 접힌 부위를 부드럽게 떼어내는 것이 필요하다(그림 1.22). 그리고 매우 얇은 듀오덤(Ultrathin Duoderm)을 그 부위에 회복 기간 동안 3~4일간 붙여 둔다(그림 1.23).

흉터

CO_2 레이저 재생술에서 흉터는 매우 드물게 발생하지만, 가장 심각한 부작용에 속한다(그림 1.24). 여기에는 비대 흉터와 위축성 흉터 둘 다 포함된다. 발생 빈도는 1% 미만이다. 흉터의 위험성은 강한 치료가 행해졌거나 미숙한 치료법을 사용했거나 감염이나 접촉성 피부염이 상처부위에 퍼져 있을 때 증가한다. 부적절한 오프타임이나 40% 이상의 높은 스캐너 밀도(scanner densities), 핸드피스를 치료 중에 지속적으로 움직이는 데 실패해서 치료 부위가 중복되거나 열이 축적되고 열손상이 지속적일 때 흉터가 발생하기 쉽다.

흉터는 경구용 레티노이드 제제를 복용했거나 켈로이드나 비대 흉터의 가족력이나 병력이 있거나 다른 미용적 시술이 선행되었거나 방사선에 노출되는 것과 연관이 있을 수 있으며 이런 경우 치료 시 주의해야 한다. 우리의 경험상 턱선이 가장 흉터의 위험성이 많은 부위이므로 이 부위의 치료 시에는 상당히 주의해야 하며 되도록이면 시술 횟수를 최소화 하도록 시도해야 한다. 그렇지만 특별한 이유없이 흉터가 발생하는 환자가 생길 수 있다. 이런 환자들에게 있어서는 회복기간이 수주에서 수개월 정도가 소요된다. 자연 회복기간이 길수록 흉터의 우려도 많아진다. 이런 환자들에게는 내적으로 더딘 상처의 회복이 한 요인일 수 있다.

흉터의 초기 증상은 홍반과 소양증이다. 이런 시점에서는 감염의 우려를 없애기 위해 감염된 부위에 배양이 행해져야 하며 그 다음에 고강도의 국소 스테로이드를 사용해야 한다. 그 부위가 두꺼워지면 10 mg/ml 트리암시놀론에 5-Fu(50 mg/ml)를 1:9로 희석해서 2~3일에 한 번씩 병변내 주사를 실시해야 한다. pulsed dye 레이저의 사용도 고려해야 한다.

부작용이 발생하는 시기

CO_2 레이저 재생술 후에는 상처가 회복되는 다양한 시기와 함께 다양한 합병증이 각각의 시기에 발생할 수 있다는 것을 알아두어야 장기적인 합병증을 최소화 할 수 있다.

처음 10일 정도에는 감염의 징후나 재상피화가 늦어지는를 관찰하는 것이 가장 중요하다. 재상피화가 되지 않거나 지나친 홍반이 보이거나 통증이 심해지면 배양이 필요한데 그것은 시술 후의 정상적인 징후나 증상이 아니기 때문이다. 배양에서 음성이며 재상피화가 정상적이지 않으면 그 부위는 얇은 듀오덤을 붙여야 하며 2~3일 동안 관찰해야 한다.

치료 후 4~6주가 되면 과다색소침착이 발생하기 시작한다. 이는 표백제 등으로 강하게 치료해야 하며 아연이나 티타늄이 함유된 자외선 차단제를 사용해서 완전히 보호해야 한다. 국소적인 레티놀이나 비타민 C의 사용도 고려해야 한다.

6~12주에는 흉터가 생기는 징후나 지나치게 피부가 팽팽하게 되지 않는지 주의 깊에 관찰해야 한다. 흉터는 지속적인 홍반으로 알아 낼 수 있다. 이런 징후가 확실하다면 clobatesol propionate(temovate) 같은 고농도의 스테로이드를 시간나는 대로 도포해야 한다. 만약 이러한 좋지 않은 회복 부위에서 섬유화나 피부의 융기와 더불어 경결(induration)이 생기면 이 부위에는 5-Fu와 트리암시놀론을 1:9로 희석하여 주사해야 한다. 매일 3~4회씩 10~15분 정도 이 부위를 마사지 하는 것도 도움이 될 것이다. pulse dye 레이저를 이용한 치료도 권장된다.

6개월에는 다른 색소성 변화가 보일 수 있다. 과다색

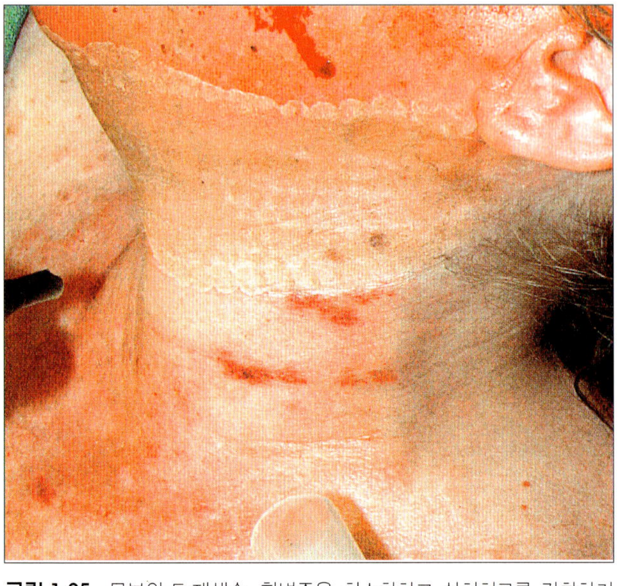

그림 1.25 목부위 Er재생술. 합병증을 최소화하고 상처치료를 강화하기 위해 표피 잔재를 남겼다.

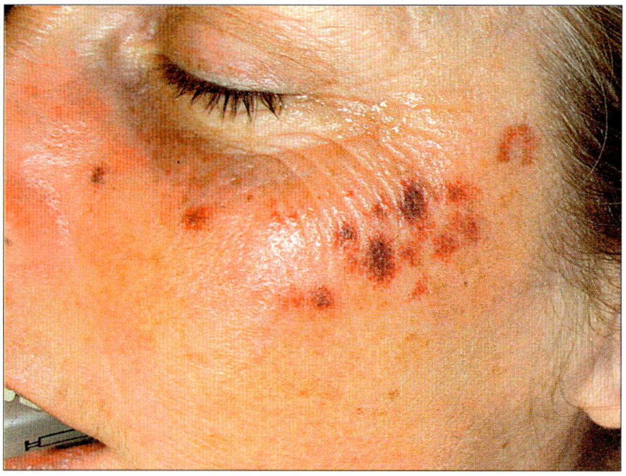

그림 1.26 레이저 박피 전 V-빔을 사용한다. 좀 더 공격적인 치료로 자반을 해결할 수 있다.

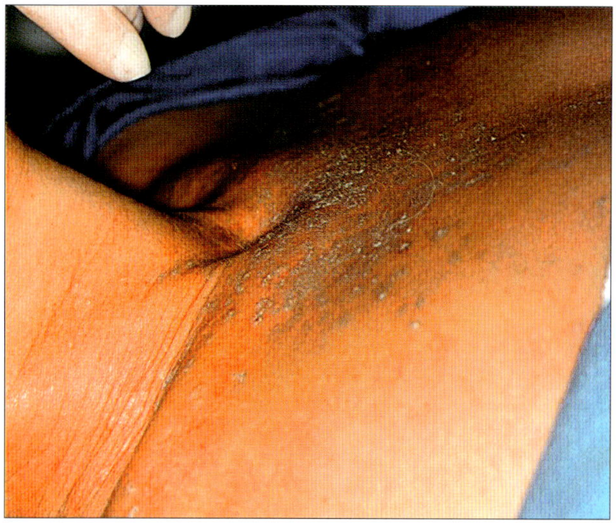

그림 1.27 레이저 박피 전 잡티 제거를 위해 Q-switched alexandrite 레이저를 사용한다.

소침착이 남아 있는 부위에는 Q-switched alexandrite 레이저를 사용할 수 있다. 우리는 최근에 부분 광열분해(fraxel 레이저)를 이용해서 좋은 효과를 보고 있다. 저색소로 침착된 병변의 치료에는 글리콜산 박피나 excimer 레이저가 사용된다.

고급 주제

광손상된 목에서 Er:YAG 레이저를 이용한 재생술

얼굴만 재생술을 하는 경우에는 턱선 아래쪽과 목의 광손상된 부위와 비교적 광손상이 없는 얼굴의 새로운 피부와의 사이에 뚜렷한 경계를 간혹 남기게 된다. 이 경계 부위의 선은 종종 턱아래 선에서 잘 보이지 않아 숨어 버리기도 하지만 발견될 수도 있다. 게다가 많은 환자들이 목의 광손상을 없애는 데 관심을 가지고 있다. 비록 경미한 턱의 광손상이 있다고 하더라도 얼굴을 재생술한 후에는 더 두드러져 보인다. CO_2 레이저를 이용한 재생술로 턱 부위의 흉터와 색소침착의 위험성이 증가함에 따라 더 적절한 레이저 치료로 나타난 것이 Er:YAG 레이저이다.

목에서 상처 회복이 느린 것에 대해서는 다양한 설명이 있다. 그런데 목에는 표피재생의 중요한 부위인 종말 모낭(terminal hair follicle)이 두드러지게 줄어든다. 그래서 얼굴에 비해 목의 부속기 또한 상대적으로 감소되어 있다. 얇은 표피와 혈관이 줄어드는 것도 재생을 지연시키는 데 영향을 미친다. 얼굴의 표피가 122 ㎛인데 비해 목은 87 ㎛이다. 목의 유두상피도 얼굴은 113 ㎛인데 비해 목은 87 ㎛이다. 마지막으로 넓은목근(platysma muscle)에 붙어 있는 목의 피부가 더 스트레스를 많이 받는 것도 이것과 연관이 있어 보인다.

목의 재생술에 있어서는 환자가 좀 더 현실적인 목적과 기대감을 갖도록 하는 교육이 필요하다. 완전한 목주름의 제거는 재생술로는 할 수 없다. 목 피부결은 호전이 된다고 하더라도 아래목을 주름진 비단 크레이프(crepe) 모양으로 피부결을 변화시키기는 아주 어렵다. 또한 목에서는 약한 재생술이 행해지기 때문에 남아 있는 광손상된 피부와 새로운 표피가 섞여 있어서 기대한 것보다는 안 좋아 보이는 경우가 많다.

Er:YAG 레이저로 목을 치료할 경우의 장점은 CO_2 레이저에 비해서 열손상이 더 적게 생겨서 더 좋은 결과를 볼 수 있다는 것이다. 또한 이 레이저로 생기는 기화 자체도 CO_2 레이저에 비해서 패스 당 더 얕게 생기게 된다.

일반적인 치료법은 Er:YAG 레이저의 단일 시술(single pass)이다(그림 1.25). 만약 원한다면 흉부의

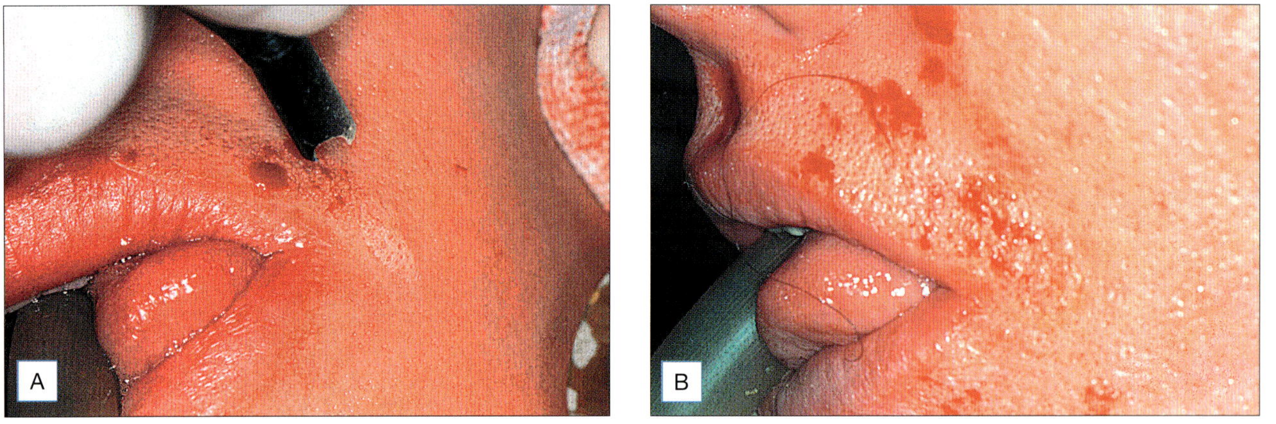

그림 1.28 깊은 주름에서 Er레이저는 (A) 깊은 주름 박피에 대해 30도 각도로 쓰인다. (B) Er레이저 치료 이후 일반적인 모세혈관 출혈이 보인다.

V-neck도 이런 방법으로 치료할 수 있다. 두 번째 시술은 목의 상부 절반에서 이루어진다. 표피의 부스러기들을 닦아내지 않는다는 것에 유의해라. 분리된 표피층을 남겨두는 것이 과도한 진피의 건조를 막고 진피의 염증을 줄이는 것이나. 게나가 치료 부위를 깨끗하게 닦는 것은 상처의 회복을 도아줄수 있는 살아있는 세포를 제거하는 일이 될지도 모른다. 특히 회복이 더딘 부위에서는 이러한 살아있는 세포들이 재생 과정을 촉진하는데 중요한 요인이 되기도 한다. 시술 후 관리는 CO_2 레이저 재생술과 유사하게 희석한 초제와 바셀린 등을 사용한다. 예방적 약물사용도 앞에서 언급한 것과 유사하다. 목의 재생술에서 중요한 것은 표피층을 남겨두는 것이다. 표피의 완전한 제거는 이것이 작은 부위에서 행해진다고 하더라고 색소침착저하증이나 흉터의 위험성에 노출시키는 것이다.

이 시술의 부작용은 CO_2 레이저에서와 유사하다. 8년 전부터 목의 재생술에 Er:YAG 레이저를 사용했지만 그동안 우리가 경험했던 영구적인 부작용은 아주 적었다.

흉터의 위험성은 주로 잘못된 시술방법, 감염, 접촉성 피부염 등에 기인하는데 이런 것들은 주로 표피를 완전히 제거했을 때 심하게 증가한다. 모든 환자들이 7~10일 정도 지나면 회복되며 2주 내에 홍반이 완화된다. 지속되는 홍반이 나타난 환자는 치료 후 2주째에 발생한 녹농균의 증식에 의한 것이었다.

동일한 치료과정에서 사용되는 다양한 레이저

광손상으로 인해서 CO_2 레이저 재생술을 원하는 많은 환자들은 안면 혈관 확장증, 검버섯, 눈 주위의 과다색소침착, 기타 피부결의 문제 등을 호소한다. 그렇지만 CO_2 레이저 재생술에서는 얕은 피부색의 변화나 피부결은 좋아지지만 앞에서 언급한 다른 불만들은 이 레이저의 일상적인 사용으로는 해결할 수가 없다.

그렇지만 앞에서 언급한 많은 문제들은 CO_2 레이저 재생술을 실시하는 동안에 다른 특이적인 레이저를 사용해서 특별한 부작용의 증가없이 해결할 수 있다. 우리는 일반적으로 안면 모세혈관 확장증이 있을 때 재생술 바로 전에 pulsed dye 레이저를 사용해서 치료한다. 이런 치료들은 좀 더 강한 치료이기는 하지만 CO_2 레이저 치료 직전에 표피의 손상없이 시행할 수 있다. 사실 pulsed dye 레이저는 1회의 치료로도 좋은 효과를 볼 수 있다. pulsed dye 레이저 치료 후에 생기는 자반은 7~10일 내에 사라지며 이 시간은 재생술 후에 재상피화되는 시기와 유사하다(그림 1.26).

Pulsed dye 레이저(V-beam)는 또한 광손상된 목의 피부와 재생술된 얼굴 피부와의 대비를 줄이는 데에도 좋은 역할을 한다. 가장 흔한 색조 대비의 중요한 요소는 확장된 모세혈관, 다형 피부증인데 이것은 주로 목 상부 외측과 흉부의 상부 중간에 주로 분포한다. 이런 혈관들은 V-beam(6 ms, 7.5 J/cm^2, 10 mm, 30 ms cryogen, 30 ms delay)으로 치료하는데 Er:YAG

레이저 재생술 후에 혈관 내 응고를 위해 단일 패스로 사용되기도 한다.

표피에 국한된 색소성 변성을 치료하는 데는 CO_2 레이저 재생술로도 충분하다. 그렇지만 깊은 진피에 병변이 존재할 때에는 단일로 사용하기보다는 색소 특이적인 레이저를 병용하면 더 효과적이다. 예를 들어 진피의 색소에 기인하는 눈 주위의 다크 서클의 치료에서는 CO_2 레이저를 사용한 후에 Q-switched alexandrite 레이저를 사용하면 더 좋은 결과를 가져온다. 사실 표피층의 재생술은 진피의 색소를 더 두드러지게 할 뿐 아니라 표피의 멜라닌을 제거하는 역할을 한다. 따라서 색소에 특이한 작용을 하는 레이저로 색소를 더 줄일 수 있다. 이런 진피 색소들은 오타반점의 치료에서와 같이 수주에서 수개월에 걸쳐 서서히 사라진다. alexandrite 레이저는 목의 이색소증, 검버섯, 지루각화증, 색변증(solar bronzing) 등에 효과를 보이고 있다. 단순히 Er:YAG 레이저 단일로 사용할 때에는 이런 병변들은 회복과정 중에 많은 병변이 재발할 수 있다. Er:YAG 레이저 전에 이런 치료가 선행된다면 이러한 병변들의 치료에 많은 도움이 될 것이다. Er:YAG 레이저 재생술은 주변 피부와의 색조변화를 무디게 할 수 있다.

같은 치료 과정 중에서 여드름 흉터의 경계부나 수두 반흔 경계부, 깊은 주름에서 Er:YAG 레이저가 도움이 될 수 있다. CO_2 레이저의 3~4회 패스에 의한 기화는 200~300 μm이다. Er:YAG 레이저는 매 패스마다 10~40 μm를 14 J/cm^2의 에너지로 깎아낼 수 있다. 앞에서 언급한 불규칙한 병변에서 Er:YAG 레이저를 사용하면 더 깊게 깎아낼 수 있어서 그런 병변들의 치료에 도움이 될 것이다(그림 1.28). 이 레이저의 빔은 조준되지 않기 때문에(noncollimated) 목표 병변에서 핸드피스와의 거리를 조절하여 원하는 효과를 볼 수 있다. 또한 우리는 핸드피스를 피부 표면에서 30도 정도의 각으로 사용하면 여드름 흉터의 주변부나 남은 주름 흔적 등을 선택적으로 기화해서 좋은 효과를 볼 수 있으며 직각으로 하는 경우에는 구멍이 더 깊게 되어 울퉁불퉁한 윤곽이 생긴다는 것을 알 수 있었다. 30도 정도의 각이 고르지 못한 피부에서 가장 좋은 박리 효과를 나타낸다.

참고문헌

Alster TS 1996 Comparison of two high-energy pulsed carbon dioxide lasers in the treatment of periorbital rhytides. Dermatologic Surgery 22:541

Alster T, Hirsch R 2003 Single-pass CO2 laser skin resurfacing of light and dark skin: extended experience with 52 patients. Journal of Cosmetic Laser Therapy 5:39–42

Alster TS, Nanni CA 1999 Famcyclovir prophylaxis of herpes simplex virus reactivation after laser skin resurfacing. Dermatologic Surgery 25:242–246

Atiyeh BS, Dham R, Costagliola M, et al 2004 Moist exposed therapy: an effective and valid alternative to occlusive dressings for post laser resurfacing wound care. Dermatologic Surgery 30:18–25, discussion 25

Fitzpatrick RE 2000 CO2 and Er : YAG laser resurfacing: practical approaches. Dermatologic Therapy 13:102–113

Fitzpatrick RE 2002 Maximizing benefits and minimizing risk with CO2 laser resurfacing. Dermatologic Clinics 20:77–86

Fitzpatrick RE, Goldman MP 2000 Carbon dioxide resurfacing of the face. In: Fitzpatrick RE, Goldman MP (eds) Cosmetic laser surgery. Mosby, St Louis, pp 45–145

Fitzpatrick RE, Rostan EF, Marchell N 2000 Collagen tightening induced by carbon dioxide laser versus erbium:YAG laser. Lasers in Surgery and Medicine 27:395–403

Fulton JE 1997 Complications of laser resurfacing. Dermatologic Surgery 23:91–99

Gilber S, McBurney E 2000 Use of valacyclovir for herpes simplex virus-1 (HSV-1) prophylaxis after facial resurfacing: a randomized clinical trial of dosing regimens. Dermatologic Surgery 26:50–54

Goldberg D 1998 Treatment of photodamaged neck skin with the pulsed erbium:YAG laser. Dermatologic Surgery 24:619–621

Goldman MP, Fitzpatrick RE 1995 Laser treatment of scars. Dermatologic Surgery 21:685–687

Goldman MP, Rostan EF, Fitzpatrick RE 2002 Laser rejuvenation of the photodamaged neck. American Journal of Cosmetic Surgery 19:21–28

Grimes PE, Bhawan J, Kim J, et al 2001 Laser resurfacing-induced hypopigmentation: histologic alterations and repigmentation with topical photochemotherapy. Dermatologic Surgery 27:515–520

Grossman PH, Grossman AR 2002 Treatment of thermal injuries from CO2 laser resurfacing. Plastic and Reconstructive Surgery 109:1435–1442

Kannon GA, Garrett AB 1995 Moist wound healing with occlusive dressings: a clinical review. Dermatologic Surgery 21:583

Khosh MM, Larrabee WF, Smoller B 1999 Safety and efficacy of high fluence CO2 laser skin resurfacing with a single pass. Journal of Cutaneous Laser Therapy 1:37–40

Lowe NJ, Lask G, Griffin ME, et al 1995 Skin resurfacing with the UltraPulse carbon dioxide laser: observations on 100 patients. Dermatologic Surgery 21:1025

Manuskiatti W, Fitzpatrick RE, Goldman MP, et al 1999 Prophylactic antibiotics in patients undergoing laser resurfacing of the skin. Journal of the American Academy of Dermatology 40:77–84

Nanni CA, Alster TS 1998 Complications of carbon dioxide laser resurfacing: an evaluation of 500 patients. Dermatologic Surgery 24:315–320

Ross EV, Barnette DJ, Glatter RD, et al 1999 Effects of overlap and pass number in CO2 laser skin resurfacing: a study of residual thermal damage, cell death, and wound healing. Lasers in Surgery and Medicine 24:103–113

Ross EV, Miller C, Meehan K, et al 2001One-pass CO2 versus multiple-pass Er : YAG laser resurfacing in the treatment of rhytides: a comparison side-by-side study of pulsed CO2 and Er : YAG lasers. Dermatologic Surgery 27:709–715

Schwartz RJ, Burns AJ, Rohrich RJ, et al 1999 Long term assessment of CO2 facial resurfacing: aesthetic results and complications. Plastic and Reconstructive Surgery 103:592–601

Waldorf HA, Kauvar ANB, Geronemus RG 1995 Skin resurfacing of fine to deep rhytides using char-free carbon dioxide laser in 47 patients. Dermatologic Surgery 21:940

Weinstein C 1998 Carbon dioxide laser resurfacing: long-term follow-up in 2123 patients. Clinics in Plastic Surgery 25:109

사설

피부재생을 위한 Er : YAG 레이저

Christopher B. Zachary

서론

예전에는 안면 회춘이 비교적 단순하였다. 그러나 새로운 레이저의 발견, 광파장 레이저, 고주파 등의 개발로 많은 변화가 생겼다. 예전에는 단지 이러한 새로운 기기들 중 일부에서 장기적인 효과에 대한 예측만 가능하더라도 좋았다. 다행스럽게도 안면 회춘에 효과적인 가장 예측 가능한 시술의 하나인 새로운 레이저 재생술이 있다.

CO_2 레이저는 여전히 안면 당김에서 최고라고 생각되고 있다. 그러나 한때는 1세대 기종으로 겉만 화려한 Er:YAG 레이저가 있었다. Teikemeier와 Goldberg에 따르면 비록 이들 기종이 마이크로 레이저로 아주 얇은 박피에 우수하다 하더라도 원래의 Er:YAG 레이저는 CO_2 레이저와 비교하여 충분한 당김을 유발할 수 있는 충분한 열변성을 유도하지 못하였다. 이에 반해 Kaufmann과 Hibst에 의하면 제 2세대 기종인 Er:YAG 레이저는 응고와 절제를 동시에 할 수 있기 때문에 지혈을 하면서 더 깊은 기화가 가능하다. 저자는 여러 가지 종류의 Er:YAG 레이저를 사용해 왔지만, 주로 Sciton이 만든 dual mode contour Er:YAG 레이저에 초점을 맞출 것이다.

물에 의해 흡수되는 2.94 ㎛ 파장의 고흡수율을 바탕으로 05~1.5 J/cm² 사이의 에너지를 이용하여 Er:YAG 레이저 기화의 분계점(threshold)을 측정하였다. Zachary에 의하면 최소한의 열손상을 남기고 각각의 J/cm²당 조직의 2~4 ㎛가 기화된다. contour Er:YAG 레이저는 하나가 아닌 45 W의 에너지를 공급하는 두 개의 레이저로 구성된다. 기술자들은 높은 조직 fluence를 발생하는 복합적 가변 길이인 '마이크로 펄스(micro pulses)를 방출하는 광학복합성(optical multiplexing) 기술을 사용한다. Perez 등은 50% 중복 시 100 J/cm²의 에너지에 이르러 심한 기화를 한다고 보고하였다. 초기 낮은 에너지의 Er:YAG 레이저에 비해서 1회의 패스로도 표피를 날려버릴 만큼 충분한 에너지를 생성한다. 광학복합성 기술은 레이저를 박피모드와 박피/응고 조합 이중모드 또는 단순 응고모드로 사용할 수 있게 만들었다. 박피성모드는 200 ㎲ 역리상모드(suprathreshold mode)에서 특징적이다. 박피/응고성의 이중모드는 박피모드 시행 후 즉시 따라오는 비교적 긴 하위 박피성 펄스(subablative pulse)에 의해서 이루어진다. 응고성모드는 단순히 하위 박피성 펄스에 의해서만 이루어진다.

이 기구를 통해서 박피 깊이나 열성 손상의 조절이 마이크론 단위까지 유동적으로 가능해졌다. 이것은 다른 시스템에서도 적용되어 시술자가 조직효과를 주의깊게 살피게 하고 있다. 터치감응스크린(touch-sensitive screen)의 다른 특징으로 fluence, 스캔 패턴(scan pattern)과 크기, 반복횟수, 중복 정도 등이 있다. 후자의 변화들은 조직에 전달되는 정해진 fluence의 변화와 자동적으로 연관되어 있다. 이런 것들은 특히 Er:YAG 레이저에서 조직의 기화가 매 패스 때마다 주로 선상으로 이루어지고 피부 괴사와 연관되어 특별한 황갈색의 피부색의 변화가 보이지 않을 때 레이저의 안전성에 더해 유용한 지표로 이용된다. 이것은 CO_2 레이저가 박피의 정체 상태(plateau)를 보이고 색깔의 변화를 보이는 것과 대조된다. CO_2 레이저(10.6 ㎛)에 있어서는 건조조직이 있는 경우 박피율이 낮고 표준 지표로 3회의 패스 후에는 멈추어야 한다. Er:YAG 레이저(2.94 ㎛)에 있어서는 건조조직의 박피율은 중간정도이며 대개 수분이 충분한 조직의 2/3 정도면 충분하다(2~2.5 ㎛/J/cm²).

테크닉

재생 시술 전 표준방법을 적용한다. 수술은 주로 국

소마취에 의해 하지만 어떤 의사들은 전신마취를 선호한다. Weiss가 LMX5(Ferndale, Michigan, USA)가 매우 빠르고 오래 지속되는 마취제라는 것을 증명했지만 kilmer는 EMLA와 같은 국소마취제의 도포에 의해서 적절한 표면마취가 가능하다는 것을 보여주었다. 다이아제팜 5 mg을 국소마취 30분 전에 환자에게 주어 혀 밑에 넣고 복용하게 할 수 있다. 이때 자주 메페리딘 50~75 mg과 하이드록시진 25 mg을 주사한다.

얼굴의 각 해부학적인 위치에 따라서 치료의 깊이가 달라야 한다. 눈꺼풀은 표피가 50~70 ㎛이므로 첫 번째 패스에서 60~80 ㎛까지 들어가서 전체 표피를 제거해야 한다. 피부를 울퉁불퉁하게 만들지 않기 위해서 50%의 중복이 사용된다. CO_2 레이저와 달리 Er:YAG 레이저에서 잔류조직은 다음 치료에서 제거되기 때문에 닦아낼 필요가 없다. 실제적으로 이 기종의 장점은 특별히 손을 사용할 필요가 없다는 것이다. 두 번째 패스는 60/25 ㎛의 박피와 응고모드로 정상적으로 시행한다. 필요한 경우에는 세 번째도 비슷하게 시행한다.

그에 비해서 입술 상부는 좀 더 공격적인 재생술이 필요하다. 첫 번째 패스에서 90~100 ㎛의 박피모드가 필요하며 두 번째는 90/50 ㎛의 박피/응고모드가, 세 번째는 90/100 ㎛의 에너지가 필요하며 네 번째는 주름의 깊이와 탄력섬유증(elastosis)에 따라서 달라진다. 이 레이저에서는 임상적으로 특정한 치료의 종결점이 없다. 초보 사용자는 기화의 깊이를 잘 알아야 한다. 눈으로 보이는 수축은 박피와 응고 두 가지 모드를 병행해서 사용할 때 두 번째나 그 이후의 치료에서 더 명확해진다.

건조한 환경에서 일을 해왔던 의사들에서는 약간은 놀라울 것이다. 어떤 환자는 다른 사람보다 혈관이 많을 수 있다. 출혈은 주사적인 변화(rosaceous change), 불안함의 정도, 정맥압 등에 영향을 받는다. CO_2 레이저와 이중모드의 Er:YAG 레이저는 지혈에서 확연한 차이를 보인다. 이런 이유 때문에 시술자는 좀 더 침습적인 응고모드로 시술을 할 수 있으며 이로 인해 회복이 더디거나 홍반이 오래 지속되기도 한다. 그렇지만 대부분의 환자에게서는 지혈을 위해서 50 ㎛ 이상의 응고모드가 필요하지는 않다.

경험이 많은 Er:YAG 시술자는 일반적인 Er:YAG 레이저(15~20 W)가 에너지가 약하기 때문에 이것으로 더 편하게 일할 수 있다. 스캐너가 많이 사용되기는 하지만 이것도 실용적인 시술법이다. 45 W의 Contour Er:YAG 레이저는 높은 에너지를 가지고 빠른 속도로 스캐닝하면서 시술할 수 있다. 단일 박피모드로 사용할 때보다 이중모드로 사용할 때 속도가 현저히 감소된다. 단일 조준점(single collimate spot)이 스캔 패턴(scan pattern)보다 유용한 경우가 많다. 단일점(single spot)은 직경이 2~4 mm이다. 2 mm 크기의 점은 더 고에너지를 낼 수 있기 때문에 주로 표피상 모반, 섬유혈관종, 다른 양성 종양, 흉터, 사마귀, 딸기코, 표피에 존재하는 악성 종양과 같은 융기된 병변의 국소적 조각에 사용된다. 일반적인 레이저 박피에는 4 mm가 사용된다. 페더링 기술이 치료된 부위의 경계부를 감추기 위해서 시술된다. '조준된(collimated)' Er:YAG 빔은 약 5 inch 이상에서는 퍼지는 양상을 보인다는 것을 기억해야 한다. 핸드피스를 멀리 떨어뜨림으로써 페더링에 사용되는 fluence가 아주 많이 감소된다. 항상 조직에서의 반응을 관찰하는 것이 적절한 치료 지표를 알아내는 데 필요하다. 시술 후에는 일반적인 레이저 박피 후의 치료가 행해진다. 일반적으로 초기 48시간에는 밀폐요법이 권유된다.

미세한 레이저 박피가 요즈음 인기가 있으므로 여기에서 살펴 보기로 하겠다. 이것은 arctic peel을 포함하여 다양한 이름으로 불린다. 이것은 주로 국소마취 하에서 전체 얼굴, 목, 가슴, 상체에서 행해진다. 그렇지만 얼굴을 제외하고는 표피 내에서의 미세한 기화만 가능하도록 시술하는 것이 중요한데 그렇지 않으면 흉터를 유발할 수 있다. 많은 의사들이 스캐너를 사용하지 않고 단일 펄스의 편안한 치료를 하는데 초당 10~15 Hz로 10~30 ㎛ 깊이의 박피를 유도하는 적은 에너지로 시술한다. 환자는 3~5일 내에 회복이 되며, 레이저 박피의 큰 흔적 없이 일에 복귀할 수 있다. 이 시술은 한 달 간격으로 만족할 만한 효과를 얻기까지 4~6회 반복할 수 있다. 치료 사이에서 그 효과가 확실하지는 않지만 최종 결과는 시술 전과 비교하여 확실해진다. 시술 후에는 단순히 보습만 자주 해 주면 된다.

회복과정

심한 광노화나 깊은 주름과 탄력섬유증이 있는 환자는 좀 더 얕은 손상이 있는 환자보다 더 깊은 기화가 필요하다. 조직의 수축은 CO_2 레이저에 비해서 확실하지는 않았지만 2회나 그 이상의 반복되는 패스에서 보일 수 있다. 이것은 Zachary가 경험했듯이 CO_2 레이저로 유도된 더 깊은 박리와 관련이 있는 것 같다.

일반적인 Er:YAG 레이저 박피 시술을 받는 환자의 대부분은 5~7일 정도 되면 재상피화가 이루어진다. 더 깊은 기화 부위에서는 회복하는데 시간이 더 오래 걸린다. 이런 깊은 기화가 진행되는 사람에게서는 지속적인 홍반이 생길 수 있으며, 어떤 경우에서는 3개월이나 그 이상 지속될 수도 있다. CO_2 레이저와 비교해서 홍반이 빨리 없어지지만 깊은 시술에 있어서는 더 오래 지속되기도 한다. 레이저 시술이 좀 더 공격적일 때 소수의 환자에게서 미세한 흉터가 상하게 보일 수 있는데 전문가들은 이런 부작용은 부주의한 시술로 생기는 것이라고 경고한다. 다행스럽게도 pulsed dye 레이저나 병변내 스테로이드 주사요법이나 스테로이드 도포 등에 의해서 이 문제는 만족스럽게 해결될 수 있다.

Polnikorn 등에 따르면 검은 피부의 환자에게서 염증 후 과다색소침착이 거의 확실시 되는데 이런 경우에도 적절한 조치가 취해진다면 영구적으로 지속되지는 않는다. 4% 하이드로퀴논을 시술 후 3~4주부터 도포하기 시작해서 6~8주 정도 지속해야 한다. 최근 저자는 늦게 발생한 색소침착저하증을 3명의 환자에게서 발견한 적이 있다. 한 명의 경우에서는 색소의 소실이 선상으로 존재하는 것으로 보아 시술의 깊이와 연관이 있는 것 같았다. Bass와 Weistein이 언급했듯이 이것은 일반적인 CO_2 레이저 박피 후에 많이 생기고 Er:YAG 레이저 시술에서는 덜 생기는 편이지만 환자에게 이에 대한 주의를 촉구해야 한다. 대중적 믿음과 달리 이것은 피부타입 I, II의 문제로 검은 피부에서는 거의 보이지 않는다.

균이나 바이러스, 칸디다의 감염에 의한 부작용이 있는데 이런 경우에는 초기의 빠른 치료와 예방이 필요하다.

색조나 결, 피부톤 등은 오랜기간에 걸쳐 호전될 수 있으나 호전의 정도는 치료의 침습성에 달려있다. 한편 CO_2 레이저와 비교해서 확연한 피부 탄력의 증가와 주름의 감소는 높은 응고모드를 사용한 여러 번의 패스로 이루어질 수 있으나 이것은 50~100 ㎛의 열성 괴사를 보인다. 그에 반해 새로운 미세 레이저 박피는 표피의 10~30 ㎛만 제거하므로 미세한 표면 박피만 이루어져 회복시간은 적게 걸리지만 효과는 적게 나타난다.

결론

Er:YAG 레이저에 대한 많은 미신 즉, 지속적인 홍반이 없고 흉터가 적다는 등의 생각은 진실이 아니다. 이러한 합병증은 주로 치료 깊이와 연관된다. 저자는 정기적으로 분홍의 홍반이 평균적으로 3개월간 지속되며 드문 경우 9개월까지 지속되는 환자를 치료한다. 환자가 얕은 레이저 박피를 받은 경우에는 회복기간이 짧고 적은 홍반만이 있을뿐이다. 그렇지만 이러한 결과는 아주 얕은 CO_2 레이저 박피를 받은 환자와 비교해서 비슷한 결과를 보인다. Er:YAG 레이저에는 많은 뛰어난 적응증이 있지만 단독으로 피부 미용 수술을 하기에는 힘들다. 새로운 비박피성 재생술과 비교할 때 저자들은 결과에서는 비교가 되지 않는다고 믿고 있다. 여전히 박피가 왕도이다.

참고문헌

Bass LS 1998 Erbium:YAG laser skin resurfacing: preliminary clinical evaluation. Annals of Plastic Surgery 40:328–334

Herne KB, Zachary CB 2000 New facial rejuvenation techniques. Seminars in Cutaneous Medical Surgery 19:221–231

Hughes PS 1998 Skin contraction following Erbium:YAG laser resurfacing. Dermatologic Surgery 24:109–111

Kaufmann R, Hibst R 1996 Pulsed Erbium:YAG laser ablation in cutaneous surgery. Lasers in Surgery and Medicine 19:324–330

Perez MI, Bank DE, Silvers D 1998 Skin resurfacing of the face with the Erbium:YAG laser. Dermatologic Surgery 24:653–658

Polnikorn N, Goldberg DJ, Suwanchinda A, Ng SW 1998 Erbium:YAG laser resurfacing in Asians. Dermatologic Surgery 24:1303–1307

Sapijaszko MJ, Zachary CB 2002 ER:YAG laser skin resurfacing. Dermatology Clinics 20:87–96

Teikemeier G, Goldberg DJ 1997 Skin resurfacing with the Erbium:YAG laser. Dermatologic Surgery 23:685–687

Weinstein C 1999 Erbium laser resurfacing: current concepts. Plastic and Reconstructive Surgery 103:602–616

Zachary CB 2000 Modulating the ER:YAG laser. Lasers in Surgery and Medicine 26:223–226

2 비박피성 피부 재생술

Nonablative skin resurfacing

Ellen S. Marmur, David J. Goldberg

서론

레이저나 비레이저 광선의 기술에 있어서 피부미용외과의사들은 비박피성 레이저 재생술의 놀라운 변혁을 이끌어 왔다. KTP(532 nm), pulsed dye(585, 595 nm), Nd:YAG(1064 nm, Q-switched 1064 nm long puse, 1320 nm), Diode(1450 nm), IPL(500~1200 nm) 등 기술적으로 다양한 시스템들이 급속히 확대되면서 광노화 피부의 비박피성 시술에서 효과를 나타냈다(그림 2.1). 고주파 기술도 이런 방법에 속하며 이미 제3장에서 설명하였다. 역사적으로는 박피성 레이저 재생술은 광노화된 피부에 적절한 치료였다. 그렇지만 박피성 레이저 재생술은 긴 회복시간과 영구적인 색소침착저하증과 흉터의 위험성 때문에 의사와 환자 사이에서 점점 인기가 없어지고 있다. 비박피성 피부 재생술이 광회춘의 치료 선택이 되고 있다. 이것은 광손상과 노화된 피부의 문제에서 우아하고 효과적이며 비침습적인 치료를 제공한다. 이 장에서는 경미하거나 중등도로 광손상된 환자를 치료하는 비박피성 레이저 재생술의 사용에 대해 설명하겠다.

자외선에 의한 광손상은 정상적인 노화 현상의 생리적인 변화를 강조하거나 촉진시킨다. 자외선의 노출은 자유 라디컬(free radical)의 생성, 세포자멸, 혈관생성, 색소생성, DNA 돌연변이, 종양형성(oncogenesis), 면역억제, 단백질 분해효소의 활성화, 결체조직의 붕괴 등을 유발한다. 조직학적 소견에서는 상부 진피에서 탄력 섬유가 불규칙하게 뭉쳐져 있으며 콜라겐의 소실을 볼 수 있다. 게다가 초미세구조 분석(ultrastructural analysis)을 통해 표피가 얇아지고, 리티(rete)가 평평해지며, 혈관이 늘어나 만성 염증소견을 보이며 탄력 물질들의 축적 및 변화와 콜라겐 섬유 사이의 넓은 간격, 콜라겐 섬유의 불규칙적인 축적 양상을 보였

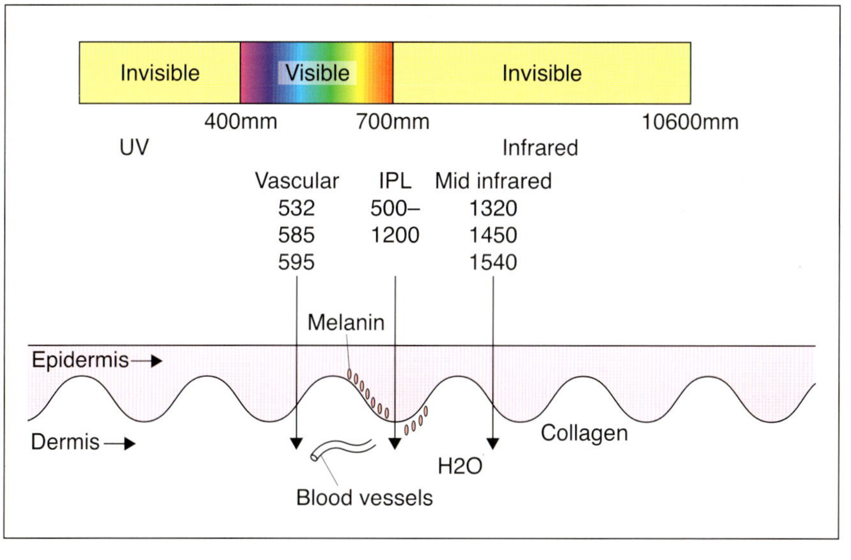

그림 2.1 전자기 스펙트럼과 표적발색단

광손상 분류

타입 I
흑자, 모세혈관확장증, 한층 거칠어진 피부, 주사(rosacea)의 증상
타입 II
주름, 이완, 피부이완증
타입 III
광선각화증, 비흑색종 피부암

Box 2.1 광손상 분류

장비 분류

Vascular lasers
Mid-infrared lasers
Intense pulsed light systems
Radiofrequency systems
LED

Box 2.2 장비 분류

다. 이러한 조직학적 소견과 초미세구조의 변화는 임상적으로 주름, 탄력 저하, 노란색으로의 색소 변화, 모세혈관 확장과 연관되어 있다. 비박피성 피부재생술은 진피에서 콜라겐이 정상적인 구조로 회복되도록 촉진한다. 연관된 혈관 손상은 염증성 매개체가 더해져 섬유화를 유도하고 콜라겐의 균일화를 이끈다.

임상적으로 광손상은 3가지 타입으로 분류된다(Box 2.1). 타입 I 광손상은 모세혈관 확장증, 자외선에 의한 흑자, 피부 거칠음의 증가, 주사의 증상이 포함된다. 타입 II 광손상은 주름, dermatochalasis, 면포, 피부의 탄력 저하를 포함한다. 타입 Ⅲ 광손상은 광선각화증, 비흑색종(nonmelanoma) 피부암, 흑색종 등이 포함된다. 일반적인 비박피성 피부재생술은 타입 I, Ⅱ의 광손상에서 효과가 있다. 일반적으로 주로 피부 노출부위인 얼굴, 목, 상부 가슴, 손 등에서 시행한다.

비박피성 피부재생술은 네 가지 다른 종류의 기계 시스템들로 나뉘어진다. vascular 레이저, mid-infrared 레이저, IPL, RF 장비들이다. 최근에는 light emitted diode(LED)가 광손상된 피부에 중요한 역할을 하고 있다(Box 2.2). '비박피성 피부재생술' 이란 용어는 진피의 새로운 콜라겐 생성에 의한 subsurfacing, 비침습성 재생술, 피부톤, 주름제거 등과 표피의 호전과 진피의 콜라겐 리모델링에 의한 광회춘(photorejuvenation)이라는 용어가 포함된다. 가장 좋은 효과를 얻기 위한 임상적인 비법과 환자의 현실적인 기대, 잠정적인 부작용에 대한 해결, 가능한 미래의 비박피성 기술과 함께 비박피성 기기들의 각 그룹에 대해서도 논의해야 한다.

비박피성 피부재생술은 경도와 중등도의 광손상과 피부노화의 징후를 지닌 사람에게 한다. 이러한 접근은 단순히 환자가 원하는 호전의 정도가 아니라 더 침습적인 시술을 했을 때 연관된 위험성을 감수할 수 있는 자세도 고려해야 한다. 비박피성 기술은 주름과 처짐을 없애기 위한 콜라겐의 생성을 촉진한다. 확실히 침습적인 방법에 비해서는 효과가 미미하다. 그렇지만 이런 방법들은 회복 시간을 필요로 하지 않는다. 또한 이런 치료법은 전신마취를 필요로 하지 않으며 약간의 국소마취 또는 마취 없이도 시행할 수 있다. 또한 침습적인 시술 후에 생길 수 있는 부작용이나 유병률의 첫 번째 원인이 되는 감염의 위험을 피할 수 있다. 비박피성 피부재생술은 외래에서 매우 쉽고 간단하게 시행할 수 있다. 그래서 이런 시술들은 점심시간(lunch time) 레이저 시술로 알려져 있다. 이러한 결과는 일반적인 수술적 과정에 비해서 극적이지는 않다. 사실 결과적으로 더 강한 미용수술을 원하는 환자들도 치료의 초기에는 비박피성 피부재생술을 택하기도 한다. 침습적인 피부외과적인 레이저 시술, 즉 레이저 안검미용술이나 박피성 레이저 재생술도 이 교과서에서 서술될 것이다.

환자 선택

비박피성 피부재생술의 선택은 환자 개인의 광손상 정도와 연령을 기초로 한다. 이상적인 환자는 35~55세의 중등도의 광손상을 가진 사람들이다(그림 2.2). 경미한 광손상을 가진 좀 더 젊은 사람들은 시술 후에 피부결이 좋아지는 것을 느끼지만 그 결과는 미미할 것이다. 반대로 심한 주름과 심한 탄력저하를 가진 사람

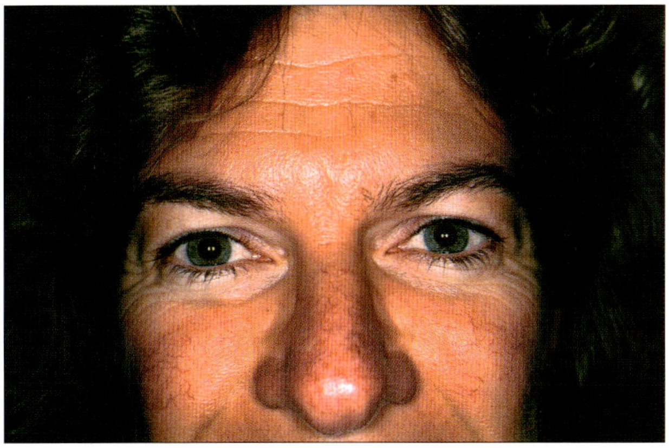

그림 2.2 시술을 위한 이상적인 환자

들은 반응이 경미하거나 거의 없을 것이다. 그런 환자들은 다른 침습적 미용시술이나 박피성 레이저 시술이 적응되어야 할 것이다.

이러한 비박피성 피부재생술 시에 검은 피부에서는 주의가 필요하다. 그런 환자에게서는 광선과 레이저가 색소를 목표로 할 수 있기 때문에 주의해야 하며 열손상을 최소화하는 세팅을 할 것이다. 물집이나 흉터, 국소적 위축, 결의 변화, 색소침착저하증, 과다색소침착이 검은 피부에서 더 흔히 보일 수 있다. 1,320~1,540 nm의 파장을 내는 레이저들은 주로 진피의 수분을 타깃으로 하기 때문에 이론적으로 검은 피부에게서 안전하게 사용할 수 있다. 그렇지만 강한 에너지의 비특이적인 레이저가 조사되면 멜라닌에 의해 흡수되어 열성 손상과 함께 검은 피부에서 부작용을 보일 수 있다. 가장 흔하게 보이는 검은 피부에서의 부작용은 일시적은 과다색소침착이다. 이것은 일반적으로 표피냉각기를 가진 기종에서 흔히 보인다. 과다색소침착이 냉각손상에 의한 경우라면 각각의 펄스마다 냉각기의 양을 줄여야 한다. 검은 피부에서의 치료는 다음 장에서 서술하기로 한다(제6장 참조).

비박피성 재생술에서 적절하지 못한 대상자들이 있다. 6개월 전후로 경구용 레티놀을 복용하거나 최근에 박피술이나 화학 박피를 받았거나 시술 부위에 활동성인 피부질환이 있는 경우가 여기에 포함된다(Box 2.3). 드물게 환자에게서 헤르페스가 재발할 수 있다. 이런 환자에게서는 치료 전 예방적 약물 투여를 해야 한다.

배제기준

경구용 레티노이드–6개월
박피성 재생술–6개월
화학박피–중층 또는 심층, 6개월
치료 부위의 활성 피부 질환–헤르페스, 농가진, 자동면역 질환

Box 2.3 배제기준

혈관 레이저의 일반용도

Trade name	Wavelength (nm)	Spot size (mm)	Pulse duration (ms)
V Star	585, 595	7, 10, 12	0.5–40
V Beam	595	7, 10	0.45–40
N Lite	585	5, 7	350
Aura	532	1, 2, 4	1–50
Versapulse	532	2–6	1–50
Diolite	532	5, 7, 10, 14	1–100

표 2.1 혈관 레이저의 일반용도

혈관 레이저 (532~1,064 nm)

FLPDL(flashlamp-pumped plused dye laser)이 선택적 광열분해의 이론에 근거한 최초의 혈관(vascular) 레이저였다(표 2.1). 이것은 포도주색반점(port wine stain)을 치료하기 위해 발명되었다. 초기에는 577 nm 파장(헤모글로빈 흡수 최대점)과 450 ㎲ 펄스 지속시간(목표 피부 혈관 병변의 열 이완 시간보다 짧다)으로 사용되었으나 최근에는 585~595 nm의 파장과 350 ㎲~40 ms 사이의 펄스 지속시간을 사용한다. 다양한 파장과 펄스 지속시간이 다양한 크기의 혈관의 치료에 사용될 수 있다.

FLPDL은 유기성 색소(rhodamine)에 전자를 방출하기 위해 고성능 섬광등을 사용한다. 처음에는 이것이 577 nm의 노란색 빛을 방출하게 했다. 이 색소는 다양한 산화의 상태에 있는 헤모글로빈에서 흡수가 가장 높은 파장에서 광자를 방출하기 위해 변형되어 왔다. 장파장은 피부에 있는 깊고 큰 혈관들을 목표로 한다. 레이저 발사 전에 분사되는 냉각 스프레이에 의한 냉각과

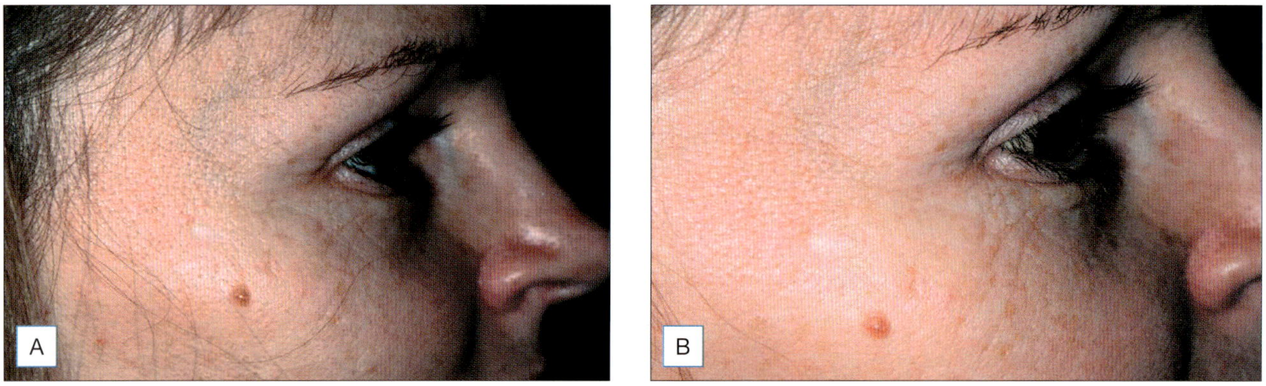

그림 2.3 FLPDL 환자. (A) 시술 전. (B) 시술 후

레이저 발사 중에 연속적으로 피부에 냉각기를 분사하는 냉각시스템은 안전성을 높인다. 최근에는 다양한 pulse dye 레이저(V빔, V스타 등), 즉 펄스 지속시간이 길어진 레이저들이 균일하게 혈관을 가열해서 자반 없이 효과적인 반응을 얻기 위해 발명되었다.

10년 전 이런 기종을 사용한 의사들은 혈관성 병변의 치료 후에 피부 탄력성과 색조, 결이 좋아진다는 것을 발견하였다. 어떤 의사들은 혈관 레이저 치료가 튼살에서도 효과가 있다는 보고를 하였다. 결론적으로 비대 흉터나 켈로이드의 치료에서도 임상적이나 조직병리학적으로 진피 콜라겐이 호전되는 양상을 보였다. 혈관 레이저는 헤모글로빈을 함유하는 진피의 혈관이 발색단으로 작용하는 것 같다. 혈관 레이저에 의해서 콜라겐이 생성되는 정확한 기전은 확실하게 밝혀지지 않았다. 이론적으로 레이저가 혈관 상피에 손상을 입히고 이것이 진피 콜라겐의 리모델링을 유발하는 시토카인(cytokines)들을 생성하여 주름이 좋아지게 된다.

전통적인 혈관 레이저 치료에서는 주로 자반이 생겼다. 이런 미용상의 부작용 때문에 전통적으로 사용하던 레이저들은 비박피성 안면재생술에서 사용이 제한적이다. 최근에 비박피성 피부재생술에 사용되는 레이저로 Cynousure의 V Star 기종(공기냉각, 585~600 nm의 다양한 파장길이와 다양한 펄스 지속시간), Candela의 V 빔 기종(cryogen 냉각, 595 nm 파장길이와 다양한 펄스 지속시간), USA Photonics의 N Lite(585 nm, 350 μs, 3J 시스템) 등이 있다.

여러 연구에서 자반이 생기지 않는 약한 에너지의 색소 레이저 치료에서는 콜라겐이 증가되었다고 보고하였다. Zelickson 등(1999)은 1회의 585 nm FLPDL (450 ms) 시술 시에 진피 콜라겐이 증가되었다고 보고하였다. 자반이 안 생기는 FLPDL(585 nm 또는 595 nm)의 시술을 여러 번 실시해도 콜라겐의 생성이 1회의 시술보다 낮다는 것을 증명하지 못했다. Goldberger Sarradet은 주름의 개선에 대한 임상적인 소견과 광학현미경적 소견을 585 nm, 350 μs의 FLPDL 색소성 레이저를 사용해서 측정하였다(Goldberg 2004). 2회의 레이저 시술 6개월 후에 40%의 환자가 경미한 주름의 개선을 보였다(그림 2.3). 치료를 하지 않은 의사들에 의해서 측정한 결과 치료받은 환자의 50%에서 호전을 보였다. 환자의 50%에서 피부결(texture)과 질에서 호전을 보였다. 광학현미경 소견도 새로운 콜라겐 생성과 일치하는 초미세구조의 변화를 보였다.

게다가 다른 혈관 레이저 532 nm KTP, 755 alexandrite, 810 Diode, 1064 레이저도 비박피성 재생술에서 효과적이었다. 1064 nm 레이저의 발색단은 멜라닌, 헤모글로빈, 수분을 포함한다. Lee에 의한 한 연구에서 롱펄스 532 KTP와 롱펄스 1064 Nd:YAG를 각각 단독으로 그리고 병행해서 비박피성 재생술에 사용하였다(Lee 2003). 3~6회 과정의 치료 후에 병행해서 치료한 광손상 타입 Ⅰ, Ⅱ의 환자에게서 좋은 효과를 보였다. KTP 레이저 단독 사용이 Nd:YAG 레이저 단독보다는 효과가 좋았다. 그렇지만 단독으로 사용한 치료는 두 레이저를 병행해서 사용한 것보다는 결과가 나빴다. 비슷한 결과가 IPL의 치료연구에서 나타나는데 다양한 광손상의 징후가 나타날 때에는 두 가지 레이저를 병행해서 사용하는 것이 표피와 진피의 광노화

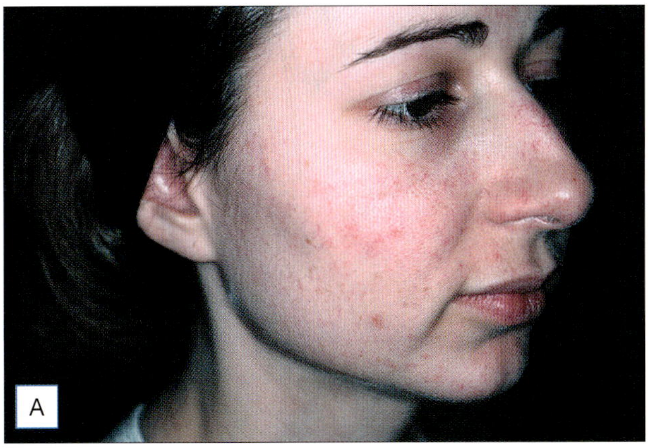

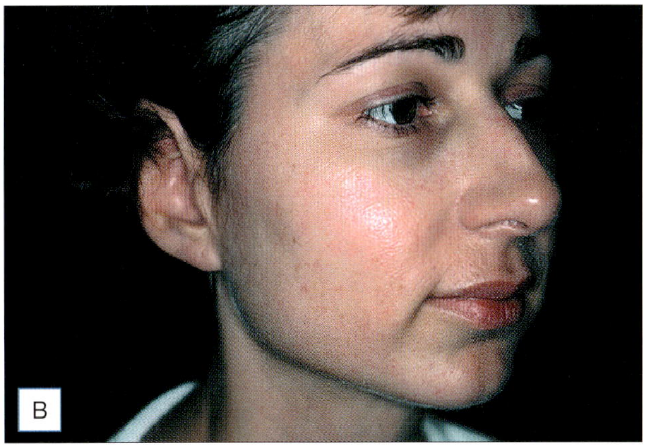

그림 2.4 FLPDL 환자. (A) 시술 전. (B) 시술 후

를 호전시키는 데 도움이 된다.

그러므로 비박피성 레이저 재생술에서 혈관 레이저를 사용하는 것은 한 가지나 그 이상의 타입 Ⅰ, Ⅱ의 광손상이 있는 환자에게 적절할 것으로 보인다. 피부가 칙칙하고 거칠며, 붉고 주름이 있는 경우에는 도움이 될 수 있다(그림 2.4). 흔하지 않은 부작용으로 자반, 색소변성, 물집, 흉터 등이 있다(그림 2.5). 검은 피부에서는 적절한 에너지의 1064 nm의 Nd:YAG 레이저를 사용하는 것이 안전할 것으로 생각된다. 특히 검은 피부에서는 여러 가지 가능성의 부작용 때문에 최근의 혈관 레이저를 사용하는 것이 주름의 치료에 더 도움이 될 것으로 보인다.

Mid infrared 레이저 (1320, 1450, 1540 nm)

Mid-infrared 레이저 치료 후에 생기는 임상적 조직학적 효과에 대해 여러 연구가 행해졌다. 이들의 종류에는 1320 nm Nd:YAG(Cool touch;Cooltouch Corp., Auburn, CA), 1450 nm diode(Smooth-beam; Candela Corp., Wayland, MA), 1540 nm erbium;glass (Aramis, Quantel Medical, Clermond-France) 레이저 등이 포함된다(표 2.2).

최초로 판매된 것은 1320 nm Nd:YAG였다. 이 시스템의 목적은 다른 비박피성 피부재생술 기구와 같이

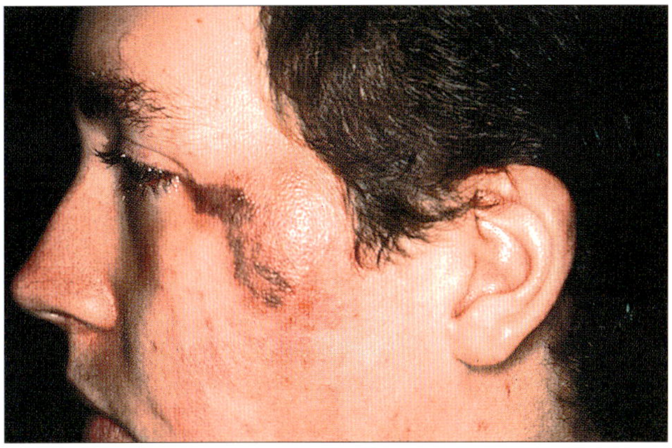

그림 2.5 FLPDL 부작용 : 자반

표피의 손상없는 주름의 제거에 있다. 1320 nm의 파장은 높은 산환계수 때문에 많은 장점을 가지고 있다. 그러므로 조사된 레이저는 진피의 수분에 의해서 흡수되어 치료된 진피를 통해서 퍼져 나간다. 이론적으로 이러한 열손상이 혈관에 손상을 주어 진피의 콜라겐 리모델링을 유발해서 주름의 임상적인 개선을 촉진한다(그림 2.6).

최근의 1320 nm Nd:YAG 레이저는 세 가지 포탈(portal)을 가진 한 가지 핸드피스로 이루어진다. 한 가지 포탈은 치료 전후의 표피의 냉각을 위한 냉각기를 가지고, 다른 한 가지 포탈은 1320 nm 레이저를 조사하고, 또 다른 한 가지 포탈은 온도 센스가 들어 있다. 1320 nm Nd:YAG 레이저의 조사는 42~48°C의 표피 온도 시에 정점을 이룬다. 표피의 온도가 40~48°C일 때 진피의 온도는 70°C에 이른다. 이것은 콜라겐 변성

Mid-infrared 레이저의 일반용도			
Trade name	Wavelength (nm)	Spot size (mm)	Pulse duration (ms)
Cooltouch	1320	10	200
Smoothbeam	1450	4, 6	250
Aramis 1540	4	3.5	

표 2.2 Mid-infrared 레이저의 일반용도

에 의해 결과적으로 동반되는 상처 재생 과정에 필요한 진피의 온도이다. 핸드피스의 온도 센스는 첫 번째 치료 후에 표면의 T_{max}를 알아내어 치료 의사가 온도에 적합한 에너지를 알게 한다. 예를 들어 14 J/cm²의 초기 치료세팅에서 T_{max}가 37°C였다. 적절한 결과를 얻기 위해서는 표면의 T_{max}가 42~48°C의 온도에 이를 수 있게 에너지를 올려야 한다.

다양한 연구들이 1320 nm 레이저로 치료받은 광손상된 피부에서 새로운 콜라겐 생성을 유발한다는 것을 밝혀내었다. Fatemi 등에 의한 연구에서 세 번의 연속적인 치료가 한 번의 시술보다 효과적이었는데 레이저 조사가 조직학적으로 혈관의 변화, 세포자멸, 부종을 유발하여 이것이 염증성 유도물질의 단계적인 반응을 일으키고 결론적으로 새로운 콜라겐을 생성하기 때문이다(Fatemi 등 2002).

1450 nm Diode 레이저도 1320 Nd:YAG 레이저와 유사하다. 이런 기종들은 진피에서 물의 기화를 유발하여 미세한 상처를 발생시키고 이것이 주름이나 위축성 여드름의 치료에서 새로운 콜라겐 생성을 유발한다. 1450 nm Diode와 1320 nm Nd:YAG는 비슷한 작용으로 인해서 교대로 사용되기도 한다. 그렇지만 어떤 특이적 치료의 지표에서는 어느 하나가 다른 것보다 효과가 좋은 것 같다. 한 연구에서는 1450 nm Diode가 9~14 J/cm²의 에너지에서는 위축성 여드름 치료에 효과가 좋은 것 같다고 보고하였다(Tanzi & Alster 2004).

Friedman 등이 실시한 다른 연구에서는 1450 nm Diode 레이저가 피지선을 선택적으로 손상시키기 때문에 등의 염증성 여드름의 치료에 효과적이라는 것을 발견하였다(Friedman et al 2004). 결론적으로 단일 냉각과 1450 nm 레이저를 냉각과 함께 사용할 때를 비교한 연구에서 레이저를 냉각과 동반하여 사용한 경우에 훨씬 더 유두상 진피에서 콜라겐의 생성이 많아진 것을 발견할 수 있었다(Goldgerg et al 2002).

1450 nm Diode 레이저는 치료 전, 중, 후에 1320 nm Nd:YAG 레이저와 유사하게 냉각기를 사용한다. 이 레이저는 250 ms의 펄스 지속시간을 가져 200 ms의 펄스 지속시간을 가진 1320 Nd:YAG 레이저보다 조금 길다. 이 레이저는 핸드피스에 온도센서가 없으며 일반적으로 9~14 J/cm²의 에너지를 가지고 치료를 한다. 이론적으로 이 레이저를 검은 피부에 사용하면 표피의 멜라닌에 의한 흡수가 되지 않는다. 그렇지만 피부 타입 Ⅳ, Ⅴ, Ⅵ의 검은 피부에서는 여전히 염증 후 색소침착의 가능성이 있는데 이는 냉각에 의한 손상으

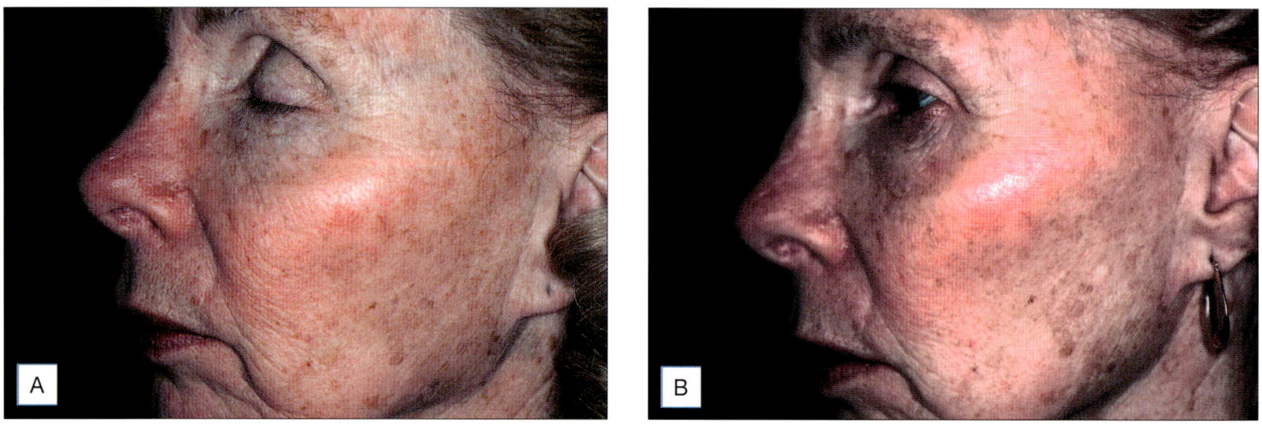

그림 2.6 1320 nm의 Mid-infrared 시술. (A) 시술 전. (B) 시술 후

로 2차적으로 발생하거나 비특이적인 에너지 흡수에 의해서 발생한다.

1540 nm erbium:glass 레이저는 유럽에서 경도나 중등도의 주름에서 많이 사용된다. 다른 mid-infrared 레이저와 마찬가지로 이 레이저도 수분을 함유한 조직을 선택적으로 기화시킴으로써 콜라겐의 리모델링을 유발하여 주름을 제거한다. 이 레이저는 2 mm 깊이까지 투과가 가능하다. 이론적으로 이 깊이는 자외선에 의한 탄력섬유 변성이 가장 심한 깊이이다. 이 시스템은 1320, 1450 nm 레이저와는 여러 점에서 차이를 보인다. 세 가지 과정의 냉각 시스템 대신에 1450 nm erbium:glass 레이저는 사파이어 렌즈로 5℃의 접촉성 냉각을 시행한다. 1540 nm erbium:glass의 레이저는 사진이나 경과관찰, 초음파 영상에 의해 4회의 치료 6주 후에 40%의 주름이 감소하였고 표피의 두께가 17% 증가한 것을 알 수 있다(Fournier 등 2002). 다른 연구에서는 현저한 진피의 리모델링, 임상적 만족, 적은 부작용 등이 밝혀졌다(Lupton 등 2002).

모든 mid-infrared 레이저는 통증, 부종, 홍반이 흔히 나타날 수 있으나 48시간 내에 사라진다. 부작용으로는 단순포진의 재발, 색소 변성, 물집, 흉터 등이 드물게 나타난다(그림 2.7, 2.8). 조직학적으로 진피의 콜라겐 리모델링(타입 I)이 확실히 보이지만 임상적인 호전이 항상 조직학적 섬유증식의 정도와 연관이 있는 것은 아니다. 기술의 발전과 적절한 치료 지표의 확립이 더 나은 지속적인 임상적 호전과 함께 부작용을 감소시킬 것이다.

Intense Pulsed Light (400~1,200 nm)

다색광선 기구들이 1970년대에 혈관 변성들을 조절하기 위해서 개발되었다. 1990년대 중반에 최초로 고에너지의 intense pulsed light source(IPL)이 판매되었다. 그 이후 다양한 IPL과 IPL, RF 또는 레이저의 결합이 비박피성 피부재생술을 위해서 이루어졌다.

IPL 시스템은 고에너지의 다색광선 광원으로 400~1200 nm 파장 사이의 넓은 범위에서 펄스 광선(pulsed light)을 방출한다. 차단 필터는 피부의 다른 깊이에 존재하는 다양한 목표에 선택적으로 작용하기 위해서 좁은 범위의 파장을 내는데 사용된다.

예를 들어 필터는 다양한 깊이와 크기를 가진 혈관이나 모낭, 색소 세포에 맞추기 위해서 바꿀 수 있다. 고차단(high cut off) 필터는 멜라닌의 흡수를 감소시켜 검은 피부에서 표피를 보호하기 위해서 사용된다. 게다가 고차단(high cut off) 필터는 진피 수분에 흡수를 위해 긴파장을 낼 수도 있다. 이것은 결론적으로 진피의 온도를 올리고 콜라겐의 손상을 유발하여 결론적으로 콜라겐 리모델링을 만든다.

레이저와 유사하게 IPL은 선택적인 광열분해의 원리에 기초하여 효과를 나타낸다. 헤모글로빈은 418, 542, 580 nm에서 정점을 이루지만 그에 반해 멜라닌

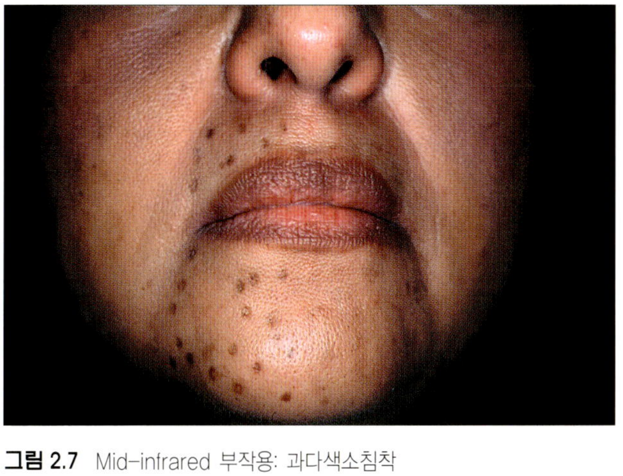

그림 2.7 Mid-infrared 부작용: 과다색소침착

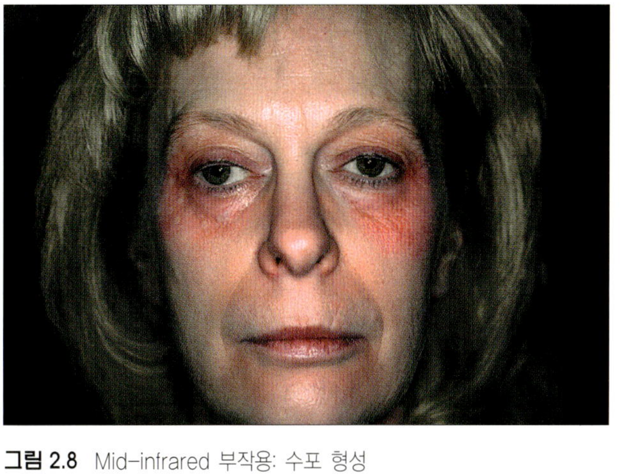

그림 2.8 Mid-infrared 부작용: 수포 형성

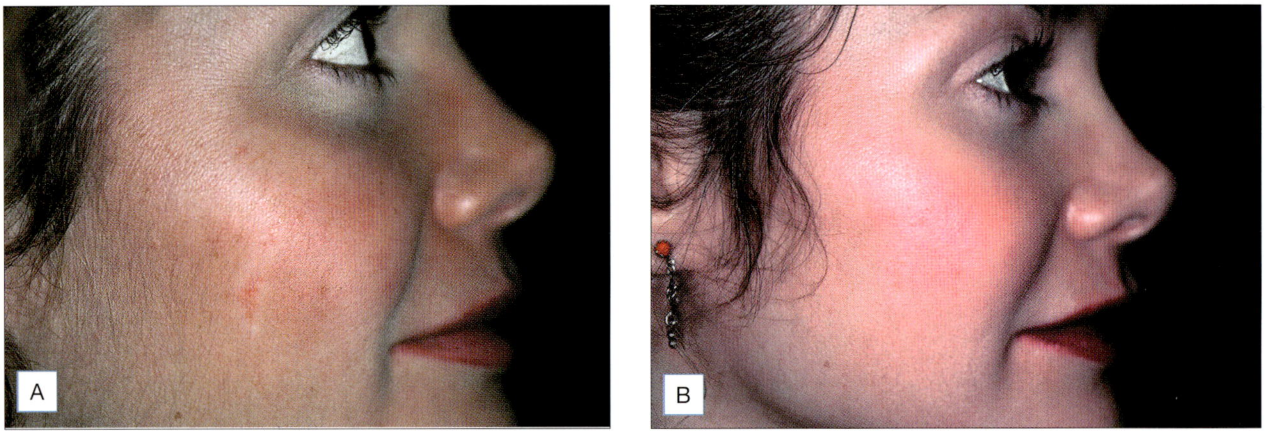

그림 2.9 IPL 환자. (A) 시술 전. (B) 시술 후

은 거의 전 가시광선(400~700 nm)에서 에너지를 흡수하며 적외선 파장(1200 nm)에서는 낮은 흡수율이 나타난다. 단일 파장의 광선으로 한가지 발색단을 치료하는 레이저와 달리 IPL은 동시에 혈관성 병변과 색소성 병변을 치료할 수 있다. 게다가 다색광선이 최내 흡수치와 최소 흡수치를 가지고 있는 이런 발색단에 조사되는데 이론적으로 좀 더 큰 선택적인 에너지 흡수를 가능하게 한다.

최근에는 IPL이 주름의 치료에도 사용되고 있다. 이런 치료의 기전은 광선에 의해 유발된 진피 콜라겐의 열 변성화(denaturation)로 이것은 염증성 매개물들을 활성화시키고 부과적인 콜라겐 합성을 촉진한다. 많은 연구에서 IPL 치료 후에 주름의 효과적인 치료가 나타났다. 어떤 경우에는 모공과 안면혈관확장증에도 좋은 효과를 보이고 있다.

많은 종류의 IPL이 존재하는데 이는 방출광선스펙트럼(light spectrum〈nm〉), 광학섬유(optical fiber〈nm〉), fluence(J/cm^2), pulse sequence, 펄스 지속시간(pulse duration〈ms〉), 펄스지연(pulse delay〈ms〉), 냉각시스템, spot size(mm^2) 등에 따라 달라진다. 어떤 IPL은 각 펄스 사이에 시간 간격으로 stacked pulses가 나타난다. 이런 지연은 표피와 표면의 적은 혈관을 냉각시키는 반면 열 에너지는 깊거나 큰 혈관이나 모낭에 축적된다. 대부분의 시스템들이 피부보호 냉각을 위해서 일부 기구들을 사용한다. 초기의 IPL 시스템에서는 많은 시술자들이 수많은 지표를 이해하기가 어려워서 각각의 치료에서 적절하게 사용하기 어려웠다. 어떤 새로운 IPL 시스템은 피부 타입과 임상적인 적용에 대해서 미리 프로그램된 것이 있어서 더 쉽게 사용할 수 있다.

IPL은 레이서와 같은 모든 적응증에 사용되어왔다. 이 시스템은 안면의 모세혈관확장증이나 경미한 색소 변성, 시바트형 다형피부위축증(poikiloderma of civatte) 등의 치료에 효과적이다(그림 2.9, 2.10). 다른 적응증으로는 다른 치료에 저항하는 포도주색반점, 정맥의 변화, 혈관종 등이다.

많은 레이저 클리닉들이 광손상된 환자에게 다양한 치료 방법을 제시하고 있다. IPL 또는 자반을 동반하지 않는 장파장의 FLPDL은 여러 부위에 존재하는 혈관확장증에 효과적으로 사용할 수 있다. IPL은 주로 검버섯이나 경미한 중등도의 주름, 피부가 얼룩덜룩한 경우에도 효과적이다.

광회춘에 사용되는 다른 적극적인 레이저 치료에 비교해서 IPL은 좀 더 편하게 사용할 수 있으며 거의 부작용이 생기지 않는다. 드물게 흉터, 색소 변성, 물집, 딱지, 자반 등이 생길 수 있다(그림 2.11). 예전의 짧은 파장의 FLPDL 치료에서 종종 자반이 발생한 데 반해 IPL은 흔히 일시적인 홍반을 유발하는데 이것은 수시간 내에 해소되며 화장으로 감출 수가 있다. 비슷하게 표피의 과다색소침착에 사용되는 Q-switched 레이저는 가끔 즉각적으로 딱지를 유발시키는 데 반해 IPL에서는 단지 일시적으로 색소가 진해졌다가 결국에는 벗

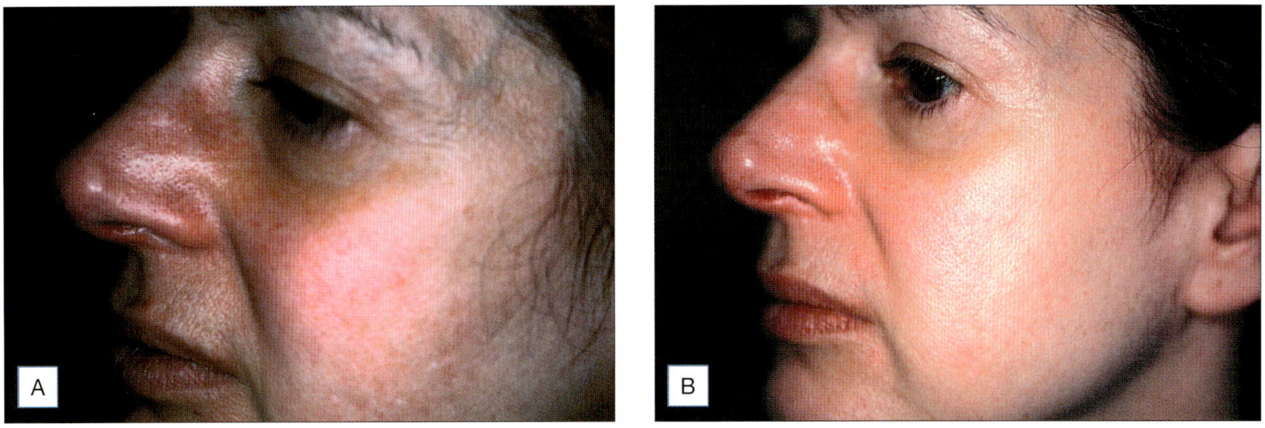

그림 2.10 IPL 환자. (A) 수술 전. (B) 수술 후

겨지는 양상을 보인다. 그렇지만 IPL을 표피의 과다색소침착 치료에 사용할 경우에는 Q 스위치 레이저와 비교하여 더 많은 치료 횟수를 필요로 한다.

치료 전략에 대한 개관

치료 접근

비박피성 레이저 재생술의 치료는 상담과 함께 시작한다. 상담 중에 얻어야 할 가장 중요한 정보는 환자의 치료 목적을 정하는 것이다. 만약 환자가 홍반에 대해서 불만이면 IPL, FLPDL, KTP 등이 최선의 선택이다. 단지 환자가 피부탄력에 대해서만 얘기하면 1320 nm Nd:YAG, 1450 nm Diode, 1540 nm erbium:glass가 최선의 선택이다. 홍반과 표피성 과다색소침착이 동시에 존재하는 경우에는 IPL을 선택하는 것이 좋다. 환자에게 특정 문제가 한정적으로 존재할 때에는 적절한 치료법에 대해서 상담이 이루어져야 한다. 레이저나 광원은 노화된 피부에서 원하지 않는 부위를 목표로 빛을 조사하는 컴퓨터를 사용한다고 환자에게 설명하는 것이 도움이 된다. 환자에게 결과는 바로 즉시 나타나지는 않는다고 이야기 하고 여러 번의 치료가 필요하다고 설명해야 한다. 초기의 변화는 아주 미세할 수도 있기 때문에 환자에게 적어도 1~2회 치료에서는 잘 모를 수도 있다고 설명한다. 비박피성 레이저 재생술의 위험성에 대해서는 논의되었다. 이것은 일시적인 홍반과 함께 시술 시에 통증을 유발한다. 게다가 드물지만

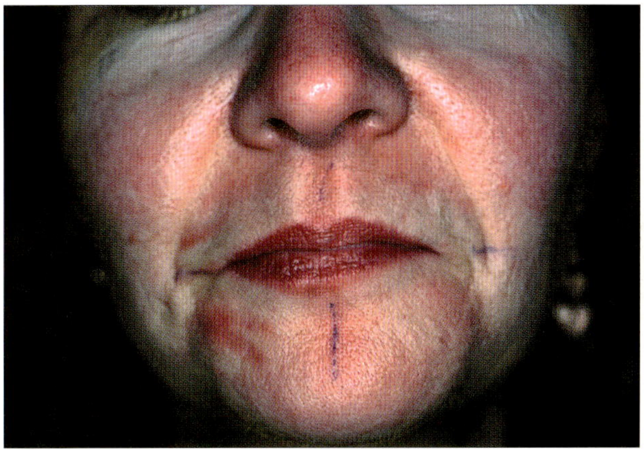

그림 2.11 IPL 부작용: 흉터

흉터의 가능성과 색소성 변화에 대해서도 논의해야 한다. 상담에서는 환자가 질문을 할 수 있는 기회도 주어야 한다.

치료 기술 (그림 2.12)

혈관 레이저 (532~595 nm)

KTP나 FLPDL 등의 레이저는 상담과 함께 치료가 시작된다. 혈관 레이저는 주로 모세혈관 확장증에 사용되며 드물게는 색소 변성이나 주름에 사용된다. 자반이나 색소 변성, 딱지, 흉터의 가능성과 함께 여러 번의 시술에 대해서 상담해야 한다. 치료지표는 피부 타입과 탄력성의 정도, 혈관의 깊이와 크기, 색소 변성의 종류 등에 의해서 정해진다. 일반적인 치료에 대한 세팅을

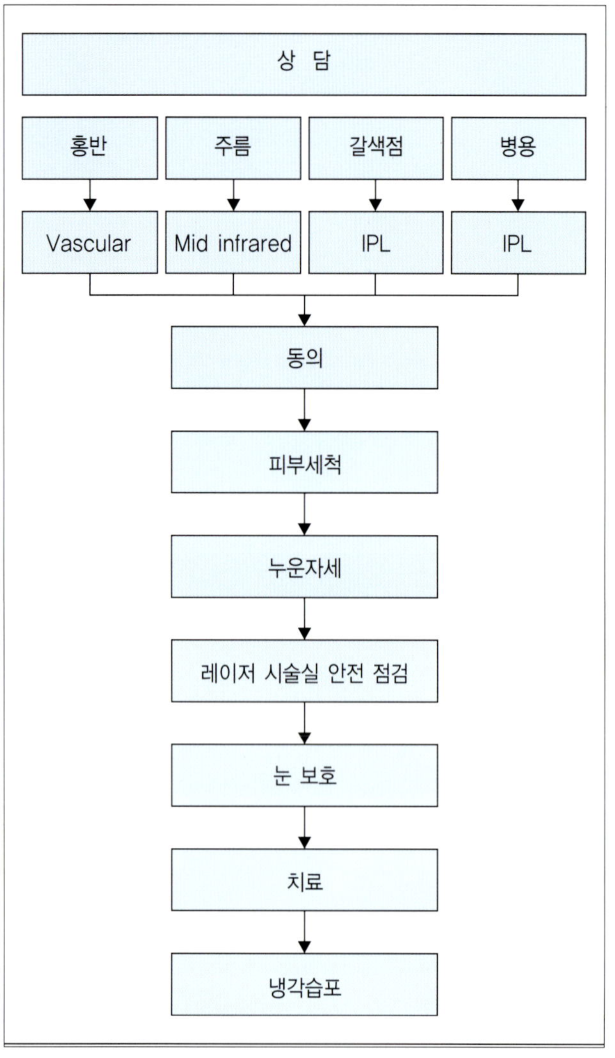

그림 2.12 비박피성 재생술의 치료원리

표 2.3에 제시하였다.

혈관 치료의 마지막 종착점은 자반의 발생, 혈관 내 응고, 일시적인 홍반의 탈색 등이 있다. 과다색소침착된 병변에서 치료의 종착점은 즉각적인 과다색소침착이다. 지속적 홍반이나 표피의 탈색 등은 주로 물집을 유발할 수 있다.

치료 전에 시술 부위는 닦아야 하며 화장은 제거해야 한다. 환자는 시술 후, 드물게 혈관미주신경(vaso-vagal) 증상을 나타낼 수 있기 때문에 시술은 반듯이 누운 자세에서 해야 한다. 일반적으로 마취연고는 필요하지 않다. 그렇지만 높은 에너지를 사용할 때는 시술 1시간 전에 이런 마취가 이루어져야 한다.

적절한 방법으로 눈을 보호해야 한다. 환자는 깨끗

일반 치료 지표 : 혈관 레이저

Trade name	Fluence (J/cm^2)	Pulse duration (ms)	Spot size (mm)
V Star	5–7	6–10	10
V Beam	5–7	6–10	10
N Lite	3	350 ms	5
Aura	10	10	1
Versapulse	10	15	4
Diolite	253	10–20	0.5

표 2.3 일반 치료 지표 : 혈관 레이저

한 마른 거즈나 불투명한 안경으로 보호해야 한다. 모든 레이저 치료와 마찬가지로 방에서 반사가 되는 공간은 가려야 한다. 레이저실의 바깥문은 경고 문구와 함께 닫아야 한다.

혈관 레이저는 냉각 스프레에서부터 공기 냉각, 접촉 냉각, 냉각 불사용 등 다양한 냉각 방식을 채택하고 있다. 전체 안면의 치료에서 펄스가 중복되지 않도록 한다. 핸드피스는 적절한 거리를 유지해서 피부의 손상을 막는다. 각각의 기구들은 적절한 거리를 유지하기 위해 핸드피스에 부착물을 제공한다. 치료가 시작될 때에 환자는 짧게 화끈함을 느끼거나 피부를 가죽밴드로 때리는 듯한 느낌을 받는다.

홍반, 부종, 혈관의 탈색, 일시적인 과다색소침착, 색소 변성이 치료 직후나 치료 후 짧은 시간 내에 나타날 수 있다. 만약 자반이 생긴다면 에너지가 너무 높은 것이다. 환자는 시술 후에 불편함을 줄이기 위해 쿨팩을 선택할 수 있다. 상처 관리는 필요하지 않다.

혈관 레이저를 사용할 때에는 뜻하지 않은 변수들이 무수히 많다. 검은 피부(Fitzpatrick Ⅳ–Ⅵ)의 환자에게 시술할 때는 색소침착저하증의 가능성이 높다. 이런 경우에는 얼굴 전체를 치료하기 전에 눈에 띄지 않는 부위에 레이저 패치테스트(patch test)를 시행할 수도 있다. 그렇지만 이런 검사가 크게 도움이 안 될 수도 있다. 검은 피부의 사람에서 색소침착저하증을 막기 위해서 바르는 레티놀, 글리콜산, 아스코빅산 등을 치료 4~6주 전부터 효과적으로 사용해 왔다. 치료 부위를 중복하지 않는 것이 자반을 막는데 도움이 된다. 따라

일반 치료 지표 : Mid-infrared 레이저			
Trade name	Fluence (J/cm^2)	Pulse duration (ms)	Spot size (mm)
Cooltouch	16–20	200	10
Smoothbeam	10–13	250	6
Aramis	10	3.5	4

표 2.4 일반 치료 지표 : Mid-infrared 레이저

서 각 펄스의 간격을 늘이기 위하여 각 펄스의 반복횟수(Hz)를 줄이는 것이 도움이 될 것이다.

에너지는 치료받는 부위의 해부학에 따라서 달라진다. 눈 주위는 특히 자반이 잘 생기는데 비해 코 주위는 뺨에 비해서 더 높은 에너지를 필요로 한다. 치료 전 피부냉각을 해두면 피부 손상 없이 더 높은 에너지를 사용할 수 있게 되지만 검은 피부에서는 냉각에 의한 손상의 우려 때문에 피하는 것이 좋다. 지속적인 탈색은 물집이 잡힐 수 있는 위험한 징조이다. 화상이나 물집의 가능성이 의심스러울 때는 환자는 국소용 항생제를 2주간 도포해야 하며 자외선을 피해야 한다. 이런 환자에게서는 시술 후 잦은 경과 관찰이 도움이 된다.

Mid-infrared 레이저 (1,064~1,540 nm)

Mid-infrared 레이저를 이용한 치료는 상담과 함께 시작한다. 이것은 주로 전체적인 피부 탄력, 처짐, 경미한 주름에 사용된다. 색조 변성, 흉터, 통증, 홍반, 딱지 등의 위험성에 대한 동의서에 서명을 받아야 한다. 초기의 치료 지표는 피부 타입과 치료 부위에 따라서 정해진다. 권유하는 치료 지표는 표 2.4에 있다

레이저 광선이 진피에 도달하는 것을 방해하지 않기 위해서, 그리고 감염의 가능성을 최소화하기 위해 기름기, 화장이나 다른 물질들을 피부로부터 깨끗이 닦아낸다. 마취연고를 사용하는 데에는 논란이 있다. 마취연고가 이 레이저의 목표가 되는 표피의 수분을 증가시켜서 레이저에 의한 진피층의 열손상이 감소된다고 간주되었다. 그러나 이것은 증명되지 않았으며 높은 에너지로 치료하는 경우에는 많은 환자들이 마취연고를 필요로 한다.

적절한 눈의 보호를 위해서 수술방에 있는 모든 사람들이 보호 안경을 착용해야 한다. 환자는 깨끗한 마른 거즈를 덧댄 불투명한 안경으로 눈을 보호한다. 환자는 편안하게 반듯이 누운 자세를 취하게 한다.

최신의 기종들은 표피의 냉각을 위해서 냉각 스프레이나 사파이어 접촉 냉각팁을 사용한다. 1320 nm 레이저의 핸드피스는 온도센서가 부착되어 있어 진피의 온도에 연관이 있는 표피온도의 정점을 알려 준다. 에너지는 온도센서가 42~48°C가 될 때까지 증가시켜야 한다. 1450, 1540 nm 레이저는 이런 기구가 없다. 이마는 진피가 가장 얇고 통증이 크기 때문에 한 번의 패스만 해야 한다. 뺨이나 턱, 입술위쪽은 2~5회 정도 부드럽게 시술한다.

치료 후에 상처관리는 필요하지 않다. 흔한 부작용으로는 일시적인 홍반과 경미한 부종이 있다. 환자의 경미한 통증이 가라앉을 때까지 짧은 시간 쿨팩이 요구되기도 한다. 치료에 있어 뜻하지 않은 변수는 다른 비박피성 피부재생술에 비해서는 적은 편이다. 초기에 적절한 강도로 치료하면 이 기기에서는 심각한 부작용이 거의 없다. 최근의 안전한 치료 지표가 제시되기 전에는 위축성, 비대 흉터가 발견되기도 했다. 이 종류의 레이저는 냉각기를 사용하기 때문에 피부의 냉각손상에 대해서 고려해야 한다. 이것은 주로 검은 피부에서 보인다. 지속적인 표피의 탈색은 물집형성의 징후이다. 중등도의 홍반이 생길 수 있다. 최근에는 위축성 흉터가 거의 발생하지 않으므로 레이저 치료 후에 생긴 과다색소침착은 특별한 치료를 필요로 하지 않고 1년 내에 사라진다. 색소침착저하증은 거의 발생하지 않는다.

IPL

IPL 치료는 환자의 치료목적에 대한 상담으로 시작한다. IPL은 주로 모세혈관 확장증이나 광선에 의한 검버섯이 동반될 때에 사용하고, 드물지만 초기의 주름에 사용한다. 피부 타입과 목표조직에 따라서 치료 지표가 정해진다. 예를 들어 안면의 모세혈관 확장증이 있는 피부 타입 I~III의 환자의 경우 초기 치료 세팅은 500~560 nm 필터, 15~20 J/cm^2의 에너지, 1회나 2회의

다양한 펄스 지속시간을 전달하는 펄스로 이루어진다. 아주 많은 기계 종류가 있기 때문에 제시된 치료 지표에 대해서 각각의 자료를 찾아야 한다.

피부는 IPL의 흡수를 방해하는 화장이나 다른 물질들도 모두 제거하기 위해서 깨끗하게 씻는다. 마취연고는 필요하지 않다. 적절한 눈의 보호를 위해서 시술방에 있는 모든 사람들에게 검은색의 안경을 착용시켜야 한다. 환자의 눈을 보호하기 위해서 거즈나 불투명한 고글을 쓰게 한다. 어떤 시술자들은 색깔있는 안경을 착용해서 시술부위를 잘 보이게 한다. 핸드피스가 시술을 할 부위에 놓여지면 어떤 시술자들은 IPL이 발사될 때 자신의 눈을 보호하기 위해서 눈을 감는다. IPL은 짧은 빛의 광선을 내기 때문에 환자는 눈을 보호한 상태에서도 빛을 볼 수가 있다. 눈이 보호된 상태라면 이런 빛들은 위험하지 않다.

피부는 일반적으로 냉각겔로 덮는다. 핸드피스는 피부에 균일한 접촉 하에 놓여진다. 광신이 빌사될 때 환자는 짧은 통증과 열감을 느낄 것이다. 혈관의 치료에서 치료의 종착점은 부종과 홍반, 자반, 혈관 내 응고, 일시적인 혈관의 탈색이다. 색소 병변의 치료에서 치료의 종착점은 즉각적인 과다색소침착이다.

부작용은 드물다. 일시적인 홍반이 거의 모든 환자에게서 발생한다. 이것은 냉각겔이 핸드피스에 의해 물리적으로 눌려지고 여기에 목표가 된 발색단에 대한 IPL의 효과가 더해져서 생긴 것이다. 자반, 색소 변성, 물집, 흉터 등은 적절한 치료가 이루어진다면 거의 생기지 않는다.

치료 중에 피해야 할 함정은 여러 가지가 있다. 이마의 치료할 때에는 눈썹을 태우지 않도록 주의해야 한다. 최소한 핸드피스를 1 mm 이상 눈썹과 떨어뜨려 놓아야 한다[광탈모(photoepilation)가 원하는 종착점이 아니라면 말이다]. 립스틱이나 다른 화장품들은 완전히 제거해야 하는데 그렇지 않으면 환자는 화장품에 의해서 에너지가 흡수되어 원치 않는 화상으로 고생하게 될 것이다. 주사(rosacea)가 심하거나 중등도의 증상을 가진 사람에게서는 치료를 낮은 에너지로 시작하는 것이 심한 통증, 지속된 홍반, 2도 화상 등의 부작용을 막는데 도움이 될 것이다.

경험자들을 위한 최신토픽

비박피성 레이저 재생술은 피부외과 분야에서 괄목할 만한 발전이 기대되고 있다. 실제로 비박피성 재생술 분야는 새로운 것이다. 현재에는 비박피성 재생술을 권하는 많은 존경받는 의사들도 균일한 임상적인 결과를 제공하지는 못하고 있다. 또한 조직학적으로 나타나는 새로운 콜라겐 생성이 임상적인 호전과 연관되지는 않는다. 대부분은 비박피성 진피 리모델링이 비침습적 미용치료에서 부수적인 역할을 할 것이라고 믿고 있다. 기술의 지속적인 발달과 연구 결과의 표준화, 적절한 치료 지표의 정립 등으로 인해 좋은 결과가 나타날 것이다.

레이저와 비레이저 기술의 결합을 통해 비박피성 재생술의 혁신이 이루어지고 있다. 예를 들어 IPL과 양극의 고주파는 공동으로 광손상의 치료와 함께 흰 머리카락의 광탈모 치료를 위해 연구 중이다. 주름에 대한 IPL과 810 nm의 Diode 레이지의 병행 치료가 연구되고 있다. 마지막으로 저자들은 연구를 통해 ALA를 바른 후에 IPL을 시행하는 것이 IPL 단독치료보다는 콜라겐 타입I의 생성을 증가시킨다는 것을 발견하였다. ALA를 IPL에 병행해서 사용하였더니 중등도에서 심한 형태의 광노화와 주사의 치료에서 치료 횟수가 감소되었다.

더 발전된 비박피성 레이저 재생술은 동일한 세팅에서 하나 이상의 비박피성 기구와 결합해 사용하는 것이다. 이것은 환자에게 조심스럽게 사용되어야 하며 위험성을 최소화해야 한다. 환자에게 비박피성 재생술은 표피에 상처를 만들지는 않지만 진피에는 상처가 생길 수 있다는 것을 설명해야 한다. mid-infrared 레이저는 같은 날 다른 비박피성 기구와 병행해서 사용할 수 있다. IPL은 조그만한 혈관들의 치료에 사용되며 코곁 주름에 있는 좀 더 크고 깊은 혈관을 치료할 때에 KTP나 FLPDL과 병행해서 사용할 수 있다. 보존적인 치료 지표는 같은 시간에 한 개 이상의 기구를 사용할 때에 이용된다.

Light emitted diodes(LED)는 피부의 광조절(phto-modulation)의 또다른 방법으로 출현하였다. LED의 작용 기전은 새로운 콜라겐의 형성을 촉진하고 콜라겐을 파괴하는 효소인 매트릭스의 metalloproteinase 활동을 억제하는데서 이루어지는 것으로 생각되고 있다. LED 치료는 4주 이상, 일주일에 2회씩 연속으로 사용한다. 이는 특정한 부작용이 없다. 이상적으로는 LED 치료를 다른 비박피성 레이저 치료와 병행해서 광손상과 진피콜라겐의 생성을 촉진하는데 사용할 수 있다.

비박피성 피부재생술은 최근에 괄목할 만한 성과를 보였다. 피부외과의들은 광손상된 환자들에게서 지속적이고 효과적인 결과를 얻기 위해 기존의 기구를 완벽하게 보완해서 새로운 기구를 개발할 것이다.

참고문헌

Alam M, Hsu T, Dover JS, et al 2003 Nonablative laser and light treatments: histology and tissue effects—a review. Lasers in Surgery and Medicine 33: 30–39

Bjerring P, Clement M, Heickendorff L, et al 2000 Selective non-ablative wrinkle reduction by laser. Journal of Cutaneous Laser Therapy 2:9–15

Fatemi A, Weiss MA, Weiss RA 2002 Short-term histological effects of nonablative resurfacing: results with a dynamically cooled millisecond-domain 1320nm Nd : YAG laser. Dermatologic Surgery 28:172–176

Fournier N, Dahan S, Barneon G, et al 2002 Nonablative remodeling: a 14-month clinical ultrasound imaging and profilometric evaluation of a 1540nm Er:Glass laser. Dermatologic Surgery 28:926–931

Friedman PM, Jih MH, Kimyai-Asadi A, Goldberg LH 2004 Treatment of inflammatory facial acne vulgaris with the 1450-nm diode laser: a pilot study. Dermatologic Surgery30:147–151

Goldberg DJ 2000 Full-face nonablative dermal remodeling with a 1320nm Nd : YAG laser. Dermatologic Surgery 26:915–918

Goldberg DJ 2002 Nonablative dermal remodeling: does it really work? Archives of Dermatology 138: 1366–1368

Goldberg DJ, Rogachefsky AS, Silapunt S 2002 Non-ablative laser treatment of facial rhytides: a comparison of 1450nm diode laser treatment with dynamic cooling as opposed to treatment with dynamic cooling alone. Lasers in Surgery and Medicine 30:79–81

Goldberg DJ, Sarradet D, Hussain M, et al 2004 Clinical, histologic and ultrastructural changes after nonablative treatment with a 595nm flashlamp-pumped pulsed dye laser: comparison of varying settings. Dermatologic Surgery 30: 979–982

Lefell DJ 2002 Clinical efficacy of devices for nonablative photo-rejuvenation. Archives of Dermatology 20: 97–111

Lupton JR, Williams CM, Alster TS 2002 Nonablative laser skin resurfacing using a 150nm erbium glass laser: a clinical and histologic analysis. Dermatologic Surgery 28: 833–835

Min-Wei C Lee 2003 Combination 532-nm and 1064-nm lasers for noninvasive skin rejuvenation and toning. Archives of Dermatology 139:1265–1276

Raulin C, Greve B, Grema H 2003 IPL technology: a review. Lasers in Surgery and Medicine 2003; 32:78–87

Tanghetti EA, Sherr EA, Alvarado SL 2003 Multipass treatment of photodamage using the pulse dye laser. Dermatologic Surgery 29:686–691

Tanzi EL, Alster TS 2004 Comparison of a 1450-nm diode laser and a 1320-nm Nd : YAG laser in the treatment of atrophic facial scars: a prospective clinical and histologic study. Dermatologic Surgery 30:152–157

Zelickson BD, Kilmer SI, Bernstein E, et al 1999 Pulsed dye laser therapy for sun damaged skin. Lasers in Surgery and Medicine 25:229–236

3 고주파를 이용한 피부 치료
Skin tightening with radiofrequency

Carolyn I. Jacob, Michael S. Kaminer

서론

21세기에 있어서 피부회춘 치료는 급속히 발달을 했다. 환자의 요구와 발전된 기술에 따라서 회복 시간이 짧거나 필요없는 시술이 요구되고 있다. 새로운 비레이저의 피부 치료법은 고주파를 이용해서 진피를 자극하고 가능하면 진피 이하도 자극한다. Thermage의 ThermaCool TC가 FDA에 의해서 공인되어 눈 주위의 주름에 사용되는데 여기에는 피부를 팽팽하게 하는 검증된 메카니즘이 작용한다. 이 장에서 우리는 새로운 치료방법에 대한 가이드라인을 제시하고 이것을 안면재생술에 응용하고자 한다. 우리는 또한 이 기술이 여드름이나 안면부 이외의 주름 제거에 사용되는 것에 대해서도 짧게 논의하고자 한다.

베이비붐 세대의 더 젊게 보이고 싶은 욕구를 충족시키기 위해서 많은 약품과 기술들이 발달되어 왔다. 예전에는 CO_2 레이저와 Er:YAG 레이저가 표피의 박피와 진피의 가열을 통해서 피부 재생에 사용되어 왔다. 효과적이기는 하지만 이런 박피성 레이저는 5~10일간의 표피 회복기간이 필요하고 수주에서 수개월간의 회복기간이 필요한 홍반을 유발하기도 한다. 최근에는 비박피성 레이저가 개발되고 연구되어 표피는 보호하면서 진피에서 새로운 콜라겐의 합성을 촉진한다. 이러한 비침습적인 레이저들도 안면 주름에서 75% 정도의 호전을 보인다. 불행하게도 이런 기술들은 시간이 걸리는 여러 번의 치료를 필요로 한다. 그리고 매우 정교한 기구를 사용하므로 기술을 습득하고 유지하기 위해서는 더 많은 비용이 든다. 게다가 비박피성 레이저의 결과는 환자에 따라서 많은 차이를 보이기도 하나 대부분 미미하다. 고주파가 조직을 탄력있게 하는 원리는 최근에 도입되었지만 비박피성 레이저 치료의 대안으로서 이용되고 있다. 초기의 고주파는 에너지가 낮아서 피부 표면을 개선하는 미용적인 목적에서는 제한적인 성공을 가져왔다. 최근에는 좀 더 높은 에너지를 전달하는 새로운 고주파가 개발되어 노화되거나 처진 피부를 개선하기 위해 깊은 진피나 피하지방층에 있는 콜라겐을 리모델링하고 팽팽하게 만든다. ThermaCool TC(Thermage, Hayward, CA, USA)는 접촉 냉각기에 의해서 표피는 보호하고 진피와 피하층에 에너지를 균일하게 주기 위한 기구이다. 이런 기구는 다른 비박피성 레이저에 비해서 좀 더 높은 에너지를 좀 더 많은 부위에 줄 수 있다. 2002년에 ThermaCool TC가 FDA에서 눈 주위 주름의 개선에 대해서 허가를 받아 이마 주름의 탄력성을 높이거나 눈 주위 주름을 호전하는데 사용되고 있다. 많은 의사들이 지금은 얼굴의 다른 부위도 치료하고 있는데, 주로 뺨, 턱선, 턱아래쪽 등이다. 게다가 여드름 치료에서 ThermaCool TC의 효과에 대한 초기 연구가 진행 중이며 팔이나 다리, 복부 등의 셀룰라이트 치료에도 사용 중이다.

작용 기전

ThermaCool TC는 네 부분으로 나뉘는데 우선 고주파 발생기, 핸드피스, 냉각기, 소모용 치료팁이다. 고주파 에너지는 옴의 법칙(Box 3.1)에 의해서 생성되는데 전자 운동에 대한 임피던스 Z(ohms)가 전류 I(amps)와 시간 T(seconds)의 양에 비례하여 열을 생성한다.

옴의 법칙

$$\text{Energy (joules)} = I^2 \times Z \times t$$

I = current (amps)
Z = impedance (ohms)
t = time (seconds)

Box 3.1 옴의 법칙

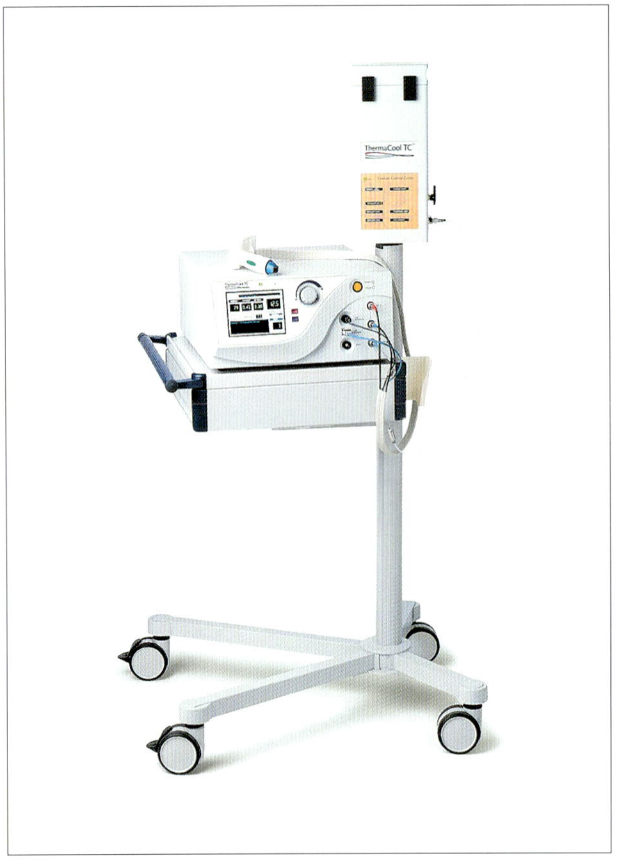

그림 3.1 ThermaCool 장치. (Thermage 제공)

고주파 발생기는 특별하게 조절된 6 MHz의 교류전류를 공급해서 이것이 단극의 전극을 가로질러 용적 측정된 열(volumetric heat) 에너지를 조직에 주게 된다. 소모성 순환패드(return pad)가 환자와 연결되어 있어서 이것이 고주파 에너지의 이동 경로를 만든다. 발생기는 펜티엄급의 내부 내장형 컴퓨터에 의해서 조절되는데 이것은 피드백을 조절하고 피부에 닿는 팁의 온도, 적응 강도, 접촉 부위, 피부의 실제 임피던스 시간을 조절한다. 이 정보는 핸드피스에 있는 마이크로프로세스에 의해 모아져 고속의 섬유관 경로를 경유하여 발생기에 중계된다(그림 3.1).

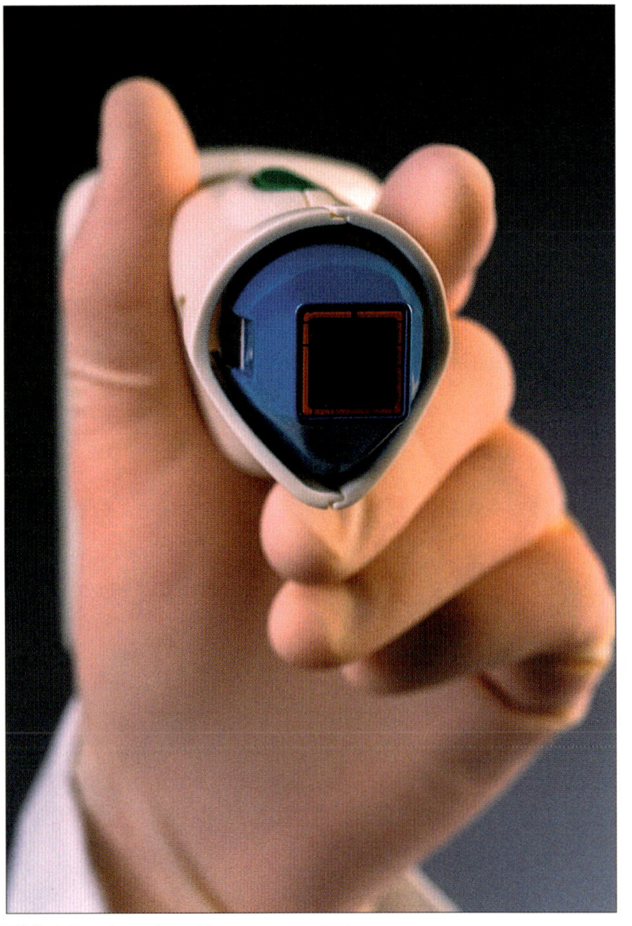

그림 3.2 전극 치료 팁(Thermage 제공)

균일한 용량의 양쪽 전극이 치료 팁 위에 있는 아주 얇은(1 inch의 1/1,000) 비전극 물질을 균등하게 가로질러 에너지를 균일하게 분사해서 균등한 전기장을 만든다(그림 3.2). 고주파 발생기가 6 MHz의 에너지를 발생하여 이것이 전기장에서 초당 600만번의 극성 변화를 유발한다. 전극을 띤 조직의 물질들이 이동하고 이 전극의 이동에 대해 진피조직이 저항하면서(옴의 법칙에서 Z) 열이 발생한다(Box 3.2). 고주파 에너지의 사용 전, 사용 중, 사용 후에 냉각 스프레이를 팁의 안쪽면에서 분사해서 과열되거나 그에 의한 손상을 막아 진피를 보호한다. 팁은 열의 이동 중에 계속적으로 thermisters를 통해 모니터링을 한다. 냉각 스프레이는 진피의 상부를 냉각시킨다. 이것은 진피에서 온도의 차이를 유발해서 진피와 피하에 탄력성을 준다(그림 3.3). 이런 가열의 깊이는 치료 팁의 구조와 냉각 시간에 달

ThermaCool TC의 고주파 진피가열 방식

사용된 에너지
6 MHZ 교류 고주파

Treatment tip
용량결합으로 균일한 전기장 창출

Distribution of heat
가장자리 효과 없이 용적 가열(Volumetric heating with no edge effect)

Box 3.2 ThermaCool TC의 고주파 진피가열 방식

려 있다. 좀 더 새로운 크기와 속도를 가진 치료 팁이 연구되고 있다. 새로운 디자인은 치료 지표를 다양화하고 목표에 전달되는 열을 더 높이고 표피를 더 많이 보호하게 될 것이다. 각 치료주기는 세 가지 단계로 나뉘는데 치료 전 냉각, 냉각과 치료, 치료 후 냉각이다. 치료주기는 치료 팁의 초기 세대에서는 6초가 걸리며 최근의 새로운 빠른 치료팁에서는 2초가 걸린다. 또한 이 새로운 팁에서 핸드피스는 팁의 모서리 네 부위가 피부에 완전히 접촉하지 않았을 때 생길 수 있는 화끈거림을 막아준다.

동시 발생하는 표피 냉각시스템과 짝을 이루는 이 고주파 기구에 대한 초기 연구에서 3차원의 몬테카를로(Monte Carlo) 시뮬레이션 수학모델이 사용되어 피부 내 열의 분포를 이론적으로 측정했다. 그 결과는 이 치료 팁이 진피 내 깊숙히 측정된 용적에 열에너지를 생성하지만 열에너지로부터 표피를 보호한다는 것을 보여주었다. 이것은 표피보다 표면 아래에서 더 많은 열을 내게 한다. 조직 안에서 고주파의 깊이는 치료 팁의 전극 디자인 표면에 따라서 달라질 수 있다. 치료 팁의 전극 표면이 넓을수록 에너지가 더 깊게 생성된다. 생성된 열의 용량은 치료 프로그램과 각각의 펄스에 따라서 치료되는 조직의 임피던스에 달려 있다. 보호되는 조직의 깊이는 냉각 시간과 강도에 따라서 정해진다. 그러므로 조직에서 생성되는 열의 양과 깊이는 팁 전극의 크기와 모양, 전달되는 에너지의 양, 주어진 에너지 세팅을 위해 구성된 냉각 지표에 의해서 설정된다. 이들 열, 냉각, 에너지 지표들은 각 소모용 팁의 작은 칩에 입력되어 있는데 적극적인 시술자의 간섭이나 발생기 소프트웨어의 업그레이드 없이 제조회사가 최적화한 지표들이 자동적으로 업그레이드 된다.

생체실험에서 이런 고주파의 에너지는 두 가지 효과를 나타내고 있다. 콜라겐에 생기는 초기의 변화는 hydrogen bond를 파괴해서 콜라겐의 구조를 변화시키고 이는 콜라겐 수축을 가져온다. 두 번째는 열에 의한 즉각적인 콜라겐의 수축인데 이는 상처 회복에서 서서히 생기는 콜라겐 재생의 시간을 넘어서 더 두꺼운 리모델링된 진피를 보인다. 생체실험에서 ThermaCool TC는 유두상 진피에서는 얕게, 피하지방에서는 깊게

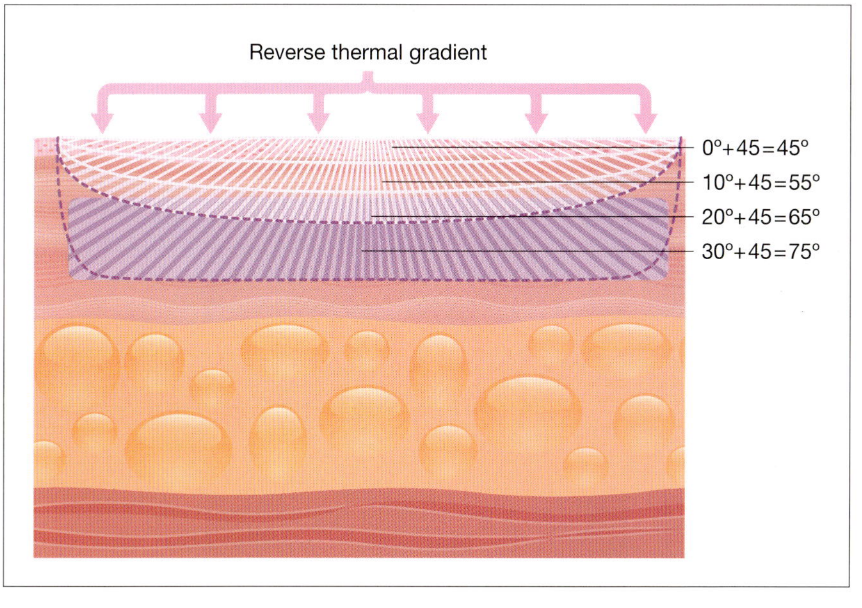

그림 3.3 표피냉각과 및 진피가열을 통한 리버스(reverse) 열사면 생성.

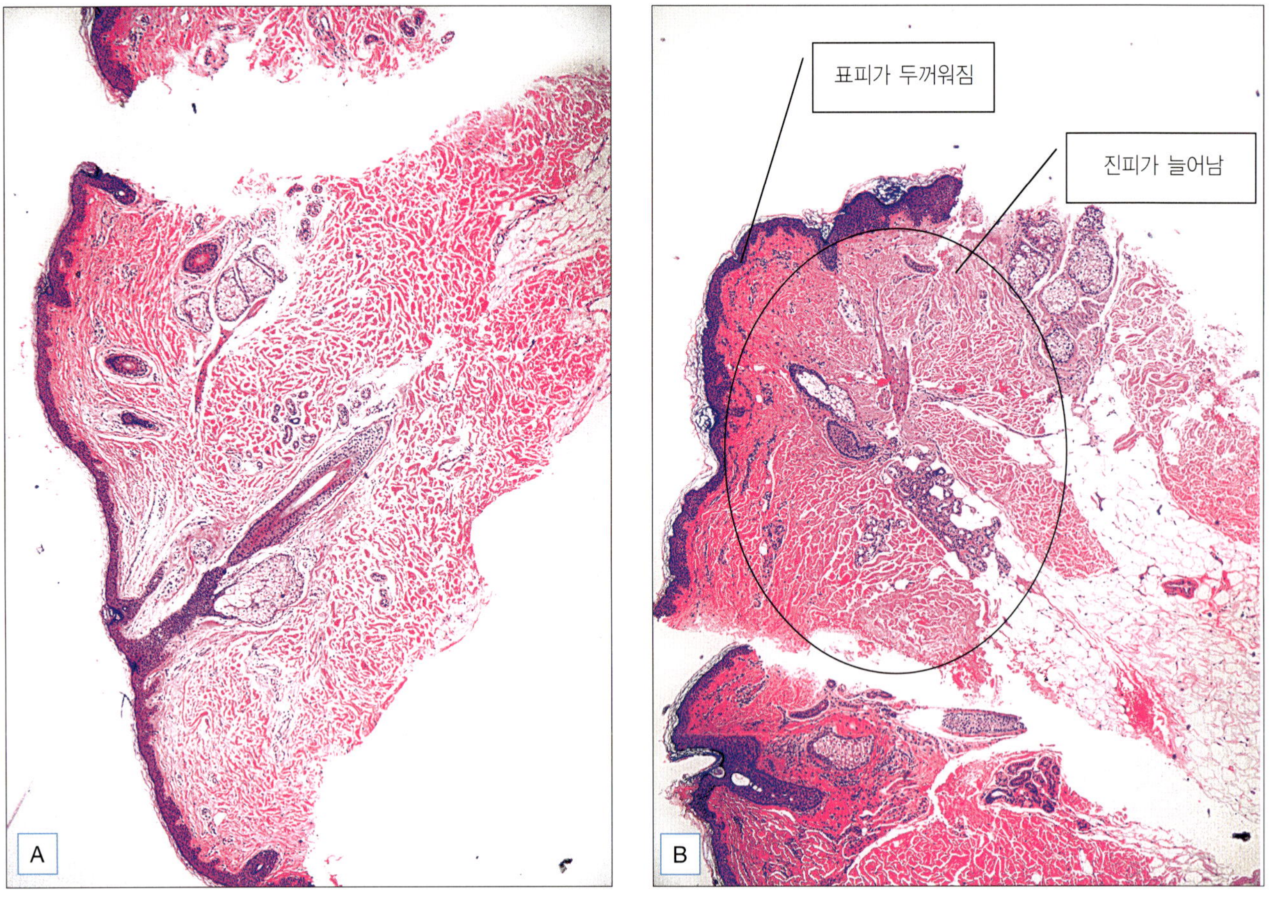

그림 3.4 사람 피부. (A) ThermaCool TC 치료 전. (B) ThermaCool TC 치료 4개월 후 진피의 밀도가 늘어났고 표피도 두꺼워졌다.

진피 콜라겐의 가열이 가능하다는 것을 증명하였다. 부가적인 동물 연구에서 2초와 6초의 주기 시간을 가진 1 cm^2 치료 팁을 실험하였다. 이들은 각각 빠른(fast) 치료 팁과 표준(standrd) 치료 팁으로 불렀다. Lactate dehydrogenase(LDH)와 heat shock protein(HSP) 착색제가 이들 두 치료 팁의 치료 깊이를 정하는데 사용되었다. 결과적으로 치료의 깊이는 두 가지 치료 팁에서 같았다. 이것은 조직학적으로 효소나 단백질이 비활성화되었을 때 관찰되었다. 이 연구에서와 같이 LDH 효소는 냉각과 가열의 시간이 다르고 강도가 달라도 같은 치료 정도에서는 비활성화되는 것으로 추정되었다(Karl Pope, Thermage, Inc., personal communication).

이러한 믿을만한 LDH, HSP의 가열 깊이의 결과는 ThermaCool TC를 이용한 다양한 에너지와 냉각의 프로그램으로 실험실에서 소의 인대를 치료한 직후의 변화를 전자현미경 검사로 측정한 Zelickson 등에 의해 추론된 가열 분석표로 확인된다. 결과적으로 콜라겐 섬유의 직경이 늘어났으며 6 mm 깊이에서 명확한 경계가 없어졌다. 에너지 생성이 높을수록 콜라겐 범위가 더 깊게 더 많이 변화한다(Zelickson 등 2004).

인간 피부에 대한 실험실 연구를 포함한 임상적인 연구에서도 비슷한 양상의 즉각적인 콜라겐 섬유의 수축이 관찰되었고 이것은 비박피성 레이저에서는 관찰되지 않았다. 복부 피부에 대한 같은 Zelickson의 실험에서도 콜라겐 타입 I mRNA의 표현이 증가되었으며 한 번의 치료에도 상처 재생의 반응이 생겼다. 콜라겐 손상에 대한 이차적인 콜라겐의 합성은 2~6개월에 걸쳐서 나타났다. 또한 섬유화의 증가와 콜라겐 생성의 증가는 주로 유두 진피에서 보이며 망상 진피에서는 흔하지 않았다. 조직학적 소견상 치료 후 4개월이 지나 표피와 유두 진피가 두꺼워지면 피지선이 줄어든 것을 관찰할 수 있다(그림 3.4).

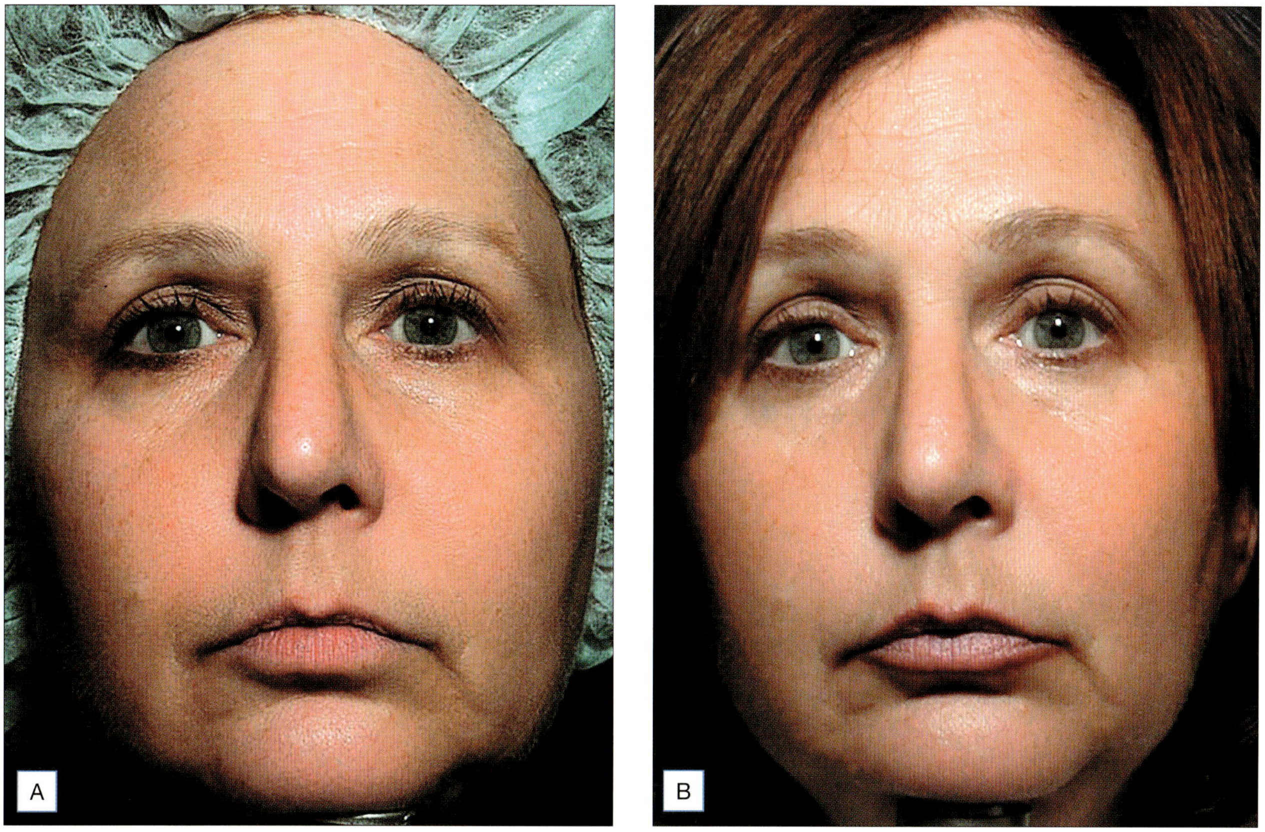

그림 3.5 RF치료 이후 눈썹이 올라간 모습. (A) 치료 전. (B) 치료 4주 후 모습

환자 선택

넓은 범위의 치료에 있어서 적절한 에너지를 사용하며 30~40대의 환자들을 주의깊게 선택해야 한다. 그 환자들은 중간 정도의 피부 두께와 경도에서 중등도의 처진 턱선과 목의 탄력을 가지고 있는 것이 좋다. 치료 부위와 주변 부위의 피부 탄력성이 치료의 반응에 따라서 좋아진다. 모든 피부 타입의 환자에게서 ThermaCool TC를 사용할 때 진피의 가열과 동시에 발생하는 표피의 냉각에 의해서 색소침착저하증이나 과다색소침착이 발생하지는 않는다. 더 심한 노화와 심하게 피부가 쭈글쭈글한 경우에도 효과는 있지만 그 정도가 적게 나타난다.

기대효과

ThermaCool TC가 미용적 치료에서 FDA 공인을 얻기 위해서 그 안정성과 효과를 검증하기 위한 연구가 6개월간 진행되었다. 86명의 사람들이 ThermaCool TC로 이마와 광대뼈 부위에서 1회의 시술을 받았다. 평균적으로 환자들은 68 cm^2의 넓이에서 65~95 J/cm^2의 에너지 세팅으로 1회의 시술을 받았다. 22명의 환자들이 눈 위쪽에서 신경차단술을 시술 직전에 받았다. 치료 후 6개월에 걸친 blinded photograph의 개별적인 점수는 눈 주위를 치료한 환자의 83.2%(99/119)에서 최소 1점의 Fitzpatrick 주름 점수 개선 결과를 보였다. 부가적으로 14.3%에서는 반응이 없었고 2.5%에서는 나빠졌다. 6개월 후 사진 분석에 의해서 눈썹이 61.5%에서 최소 0.5 mm 정도 거상됨을 발견하였다(그림 3.5). 43%의 환자들은 치료에 대해 만족하거나 아주 만족하였다. 부작용은 매우 낮았으며 시술 직후 부종이 13.9%, 홍반이 35%에서 발견되었으나 1개월이 지난 후 부종은 없어졌으며 홍반도 3.9%에서 미세하게 발견되었다. 드물게 2도의 화상이 5,858명의 고주파를 받은 사람 중 21명(0.36%)에서만 나타났다. 3명의 환자에게서만 6개월이 지난 후에도 좁은 범위에서 흉터가 남아 있었다. 그래서 저자들은 ThermaCool TC의

1회 시술이 눈주위 주름을 개선하고 눈썹을 거상하며 눈꺼풀의 미용상의 모습을 호전시키는 것 같다는 결론에 도달하였다. 또한 저자들은 이 시술이 특별히 경험 없는 시술자에 의해서도 효과적이며 안전하다고 결론을 내렸다.

다른 연구에서 Hsu와 Kaminer는 뺨, 턱선, 목 상부에 1회의 시술을 받은 16명의 환자를 평가하였다. 치료범위는 113.8 J/cm^{2}을 뺨에, 99.7 J/cm^{2}을 목에 시술하였다. 전화로 치료 후 경과관찰에서 세 부위를 치료한 36%의 환자에게서 만족도가 나타났고 한 부위나 두 부위를 치료한 환자의 25%에게서 만족도가 나타났다. 또한 만족한 환자들은 주로 높은 에너지로 치료한 환자들이었다(Hsu & Kaminer 2003).

이 연구에서 중요한 세 가지 결과를 발견하였다.

1. 높은 에너지의 치료가 더 좋은 결과를 가져온다.
2. 치료 범위가 넓을수록 더 효과가 좋다.
3. 젊은 사람에게 써마지의 효과가 더 좋다.

이런 결과들은 치료 가이드라인을 만드는데 중요한 지표가 된다. 가이드라인에서는 넓은 범위를 치료하고 주로 중등도의 피부두께, 탄력성의 저하, 턱선과 목의 처짐 등을 자세히 관찰하여 환자를 선택해야 하는 것이 중요한 부분을 차지한다. 치료 부위나 옆 부위의 탄력 저하도 또한 호전된다. 더 심한 노화나 피부가 쭈글쭈글한 경우에도 ThermaCool TC 치료가 효과는 있지만 제한적이다.

Tanzi & Alster는 30명의 환자에게서 뺨의 탄력성을, 20명의 환자에게서 목의 탄력성을 1회의 ThermaCool TC 후에 측정하였다. 환자들은 5~10 mg의 다이아제팜을 경구 복용하였고 또한 국소마취크림(LMX-5% 크림, Fernadale Laboratories, Inc., Fernadale, MI)을 도포하였다. 뺨은 팔자주름 부위에서 귀 앞쪽 경계부까지 그리고 아랫턱 경계부까지 시행하였다. 목은 아랫턱 가장자리에서 목의 중간부까지 시행하였다. 97~144 J/cm^{2}의 에너지를 뺨에, 74~134 J/cm^{2}의 에너지를 목에 조사하였다. 시술 후 경미한 홍반이 모든 환자에게서 발견되었고 이는 12시간 정도 지속되었다. 56%의 환자가 시술부위의 통증을 호소하였고 이는 소염진통제에 의해 완화되었다. 3명의 환자에게서 보였던 홍반성 구진은 24시간 정도 지나자 없어졌다. 한 명에게서 아랫턱을 따라서 나타난 이상 감각증은 5일 정도 후에 해결되었다. 물집이나 흉터는 관찰되지 않았다. 뺨에 시술받았던 30명 중 28명에게서, 목에 시술받았던 20명 중 17명에게서 호전이 관찰되었다. 62세 이상의 5명에게서는 어떤 임상적 호전도 보이지 않았다. 평균적인 임상적 호전 스코어는 뺨은 1.53, 턱은 1.27이었다(1=25~50% 호전, 2=51~75% 호전). 1~10까지의 만족도 지수에서는 뺨은 6.3, 목은 5.4의 만족도를 보였다.

치료 전략에 대한 개요

치료 접근

치료의 목적은 환자의 요구를 결정하는 것이다. 얼굴을 치료할 때 의사는 얼굴을 두 가지 다른 부위에서 보는 것이 필수적이다. 위와 아래 얼굴이다. 한 번의 치료 과정 중 전체 얼굴을 치료하는 것이 더 효과적이지만 이마, 뺨, 턱선 등 특정한 한 부위를 치료할 수도 있다. 이런 경우에도 눈 주위(crow's feet)는 포함해야 한다.ThermaCool TC는 피부에 탄력을 주고 윤곽을 호전시킨다. 의사는 탄력 효과가 높은 부위에 접근하기 위해 환자의 입체적인 얼굴 구조를 분석해야 한다. 일반적으로 여기에는 이마, 눈썹 부위, 아래 뺨, 턱 라인, 턱 밑을 포함한다.

이렇게 분석하고 치료계획을 세운 후에 치료를 시작해야 한다. 얼굴의 각 부위에서 에너지와 치료 횟수를 다양하게 함으로써 의사는 특정한 부위에서 피부를 탄력있게 하고 턱 부위의 돌출을 줄이기도 하며 얼굴의 전체적인 모양과 형태를 호전시킬 수 있다.

주 결정요인

ThermaCool TC로 치료 시에 환자가 더 좋은 효과를 얻기 위해서는 세 가지 다른 면을 결정해야 한다.

1. 환자 개인의 나이와 광노화의 정도
2. 치료 에너지

3. 치료 횟수

초기 자료에서는 60~65세 이하의 연령층에서 경도나 중등도의 탄력저하를 나타내기 때문에 효과가 좋을 것이라고 설명하였다. 중등도의 에너지로 얼굴의 넓은 부위를 치료하는 것이 좋은 결과를 나타내 수차례의 치료가 행해져야 한다고 하였다. 그렇지만 여러 번의 치료의 역할에 대해서는 아직 정확히 이해되지 않고 있다.

환자 상담

치료가 예정된 환자는 일반적인 건강을 유지해야 하며 심장박동조절장치(pacemaker)를 갖고 있으면 안 된다. 임신한 여성에게는 치료를 하지 말라고 권유한다.

다음과 같은 치료의 접근이 중요하다.

- 당신은 낮은 통증에 대해서 견딜 수 있는가? 시술 중 느끼는 열감을 측정하는 것이 치료 수준을 결정하는데 중요하다. 통증에 대해서 참을성이 없고 다른 부가적인 마취가 필요없는 환자는 적절한 치료수준에 도달할 수 없으며 치료를 통해 최선의 이익을 얻기가 힘들다.
- 당신은 조만간에 중요한 사회적인 일이 있는가? 드물지만 어떤 사람에서는 부종이 며칠간 지속하기도 한다. 그러므로 그들이 사회적으로 중요한 일이 없을 때에 치료계획을 잡는 것이 중요하다.
- 당신의 기대치는 어느 정도인가? 환자가 원하는 안면거상이나 턱의 거상의 결과에 대해서 치료 전에 주의 깊게 접근하는 것이 중요하다. 많은 환자에게서 효과가 좋지만 언제나 모두 그렇지는 않다. 커다란 희망을 가지는 환자는 실망을 할 수가 있기 때문에 치료를 시작하기 전에 환자와 의논하는 것이 필요하다.

치료 기술

환자

30~80세의 남녀

준비물

ThermaCool TC, 환자침대, 수액, 치료그리드(grid), 마취연고, 개별 소모팁, 원하는 경우 다른 마취제(lorazepam, meperidine/hydroxyzine).

치료 체계

치료 전 사진촬영 후에 치료를 받을 모든 부위는 두껍게 마취크림(LMX-5% cream)을 바르고 다시 랩으로 감싸서 마취와 보습을 같이 시행한다. 대략 1시간 후 정도에 크림을 제거하고 치료 부위는 알코올과 거즈로 닦아준 후에 다시 마른 거즈로 제거한다. 모든 마취연고를 제거하는 것이 중요하다. 어떤 의사들은 마취연고를 사용하지 않아도 사용한 것과 유사하게 환자가 느낀다고 하기도 한다.

치료 그리드를 잉크와 함께 피부에 대고 알코올 면봉을 거기에 대서 젖은 거즈를 통해 잉크가 이동하게 된다. 즉, 잉크가 치료받은 부위로 이동하게 한다(그림 3.6). 그리드는 치료받은 위치를 알려주고 중복을 막아서 열이 과하거나 해서 생기는 표피, 진피의 손상을 막을 수 있다. 부착 순환패드는 환자의 옆구리에 놓여져서 고주파에너지의 회전 통로가 되어 회전을 완성하게 한다. 순환패드는 모든 환자에게서 같은 위치에 놓여져야 하는데 이는 임피던스가 패드가 다른 위치로 이동할 때 바뀔 수 있기 때문이다. 순환패드는 기계에 부착되며 새로운 치료 팁이 핸드피스에 부착된다.

마취 선택

높은 에너지 세팅에서 Thermage 치료가 불편할 수 있기 때문에 다양한 통증 억제법이 연구되었다. 국소마취제는 단지 피부의 표면에만 영향을 미치지만 많은 의사들은 이것이 효과가 극대화 되었을 때에는 부가적인 통증을 덜어줄 수 있다고 생각하고 있다. 그에 반해서 어떤 의사들은 약간 약한 에너지 세팅 하에서 마취없이 시술하기도 한다. 이런 의사들은 환자가 에너지에 동반해서 나오는 냉각기 때문에 더 편안할 것이라고 믿는다. 깊은 진피 부위와 잠재적인 피하조직의 통증을 조절하기 위한 노력이 있었지만 국소마취제는 그 깊이에 침투하지 못한다. 그러므로 부가적인 방법이 환자를 편

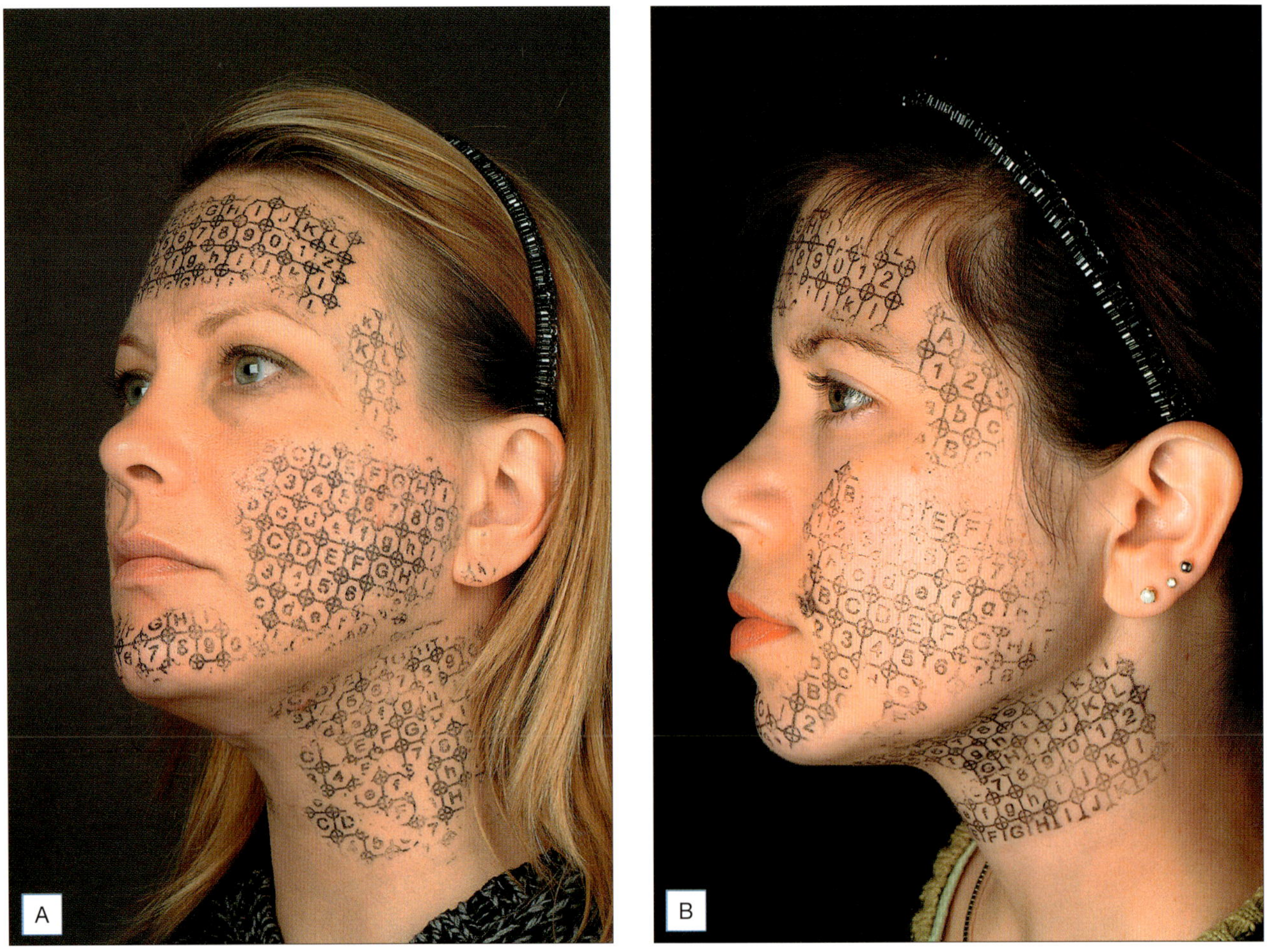

그림 3.6 (A, B) 일시적 잉크그리드를 배치한 상태

안히 하고 깊은 부위의 열감에 의한 걱정을 없애기 위해서 사용되었다.

신경차단술은 특이 이마 부위에서 효과적인 방법이다. 그렇지만 시술자는 완전히 통증의 피드백을 없앰으로써 생기는 열손상의 위험성에 대해서 알아야 한다. 환자의 통증 인지를 통해 시술 시 의사는 특정 부위의 임피던스가 높을 때, 그리고 그에 따라 특정 부위에 열이 높을 때를 알 수 있기 때문에 숙련된 의사들(20~30케이스의 써마지 시술 경험자)만이 신경차단술을 고려해야 한다.

어떻게 국소마취 주사를 사용하는가에 대해서 질문이 있을 수 있다. 국소마취제가 통증을 없애기는 하지만 이것은 또한 진피하의 환경에 전도액을 더하기 때문에 조직의 임피던스를 줄이게 된다. 이런 인위적인 임피던스의 변화는 환자의 반응과 치료예측에 대해 부정적인 영향을 미칠 수 있다. 이것의 효과를 예측할 수 있는 좀 더 나은 연구가 이루어지기 전까지 이것은 마취의 한 형태로 권유되지 않는다.

이런 이유 때문에 의사들은 환자가 편안하게 느끼게 하기 위해서 다양한 형태의 진정법을 찾아 왔다. 전신마취나 수면마취가 유용할 수 있으나 이런 경우에는 환자의 피드백을 없애기 때문에 상당한 주의가 필요하며 조직의 두께와 환자의 다양성을 기초로 기구를 조절한 경험이 있는 시술자에게서만 가능하다. 그보다는 내복약이나 근육주사 등을 이용하는 것이 시술 중에 환자를 편안하게 할 수 있으며 이것은 또한 환자의 피드백을 유지시키기도 한다.

실제적으로 시술자는 다이아제팜, 로라제팜, 트리아제팜, 옥시코돈 등의 내복약과 메페리딘, 하이드록시진, 부토파놀 등의 근육주사를 병행하기도 한다. 우리

ThermaCool TC의 매 패스 시 치료 계속

- First pass:
  15.5/74.5 central forehead
  15.5/74.0 cheeks and neck
  13.5/73.0 temples
- Second pass:
  15.0/74.0 central forehead
  15.0/ 74.0 cheeks, jawline and neck
- Third pass:
  14.5/73.0 central forehead, lateral cheeks, submental, and jawline
- Fourth and fifth pass:
  14.0/73.0 jawline, jowls, and submental

Box 3.3 ThermaCool TC의 매 패스 시 치료 계속

는 환자가 시술 중에 편안하게 느끼도록 복합요법을 개발하였다. 환자가 도착할 때 1 mg의 로라제팜을 경구 투여 하며 그 다음 LMX-5% 국소마취제를 치료할 부위에 적용하고 플라스틱 랩으로 60~90분 동안 밀폐한다. 시술 시작 15분 전에 메페리딘 75 mg과 하이드록시진 25 mg을 근육주사한다. 이런 경우에도 환자가 불안해 할 때에는 1 mg의 로라제팜을 혀 밑으로 치료를 시작할 때 투여한다. 신경차단술이 필요한 경우에는 이마 부위에서 실시된다.

시술자들은 다양한 내복약과 주사제를 이용한, 그들만의 편리한 방법을 가지고 있는 경우가 많으며 앞에서 말한 마취체계가 환자를 편안하게 하는 유일한 방법은 아니다. 초기에 20~30명의 환자를 국소마취제만으로 시술하는 것이 유용한 수련법이다. 환자가 불편하게 생각할 때에는 환자마다 다른 통증에 대한 인지와 얼굴의 부위에 따른 다른 처치를 아는 것이 필요하다. 의사가 ThermaCool TC의 사용에 능숙한 경우에는 진정 약물을 이용해서 통증을 조절할 수 있다.

일반 치료 원리

초기(2001~2002년) thermage 치료는 소위 '슬로 팁(slow tip)'을 이용한 상대적으로 낮은 에너지로 한 번만에 시행하였다. 고주파의 조직 원리에 대한 이해가 높아짐에 따라 의사가 생각하는 에너지가 늘어나고 같은 부위에 여러 번의 시술을 할 수 있는 적절한 지수가 생겨났다. 2회나 3회의 패스가 치료방법에 따라서 생겨나기 시작했다. 1회의 사용될 때 많은 환자들이 시술로부터 이익을 얻을 수 있다. 탄력이 없는 처진 부위에 더해진 2회나 3회의 시술시에 더 큰 이익을 얻을 수 있으며 때로 시술하는 동안에도 눈에 띈다. 드물게 우리는 1회의 시술 직후에 효과를 볼 수 있지만 지금은 거의 일반적으로 2회나 3회의 시술로 효과를 보고 있다(Box 3.3). 최근에는 발달된 치료법에 의해서 더 많은 횟수의 치료가 가능해서(2004년 초) 어떤 경우에는 같은 부위에 5회의 시술이 가능하기도 하다.

이러한 여러 번의 치료와 높은 에너지를 사용으로 환자들은 1회의 시술로 얻기 힘들었던 효과를 여러 번의 시술로 얻을 수 있게 되었다. 그러므로 많은 사람들이 써마지 시술로 더 많은 이익을 얻게 되었다. 이러한 변화는 2003년부터 시작되어 그 정확한 효능에 대한 연구가 지금도 행해지고 있다. 게다가 여러 번 치료의 역할에 대해 연구 중이다.

눈 주위 회춘 (Periorbital rejuvenation)

눈 주위의 치료는 이마를 가로질러 관자놀이와 까마귀 발(Crow's feet) 부위로 내려간다. 초기에는 2~3회의 치료를 할 수 있는 '미세조정'(fine tune) 장치를 환자의 피부에 맞추어 시행한다. 적절한 양의 치료겔이 피부와 치료 팁 사이의 공간을 완전히 접촉하기 위해서 적용된다. 겔은 치료과정 중에 필요에 따라서 덧발라질 수 있다. 미세조정 후에 적극적인 치료가 에너지 레벨을 정한 후에 시작되어야 한다. 표준 1 cm^2의 치료팁에서 14.5~15(약 115~144 J/cm^2)의 치료세팅이 이루어져야 하며, 이런 상태에서 첫 번째 단일 패스가 이마를 가로질러서 행해진다. 이 첫 번째 패스에서 관자놀이와 까마귀 발 부위가 13.0~13.5 정도의 레벨에서 치료된다(그림 3.7A). 새로운 '패스트 팁(fast tip)'으로 이마를 세팅할 때에는 72.5~74.5의 범위에서 첫 번째 치료를 시작해야 하며 관자놀이 부위는 72.0~73.0으로 맞춰야 한다. 관자 부위(측면에서 전두근까지)에 대한 치료 에너지를 낮추는 것이 필요하다. 왜냐하면 이러한 얇은 조직 부위에 13.5/73.0의 세팅이 사용될 때 부작용(피하위축, 표면의 화끈거림)이 증가할 수 있기 때문

이다. 눈 주위의 외측으로 치료를 넓혀 나가는 것이 눈 주위 주름에 중요한 영향을 미칠 수 있으며 인접한 부위에 영향을 줄 수 있는 상당한 국소적 피부 회춘과 탄력 증가를 유발할 수 있다(그림 3.8).

1 cm^2의 치료팁에서 통증을 느끼는 것은 점점 증가하는 열감 이후의 짧은 강한 열감 때문이다. 이런 느낌에 대한 적응이 환자를 힘들게 해서 더 높은 레벨의 치료를 어렵게 한다. 이런 느낌은 관자 부위에서 강하게 나타나는데 이 부위는 전두근(frontalis) 근육이 없기 때문이다. 그래서 13.0~13.5 정도로 떨어뜨려야 한다. 치료 레벨은 환자의 편안함에 따라서 맞춰주어야 한다.

새로운 패스트 치료팁은 빠른 냉각으로 인해 예전의 표준 슬로 치료팁에 비해 낮은 fluence로 진피의 가열을 높은 레벨까지 올린다. 이런 급속 냉각은 느린 치료팁에 비해 표피에 대한 보호작용이 낮아서 표피를 많이 가열시키거나 그로 인해 화상, 물집, 표면 손상을 유발할 수 있기 때문에 적은 에너지가 필요하다. 치료 부위를 중복하지 않는 것이 필수적이며 2회째의 시술에서 시술자는 빠른 치료팁을 좀 더 재빠르게 움직여야 한다. 왜냐하면 이것은 치료부위 가장자리에서 예상치 않은 이중펄스(double pulsing)를 증가시켜 표피의 과열과 물집을 유발할 수 있기 때문이다.

눈썹 위의 이마에 2회나 3회까지 패스를 할 수 있는 새로운 치료방법이 권유된다. 2회의 치료는 첫 번째 치료보다 낮은 에너지로 시작하며 이마 중간 2/3에서는 전두근 근육이 있기 때문에 깊게 한다(그림 3.7B).

2회 패스 시에는 팁을 거상 포인트, 즉 눈썹의 내측에서 외측으로 모발선까지 도달하는 것이 중요하다. 이러한 시술에서는 첫 번째 패스가 완전히 끝난 후에 두 번째 패스가 행해져야 한다. 그렇게 해야 같은 부위의 치료에서 첫 번째의 패스 후에 남은 잔열이 두 번째 패스 시에는 없어지기 때문이다. 세 번째 패스는 두 번째와 유사하게 시술하며 일단 피부가 냉각된 후에, 즉 앞 시술 후에 약 2분 정도 지나서 시술한다.

어떤 시술자는 환자가 시술 중에 편안함을 느낄 수 있게 눈확위신경(supraorbital), 도르래위신경(supratrochlear nerves)의 신경차단술을 시행하기도 한다. 0.5 ml의 리도카인에 에피네프린을 첨가해서 신경 주위에 시술한다. 많은 양의 마취약은 조직의 임피던스를 바꿀 수 있기 때문에 권유되지 않는다. 때때로 이런 마

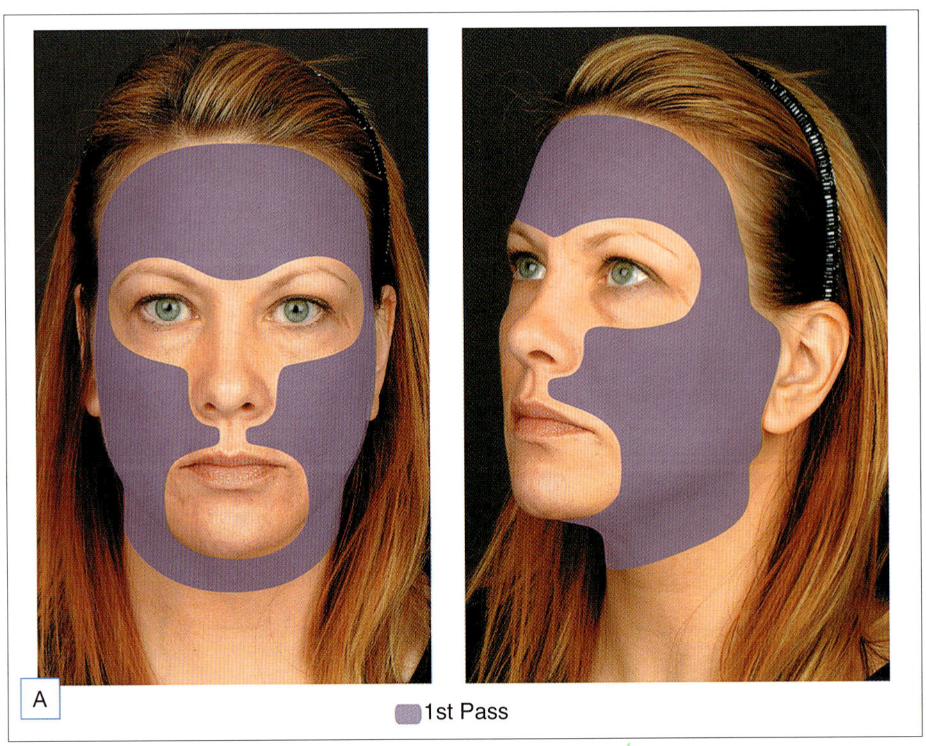

그림 3.7 복합적인 치료체계. (A) 첫 번째 패스(보라색 부위)

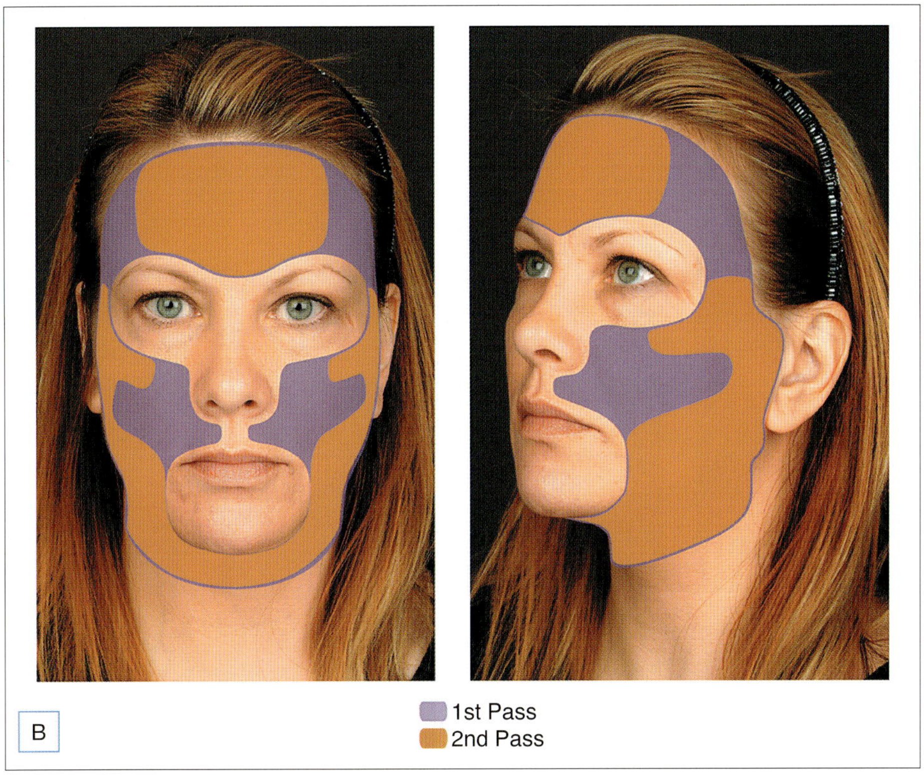

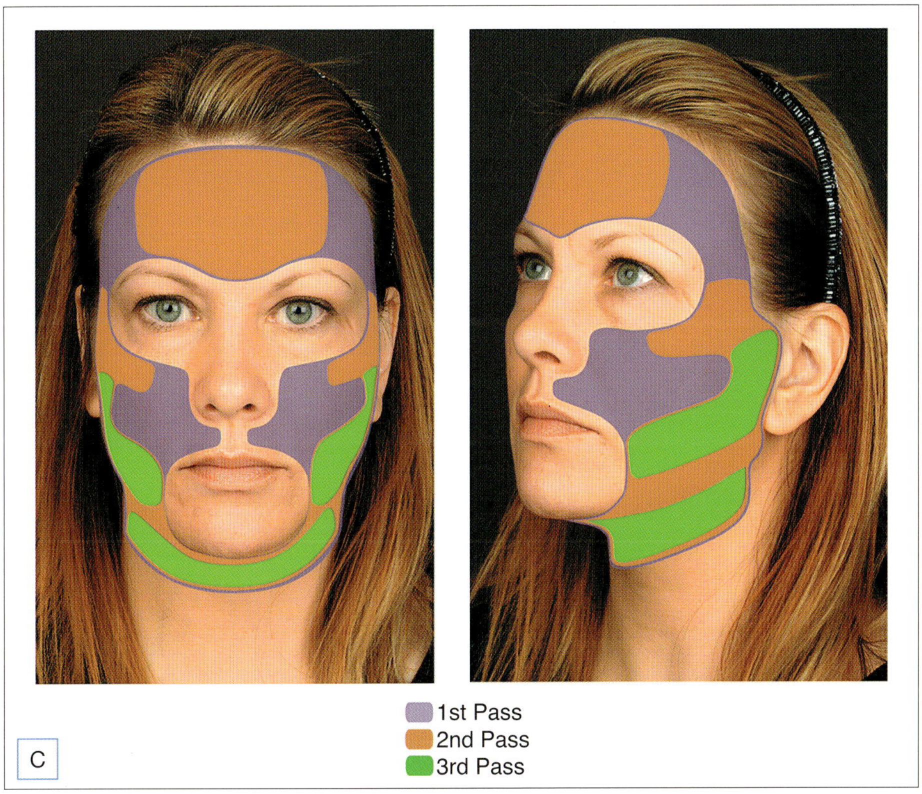

그림 3.7 계속. 복합적인 치료체계. (B) 두 번째 패스(갈색 부위). (C) 세 번째 패스(녹색 부위)

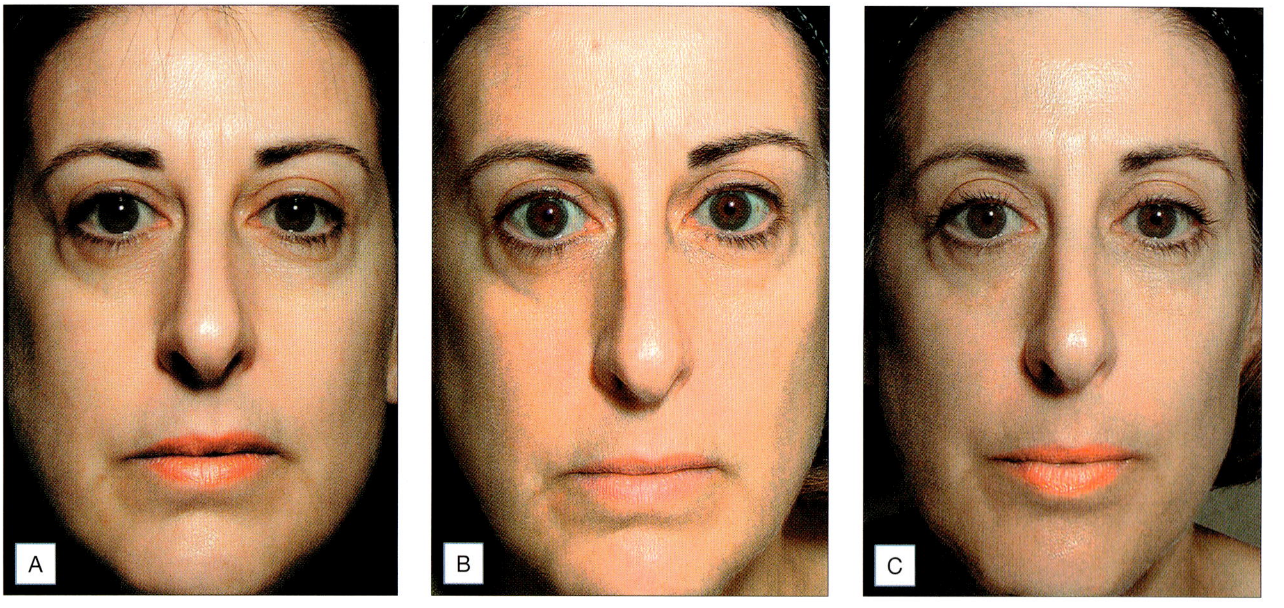

그림 3.8 눈썹올림술을 포함한 눈 주위 회춘술. (A) 전. (B) 2개월 후. (C) 4개월 후

취약들이 시술 후 눈 주위 부종을 유발하기도 하는데 이것은 1~3일 이내에 없어진다. 환자가 참을 수 있는 정도를 알아내는 것이 치료 레벨을 정하는데 중요하다. 치료 레벨은 이마 치료 시에 16.0/74.5를 초과하지 말아야 하는데 이것은 드물지만 이마 부위에서 생길 수 있는 일시적인 손상을 줄이기 위해서이다. 이것은 피하지방이 가열되어서 생긴다고 생각되지만 조직학적으로 검증되지는 않았다(C.I.J., 개인 경험)(그림 3.9). 일반적으로 70~150 치료 펄스가 전이마와 관자놀이 부위를 시술하는데 필요하다. 이 숫자는 환자의 이마 크기와 치료 횟수에 기초한 것이다.

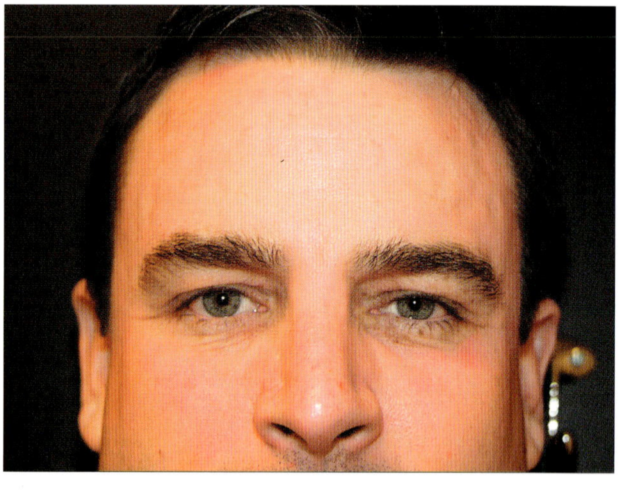

그림 3.9 이마 옆부위에 대한 고에너지 치료 4주 후 옅어진 자국. 이것은 5개월뒤 자연적으로 사라진다.

안면하부(lower face)의 치료

최근에는 뺨과 턱선, 목을 같은 미용단위로 생각해서 광대뼈 돌출 부위와 눈 주위에서 시작해서 내측으로는 팔자주름 부위까지 외측으로는 귀앞, 아래측으로는 하악까지 시행한다. 턱선과 목의 상부 1/3, 턱아래 부위까지 포함한다(그림 3.10-12). 1~2회의 입술 위쪽의 시술도 도움이 되는데 이것은 약한 에너지로 시행하며 많은 주의가 필요하다. 안와 외측과 아래측에서 치료하는 것이 권유된다. 안면 하부에서는 낮은 에너지(14.5/73.0)나 그 이상의 에너지로 한 번의 치료로도 충분하다(그림 3.7A). 그렇지만 결과는 2, 3회 연속해서 실시하거나 그 이상의 횟수로 실시하면 상당히 좋아진다. 치료하지 않는 손으로 치료받는 피부에 텐션을 가하면 트램펄린 효과(trampoline-like effect)를 얻을 수 있어 피부가 탱탱해진다. 피부에 전극표면 전체를 동일하게 접촉시켰을 때 치료 팁에 상당한 저항이 주어지게 하는 것이 치료에 있어 중요한 요령이다. 이같은 치료 방법은 턱선과 목 부위 피부를 부드럽게 위로 당겨 민감한 하악의 돌출된 부위로 피부를 이동시키는 것이 유용하다.

첫 번째 패스에서는 주로 14.5~15.5(73.0~74.5)의

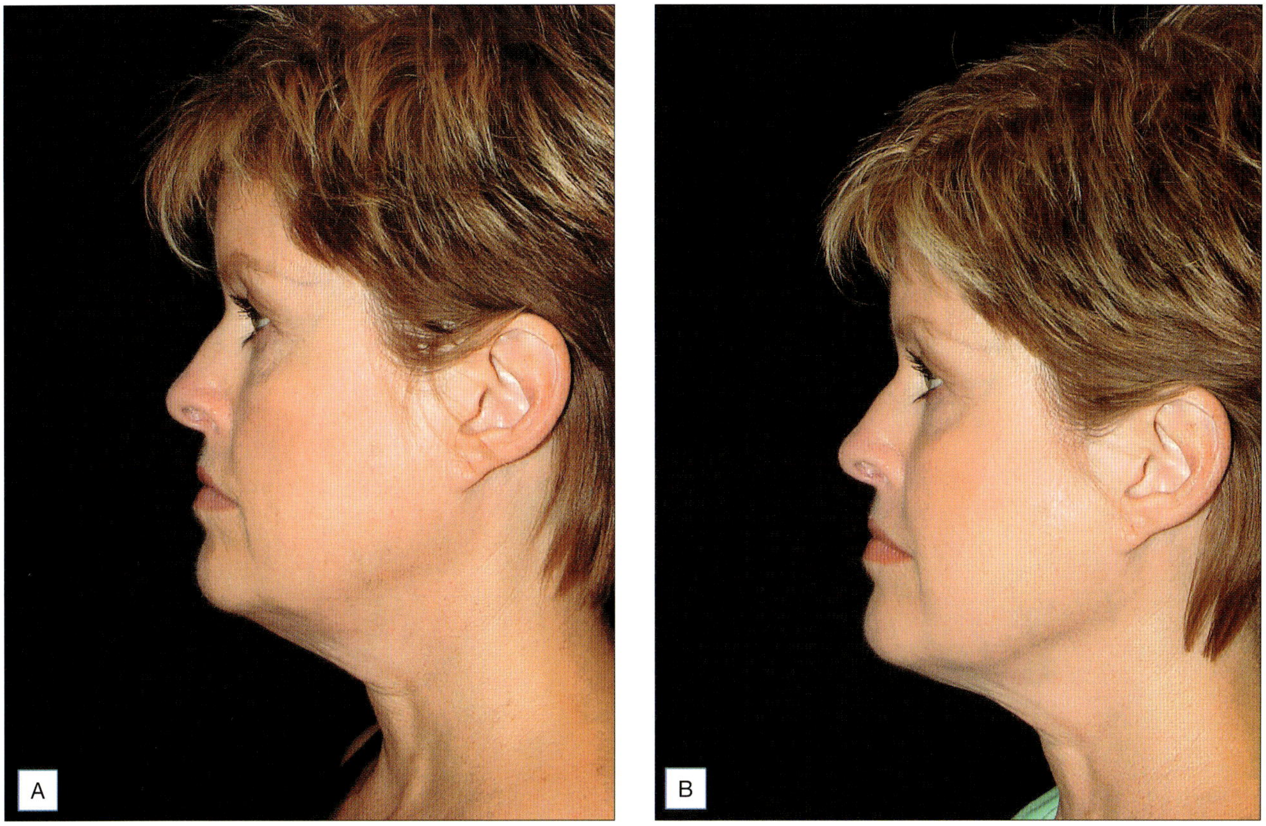

그림 3.10 Thermage를 이용한 안면 하부의 치료. (A) 전. (B) 1회 패스 후 6개월

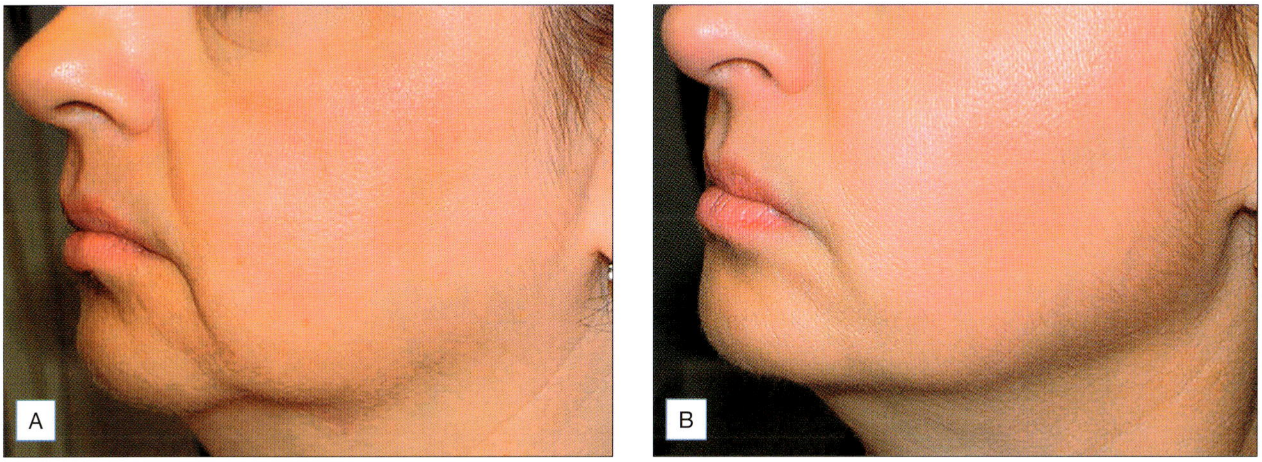

그림 3.11 ThermaCool TC 치료. (A) 전. (B) 후(2차례 치료 6개월 간격)

범위에서 치료 세팅을 해서 전체적인 안면 하부를 치료한다. 14.5~15(73.0~74.5)에서 두 번째 패스가 눈 주위, 외측 뺨, 귀앞, 턱선, 턱밑, 상부 목에서 행해진다. 상부 뺨의 중간 부위는 두 번째 패스 시에 피한다(그림 3.7B). 첫 번째와 두 번째 간격을 충분히 둔다. 그 다음 세 번째(약 14.5/73.0)가 행해진다(그림 3.7C). 이어서 네 번째(약 14.0/73.0)가 행해지는데 최대한의 위축이 요구되는 부위에서는 다섯 번째까지도 행해진다. 세 번째에서 다섯 번째의 작용기전에 따라 다양한 이론이 있는데 이들 이론들은 다음 사항을 포함한다.

- 피부를 따라 놓여 있는 x와 y선에서 조직이 팽팽

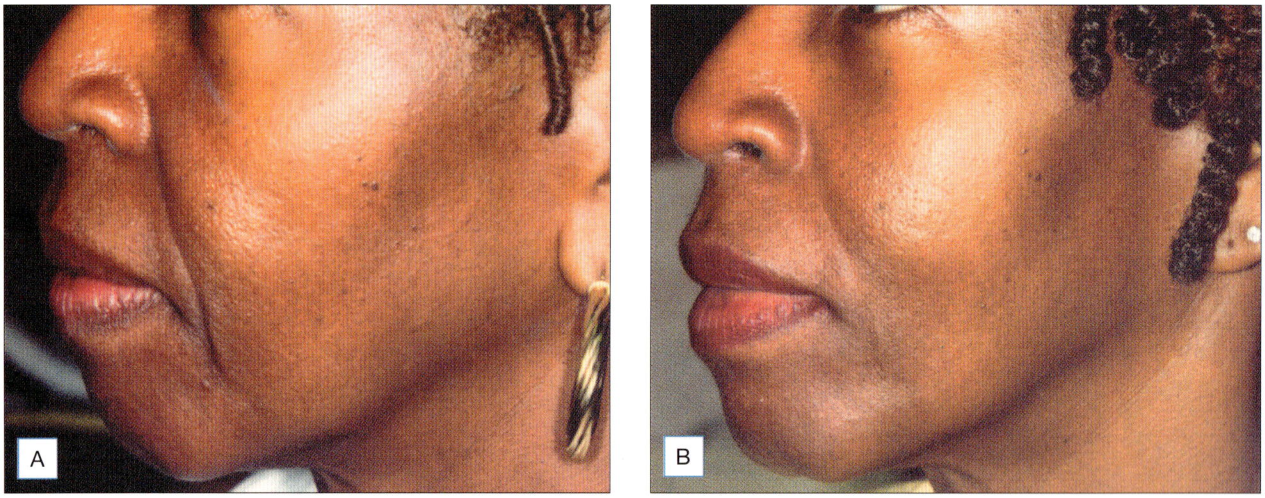

그림 3.12 ThermaCool TC 이용한 안면하부 치료. (A) 치료 전. (B) 치료 후

해진다.

- 피부와 직각을 이룬 z축을 따라서 지방이 용해되고 조직이 팽팽해지는데 이것은 조직을 뼈를 덮고 있는 부위로 당겨준다.
- 위의 두 가지의 병행

z축의 효과는 최근 안면 하부의 치료에서 보이는 개선된 결과의 중요한 요인으로 나타나고 있다(그림 3.13). 이것이 x(수평선)와 y(수직선)에서의 부가적인 탄력성 증가에서 오는지 또는 섬유격자의 진피 아래 지방과 콜라겐에 직접으로 미치는 3차원의 영향에서 오는지는 확인되지 않았다.

그렇지만 치료하는 의사들은 이런 z축을 유용하게 이용한다. 세 번째 패스는 따라서 z축이 가장 호전되는 위치에서 행해져야 한다. 여기에는 턱과 턱밑을 포함한다. 게다가 x와 y축의 변화는 이 세 번째 패스에서 발생하며 이것은 귀앞 부위를 포함해서 바깥쪽으로 당기는 벡터를 생성한다(그림 3.7C). 네 번째와 다섯 번째의 패스는 이런 작용을 더 촉진시키는데 사용되며 많은 경우에 있어서 이런 과정 중에 조직의 탄력성과 함께 결의 변화를 나타낸다.

치료 후에 잉크 그리드는 치료겔이나 부드러운 클린저로 제거해야 한다. 알코올로 닦는 것은 치료받은 부위에서 자극을 유발할 수 있기 때문에 피해야 한다. 환자들은 UVA 차단이 가능한 아연 산화물(zinc oxide)

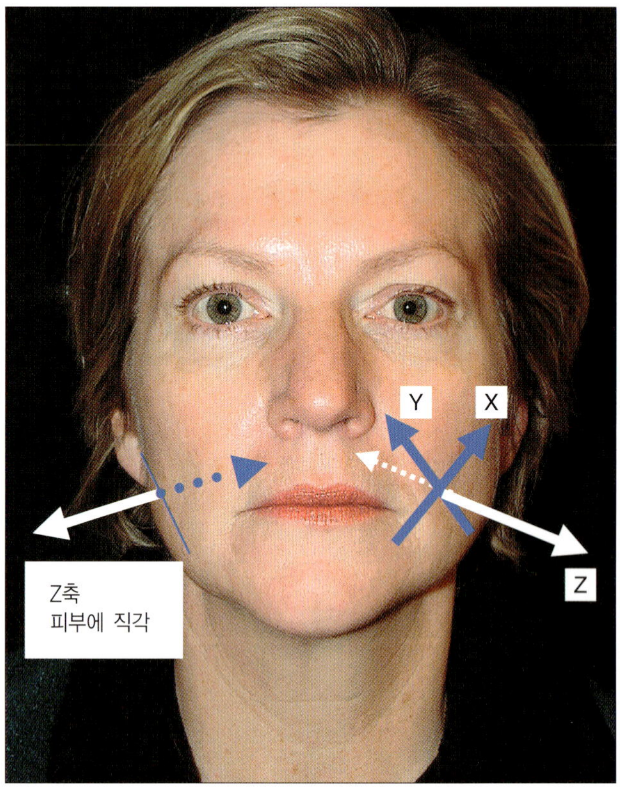

그림 3.13 피부수축에 따른 x, y, z planes

티타늄 이산화물(titanium dioxide)을 함유한 차단제를 사용해야 한다. 또한 시술 후 7~10일간은 직접적인 자외선의 노출을 차단해야 하는데 자외선은 콜라겐과 탄력섬유의 변성화를 유발할 수 있는 효소를 생성할 수 있기 때문이다.

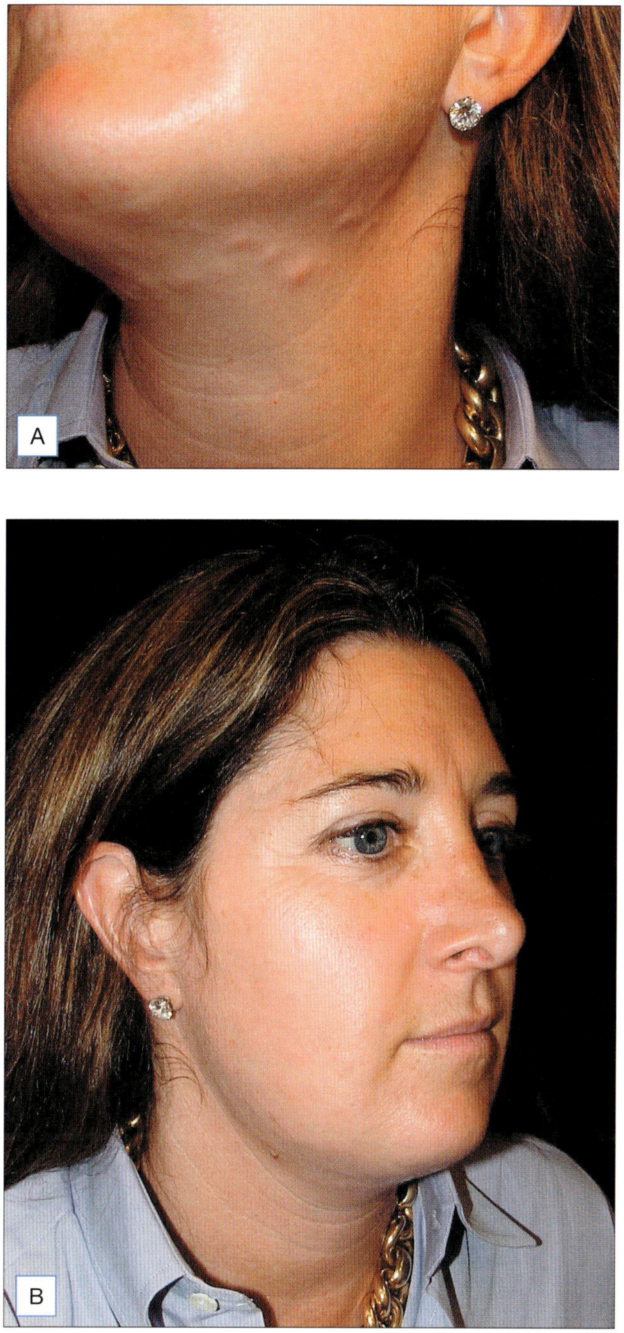

그림 3.14 (A) 일시적인 경결. (B) 볼의 부종 1주 후

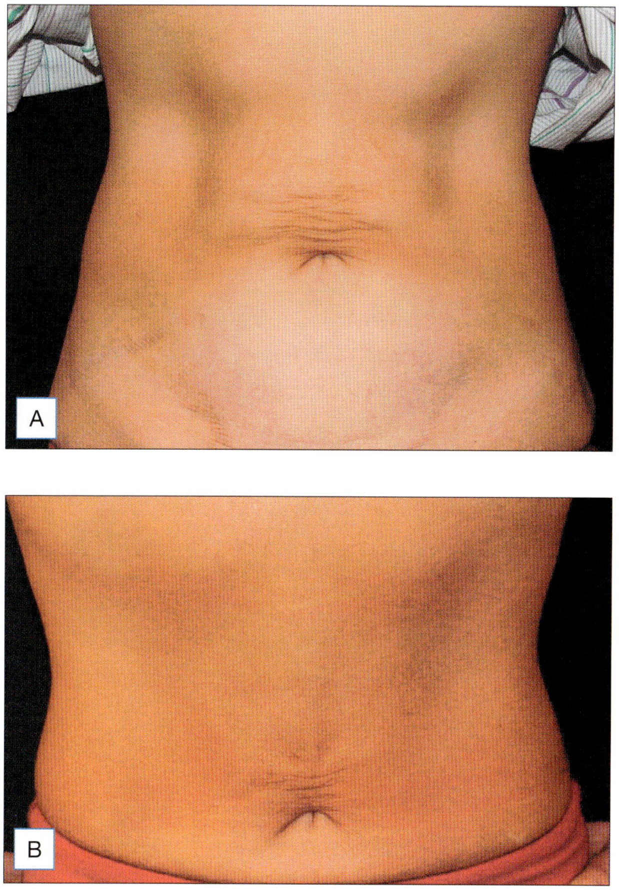

그림 3.15 ThermaCool TC를 이용한 부분 탄력치료. (A) 치료 전. (B) 치료 1년 후(15.5에서 1회 패스)

문제 해결

ThermaCool TC는 지나치거나 부적절한 압력이 주어지면 그것을 알아낼 수 있는 센서와 매커니즘을 갖추고 있다. 이 기계는 치료팁의 네 부위가 피부에 접촉이 되지 않은 경우에 에너지를 차단한다. 센서는 또한 냉각기 상태에 대한 정보와 피부에서 지나치게 온도가 올라가는 것을 알려준다.

최근에는 원래의 슬로팁을 사용한 세팅을 패스트팁보다 더 권유한다. 이것은 현재 연구되고 있는 영역이다. 사실상 패스트팁으로 낮은 에너지로 치료하는 것은 슬로팁하고 별로 차이가 없다. 이것은 아마 패스트팁에서 보이는 특이적인 냉각과 에너지 지표의 복합적인 효과와 연관이 있는 것으로 보인다. 게다가 패스트팁에서는 전체 부위를 치료하는데 시간이 짧기 때문에 한 부위를 두 번이나 세 번씩 치료할 수가 있는데, 이것은 냉각시간을 불충분하게 하기 때문에 표피에 물집이 잡힐 확률이 높아진다. 최근에는 패스트팁을 사용할 때에는 슬로팁보다 1.5배 이하의 세팅을 권유하고 있다.

다른 부위를 치료할 때 임피던스의 판독을 관찰하는 것이 필수적이다. 100 Ω 이하의 임피던스가 존재하는 어떤 부위라도 더 이상의 치료를 받아서는 안 된다. 왜냐하면 과열시키거나 물집 형성의 위험성을 증가시키기 때문이다.

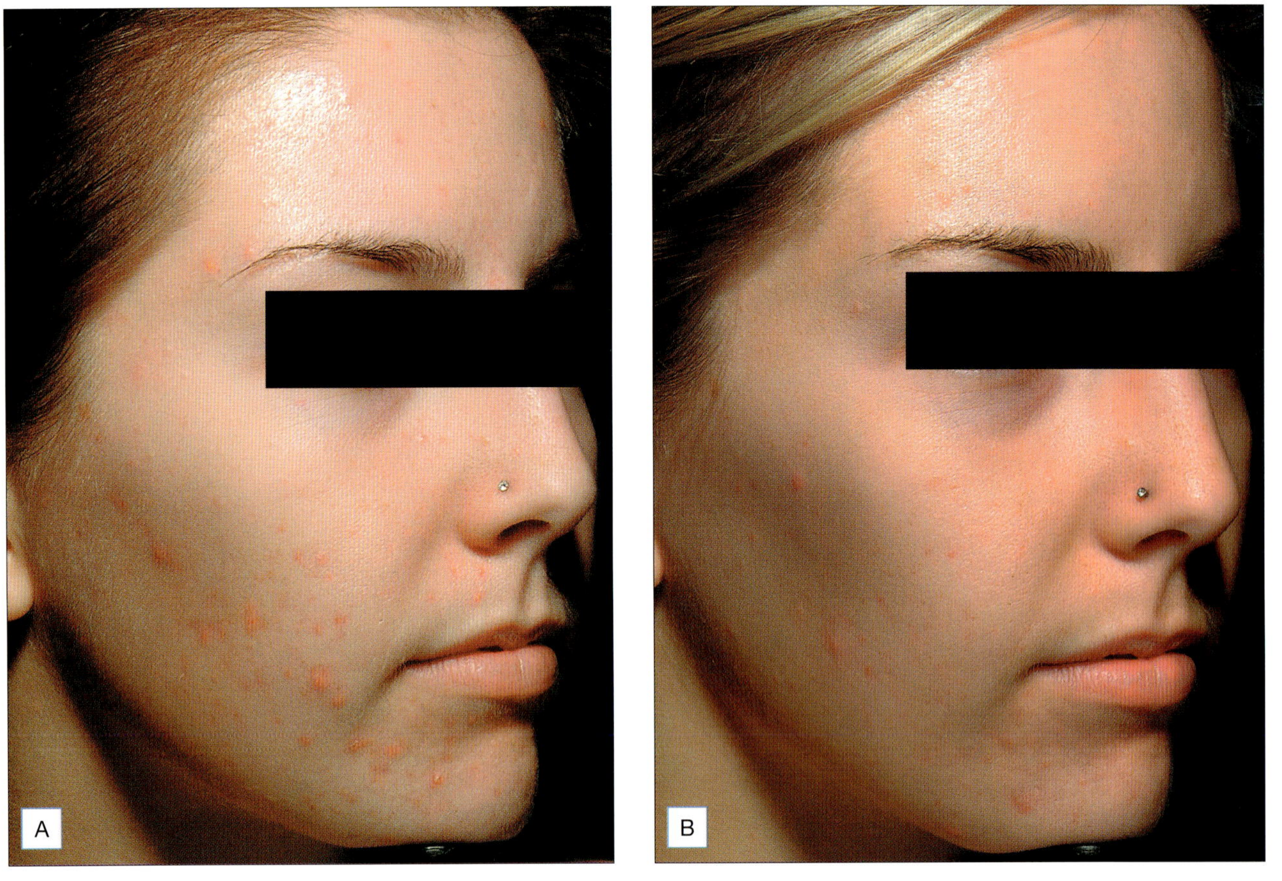

그림 3.16 여드름 치료 ThermaCool TC. (A) 전. (B) 3개월 후

부작용 및 합병증과 선택적 접근

기구 사용의 부작용으로는 치료 시와 치료 후의 불편함, 며칠간 지속되는 경도와 중등도의 부종, 신경차단술 부위의 멍, 강한 치료나 여러 번의 치료에 의한 피부 위축, 물집, 흉터 및 치료효과가 없는 경우 등이 있다.

안면 하부의 치료에서는 턱선과 목에서 경도와 중등도의 부종이 생기는데 이것은 7~14일간 지속된다. 때때로 귀앞이나 하악 부위에서 동통이 생길 수 있는데, 이것은 이부푸로펜으로 치료된다. 0.5~1 cm의 결절이 드물게 보일 수 있는데, 이것은 특별한 치료없이 2~4주 내에 없어진다(그림 3.14).

경험자들을 위한 고급 토픽

기타 부위와 여드름

얼굴 외 부위의 치료에서 피부의 탄력성 증가를 위해 하복부에서 치료가 행해지거나(임신 후, 지방흡입 후, 연령 증가에 따라)(그림 3.15), 또는 가슴이나 팔 또는 다른 부위에서 피부 탄력의 증가를 위해서 치료가 시도되었다. 얼굴 외의 부위에 대한 치료의 정확한 순서는 정해진 것이 없다. 그러나 여러 번의 패스 효과에 대한 평가가 이루어지고 있긴 하지만 한 번의 패스는 14~15.5(73.5~74.5)의 에너지 세팅에서 이루어져 왔다. 그렇지만 이것은 초기의 경험적인 자료이기 때문에 얼굴 이외의 치료는 좀 더 자료가 모아질 때까지는 숙련되지 않은 사람에게는 권유되지 않고 있다.

ThermaCool TC의 다른 치료 영역은 활동성 여드름에 관한 것이다. FDA의 여러 센터에서 현재 고주파의 split-face에 대한 비교가 행해지고 있다. 이것은 여러 명의 의사들에 의해 시행된 시험적인 연구를 기초로 하고 있다(그림 3.16).

검토사항

조직의 탄력성을 위해 사용되는 ThermaCool TC 고주파 기구는 가장 최근의 치료법으로 비절제 회춘술에서는 가장 뛰어날 것이다. 연구에 의하면 이 기기는 어떤 환자에게서 상당한 호전을 보여주고 있다.

치료의 위험성이 극히 낮으므로 이 기기는 큰 수술을 원치 않는 환자나 적극적인 시술을 원치 않은 중등도의 피부 탄력의 저하를 가진 사람에게 효과적인 대체 방안이다.

중요한 질문 중의 한 가지는 Thermage가 안면 재생에 어떤 역할을 할 것인가에 관한 것이다. 고주파가 피부를 탄력있게 하는 효과는 시장에 나와 있는 다른 기기에서는 얻을 수 없다는 것이 확실하다. 얼굴올림술도 그중 한 가지이지만 환자들은 시술 비용과 회복기간에서 거부감을 느낀다. 이러한 여러 가지 이유 때문에 Thermage 시술은 안면 재생의 중요한 한 분야가 될 것 같다.

광노화에 대한 효과와 기전 연구에서 두 가지 기본적인 요소가 있다.

1. 표면적인 (표피의) 구조적 변화(피부처짐)
2. 깊은 (진피, 진피하의) 구조적 변화(피부처짐)

Thermage가 피부 표피의 변화에 효과가 있기는 하지만 이것은 이차적인 효과인 것으로 보인다. 그러나 이 기술이 진피나 진피하에 깊은 영향을 미치는 것은 확실하다. Thermage는 이런 기능 때문에 활용도가 높다.

표피의 변화에 대한 치료(레이저 박피, 화학 박피, 색소 레이저, 광회춘)를 하는 기기들이 있고 표피의 리모델링이 가능한 여러 가지의 비절제성 레이저가 있다. 그러나 어떤 기종이나 기술도 비절제성으로 조직에 탄력성을 줄 수 있는 것은 없다. Thermage가 그 틈새를 확실히 매우고 있다. 피부가 쭈글쭈글해지는 것은 노화의 한 과정이므로 다른 형태의 안면 회춘의 후보자들은 거의 모두 역시 Thermage 치료의 후보자들이 될 수 있다. 고주파에 의한 피부 탄력의 증가는 다른 비절제성 레이저의 대체가 아니라 동반자가 될 수 있다. 예를 들어 Thermage나 다른 비절제성 레이저에서 이루어지는 진피의 리모델링에 있어서 여러 가지 중복된 것이 많다. 그렇지만 유일하게 Thermage만이 진피의 콜라겐을 앞에서 서술한 것과 같이 x, y, z축에서 탄력을 생성하는데 이것은 어떤 다른 비절제성 레이저에서도 관찰되지 않는다.

Thermage나 고주파가 미래에서 맡게 될 역할은 비교적 명확하다. 이것은 진피의 리모델링에서 가장 유용하며, 또한 이마, 뺨, 턱선, 목의 탄력성의 증가에도 좋다. Thermage와 다른 시술과의 병행으로 적극적이거나 침습적인 시술을 사용하지 않고는 불가능했던 광노화 환자의 치료가 가능하게 될 것이다.

참고문헌

Fitzpatrick R, Geronemus R, Goldberg D, Kaminer M, Kilmer S, Ruiz-Esparza J 2003 Multicenter study of noninvasive radiofrequency for periorbital tissue tightening. Lasers in Surgery and Medicine 33:232–242.

Hsu TS, Kaminer MS 2003 The use of nonablative radiofrequency technology to tighten the lower face and neck. Seminars in Cutaneous Medicine and Surgery 22:115–123.

Ruiz-Esparza J, Gomez JB 2003 Nonablative radiofrequency for active acne vulgaris: the use of deep dermal heat in the treatment of moderate to severe active acne vulgaris (Thermotherapy): a report of 22 patients. Dermatologic Surgery 29:333–339.

Tanzi El, Alster TS 2004 Improvement of neck and cheek laxity with a nonablative radiofrequency device: a lifting experience. Dermatologic Surgery 30:503–507.

Zelickson BD, Kist D, Bernstein E, et al 2004 Histological and ultrastructural evaluation of the effects of a radio-frequency-based nonablative dermal remodeling device: a pilot study. Archives of Dermatology 140:204–209.

4 레이저를 이용한 제모술

Laser hair removal

Christine C. Dierickx, Melanie C. Grossman

서론

레이저 제모술이 10년 전 처음으로 소개되었을 때 논쟁거리가 되었다. 결과적으로 레이저 제모술은 장기적인 제모에 있어서 수용할 수 있는 시술이 되었다. 전기분해술(electrolysis)은 작은 부위의 제모에는 유용하다. 그러나 보다 큰 부위의 제모치료는 어떤 어려움이 있다. 이 장에서는 레이저나 빛을 이용한 제모술에 대해서 가이드라인을 제시하고 과학적인 근거에 대해서 논의하고 기종에 따른 차이점을 검토할 것이다. 원하지 않는 모발은 다음 네 가지 범주로 나뉘어진다. 어떤 종류인지를 아는 것이 제모의 방법을 찾는데 도움이 된다.

1. 다모증(hypertrichosis)은 안드로겐에 의존하지 않는 모발 성장의 증가를 의미한다. 이것은 주로 페니토인, 사이클로스포린, 코티손, 페니실라민 등의 복용으로 생길 수 있다. 이것은 또한 포르피린증, 갑상선 질환, 종양, 영양 불균형 등 병의 한 형태로 나타날 수 있다.
2. 여성다모증(hirsutism)은 여성에게서 안드로겐의 영향으로 코밑, 뺨, 가슴 등에서 성모가 증가하는 것이다. 이는 안드로겐의 과다로 생기기 때문에 여드름, 남성형 탈모, 흑색 극세포증을 동반하기도 한다. 가장 흔한 원인으로는 여성 인구의 1~4%에서 보이는 다낭종성 난소질환이다. 급속한 다모증이나 안드로겐 과잉의 증상이 보일 때는 안드로겐 생성의 종양을 감별하기 위해서 DHEA-S를 포함한 호르몬 검사를 즉시 시행해야 한다.
3. 재건 수술에서 사용되는, 모발을 가지고 있는 이식된 조직은 특정한 기능을 방해하는 작용을 한다. 그러므로 수술 전에 이식될 조직에서는 제모가 행해져야 한다. 예를 들어 요도부의 재건을 위해서 시행한 myocutaneous 플랩에서 이런 문제가 생길 경우에는 요도를 막거나, 감염, 석회화 등을 유발할 수 있다.
4. 대부분의 사람들이 원하지 않은 모발에 대해서 상담을 하는데 이는 주로 미용적인 목적 때문이다. 얼굴이나 몸에 난 많은 모발은 어떤 사람들에게는 상당한 스트레스이다. 가장 흔히 치료받는 부위는 여자는 겨드랑이, 비키니 라인, 다리, 얼굴 등이며 남자는 가슴, 등, 어깨, 목, 귀 등이다.

환자 선택

영구적인 제모를 원하는 모든 이들은 레이저 제모의 시술 대상자로 여겨진다. 제모는 어린이부터 성인에 이르기까지 몸의 모든 부위에서 행해질 수 있다. 개인의 피부 타입, 모발 색깔, 피부결 등을 알아야 어떤 기기가 가장 적절하고 치료에 어떻게 반응할 것인지를 결정할 수 있다. 이상적인 레이저 제모의 대상자는 검고 거친 모발을 가진 사람이다. 최근의 기술로도 흰색 모발이나 연모의 제거를 완전하게 할 수 없다. 게다가 눈의 손상이 증가하고 있기 때문에 눈 주위에는 주의해야 한다. 항문 주위나 질 주위도 감염이 잘 되기 때문에 치료할 때 주의를 해야 한다. 위에서 언급한 바와 같이 어떤 약물의 복용이나 호르몬 불균형도 모발의 성장을 자극하기 때문에 영구 제모에 방해가 된다. 이상적인 환자는 밝은 피부톤에 검은 모발을 지닌 정상 호르몬 상태에 현실적인 기대를 갖고 있는 사람이다.

레이저 치료는 모낭 안에 색소성 모간이 존재 할 때 더 효과적이다. 그러므로 환자에게 치료 전에 뽑거나 왁스로 제모하는 것을 금지하도록 권유한다. 면도나 표백(bleaching), 또는 화학 제모제의 사용은 레이저 치료 전 대체 요법으로 받아들일 수 있다. 하얀 피부의 사람에게는 짧은 파장의 레이저(예를 들어 ruby 레이저)로 안전하게 시술할 수 있으며, 검은 피부에서는 장파장의 레이저가 더 안전하다. 표피의 보호를 위해서는 긴 펄스 지속시간과 냉각기가 필요하다. 선탠을 받은 사람은 선탠이 사라질 때까지는 치료를 피하도록 권유한다. 최근의 연구에서는 레이저 제모 후에 다시 자라는 모발이 다른 시술에 비해 적다고 보고되었다. 이것은 특히 피부 타입 Ⅲ-Ⅳ의 얼굴 가장자리에 검고 얇은 모발을 가진 여자에게서 흔히 일어난다. 레이저 치료로 인한 다모증이 치료받은 부위와 ⊥ 근접한 비치료 부위에 나타날 수 있다. 그렇지만 그 원인을 알 수 없기 때문에 치료 전에 이에 대한 얘기를 해두어야 한다.

기대효과

일반적으로 레이저 제모의 횟수는 1~3달 간격으로 5~7회 정도를 해주는 것이 가장 효과가 있다. 임상적으로 모발의 수가 줄거나, 얇아지거나 하얗게 변하거나 늦게 자라게 된다.

최근에 제모는 다음과 같은 방법으로 정의된다. '일시적인 모발 제거'는 주로 1~3개월 정도 걸리는 모발의 성장이 늦춰지는 것이며 이는 휴지기로 유도되는 것과 같다. '영구적인 모발제거'는 성모의 숫자가 치료 후에 급격히 줄어드는 것으로 이것은 치료받은 부위에서 모낭의 완전한 성장주기보다 더 오랫동안 지속된다.

또한 영구적인 모발 손상과 완전한 모발 손상이 확실히 구별되어야 한다. 완전한 모발 손상은 재성장하는 모발이 부족한 것(즉 재성장하는 모발의 숫자가 거의 영에 가까울 정도로 급격히 줄어드는 것)을 말한다. 완전한 모발 손상은 영구적인 것과 일시적인 것으로 나뉜다. 레이저 치료는 주로 완전한 모발 손상을 유도하지만 1~3개월 동안의 일시적인 손상을 일으키며 이후에 부분적이지만 영구적인 모발 손상이 뒤따른다.

결과의 범위는 다음과 같이 요약된다.

- 적어진 모발
- 가늘어진 모발
- 늦게 자라는 모발
- 밝아진 모발

환자들은 치료에서 서로 다른 기대감을 가진다(예를 들면 일시적인 치료 또는 영구적인 치료, 부분적인 치료 또는 완전한 치료). 모든 반응들이 임상적으로 중요하고 개별적으로 환자들에게 좋을 수 있다. 몇 개월간의 모발이 없는 피부를 만드는 성장지체 현상이 영구적인 모발 손상보다 더 많이 생긴다. 모든 레이저는 모든 모발색(백모 제외)과 모든 에너지에서 일시적인 모발 성장 저하를 보일 수 있다. 금발, 빨강, 회색 모발의 환자에게서 영구적인 모발수의 저하를 보일 수 있지만, 이런 모발수의 저하는 1~3개월 간격으로 계속적인 치료가 병행되어야 유지가 된다.

레이저 제모술은 1996년 FDA에 의해서 승인되었으며 안전성과 실효성을 가지고 있다. 시술을 주의깊게 하고 피부 타입을 정확히 알고 있다면 부작용은 거의 없다. 가장 흔한 부작용은 일시적인 색소성 변화이다.

영구적인 제모에서 효과는 주로 모발색과 에너지에 달려있다. 장기적으로 관리된 모발의 숫자는 매 치료 시 20~30%의 모발 손실을 보이므로 영구적인 제모를 위해서는 반복적인 치료가 필요하다. 연구에서는 밝은 피부색과 검은 모발을 지닌 이상적인 환자의 경우에는 적절한 기구를 사용할 때 80~89%의 모발을 제거할 수 있다는 것을 보여준다. 다른 기종(장파장의 ruby, alexandrite, Nd:YAG, Diode, IPL)의 비교에서 모든 기종에서 효과적인 제모가 됨을 알 수 있다.

어느 정도의 에너지를 견디는가는 표피 색깔에 따라 다르다. 밝은 피부에 검은 모발을 가진 경우에 가장 쉽게 치료된다. 검은 피부를 가진 환자의 치료는 좀 더 위험하다. 밝은 피부에서는 어떤 제모 기구도 안전하고 효과적이지만 검은 피부에선 냉각기와 함께 사용할 때 좀 더 장파장과 펄스 지속시간이 안전하다. Nd:YAG 레이저가 검은 피부에서 좀 더 효과적이지만 영구적인

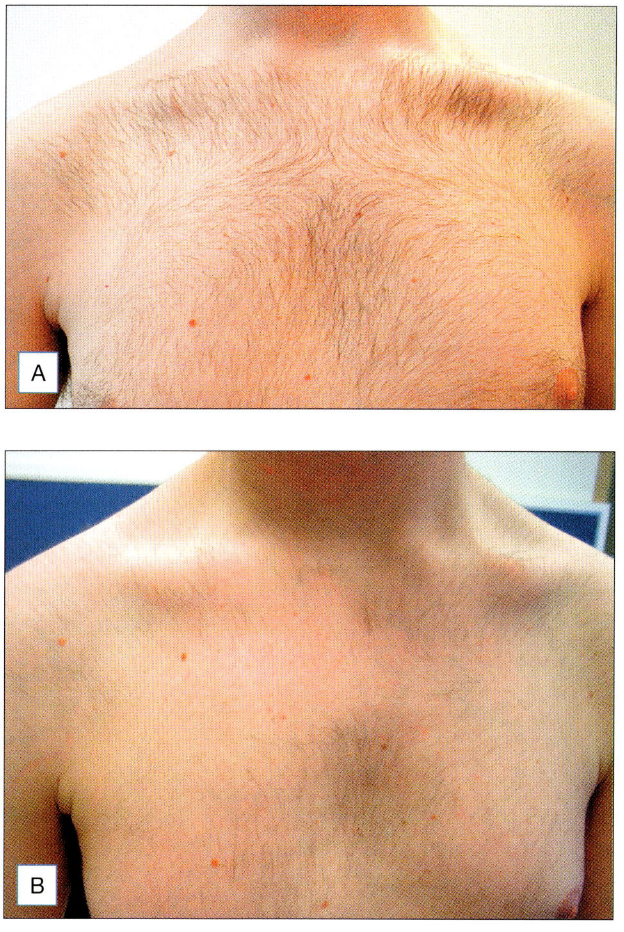

그림 4.1 (A) IPL 치료 전. (B) IPL 4회 치료 후(제모)

제모에서는 비효율적이다. 최근에 자외선에 노출된 환자에게는 레이저 치료 전에 표백제와 일광차단제를 바르거나 자외선을 피하는 것이 전처치로 권유된다.

치료 부위에 따라서 치료 횟수가 달라지는 것은 잘 알려져 있지 않다. 1회의 치료로도 영구적인 제모가 가능할 수 있는 반면에, 어떤 경우에는 제모 효과가 나쁘게 나타나는데 그 이유는 잘 알려져 있지 않다. 그렇지만 대부분의 환자에게서는 반응이 좋은 편이다.

가끔 새로 자라는 모발이 더 가늘어지거나 더 밝아지는 양상을 보이는데 이것은 모발의 직경을 재거나 색깔을 측정해 보면 알 수 있다. 이것은 또한 전반적인 미용 결과에 도움을 줄 수 있는데 다모에 대한 임상적 효과는 절대적인 모발의 수뿐만이 아니라 색조 · 길이 · 직경에 의해 규정되기 때문이다.

동물실험에서 ruby 레이저의 치료 시 모낭의 파괴가

제모의 방법

I Photothemal destruction(광열성 손상)
- Normal mode ruby lasers (694 nm)
- Normal mode alexandrite lasers (755 nm)
- Pulsed diode laser (800 nm)
- Long pulsed Nd:YAG lasers (1064 nm)
- Intense pulsed light source (590–1200 nm)

II Photomechanicals destruction(광기계적 손상)
- Carbon suspension–Q–switched Nd:YAG laser
- Q–switched Nd:YAG lasers

III Photomechanicals destruction(광화학적 손상)
- Photodynamic therapy

Box 1.1 제모의 방법

모발 성장 주기에 영향을 미치는 것으로 증명되었다. 생장기의 모발은 정상 모드의 ruby 레이저의 노출 후에 민감한 반면 퇴행기와 휴지기의 모발은 레이저 치료에 저항한다. 그렇지만 사람에게는 레이저 제모술의 효과는 모발 주기에 영향을 받는 것 같지는 않다. 동물 모델에서와 달리 사람의 모낭에는 선택적인 반응을 할 수 있을 만큼의 멜라닌이 각 주기별로 충분히 존재한다.

치료 전략에 대한 개요

조직학적으로 모간은 모낭의 깊은 부위 피부, 표면의 2~7 mm 아래에 위치하는 줄기세포가 빠르게 분리되면서 생성되는 것으로 추정되었다. 그렇지만 최근의 결과는 모낭의 줄기세포는 주로 바깥뿌리집(outer root sheath)에 위치하며 모구(bluge)라 불리우는 지역에, 즉 기모근(arrector pili muscle)이 붙어있는 표피밑 1.5 mm 아래에 위치한 것으로 나타났다. 그러므로 모구와 모근이 영구적인 모낭파괴에서 중요한 목표가 된다.

광선으로 모낭을 잠재적으로 파괴할 수 있는 방법에는 세 가지가 있다. (국소 가열로 인한)열성법, (충격파 또는 심한 공동화로 인한)기계적 방법, (단관체 산소 또는 자유 라디컬과 같은 독성 매개물로 인한)광화학적 방법이 그것이다. 이런 모든 방법은 제모를 위해 연구되어 왔다(Box 4.1).

광열성 손상 (Photothermal destruction)

광열성 손상은 선택적 광열분해(photothermolysis)에 근거한다. 이 원리에 따르면 목표의 열 이완 시간보다 짧거나 동일한 시간에 충분한 파장 에너지가 목표에 우선적으로 흡수되면서 전달될 때 착색된 목표 조직에서 선택적 열성 손상이 일어날 수 있다.

정상모드의 694 nm ruby 레이저, 정상모드의 755 nm alexandrite 레이저, 800 nm 파장의 diode 레이저, 장파장 1064 nm Nd:YAG 레이저 그리고 필터 섬광등 기술은 단독으로 또는 고주파에서 발생하는 전기에너지와 결합해 이 메커니즘에서 이용된다.

가시광선이나 그 근접파장에서 멜라닌은 모낭을 목표로 한 자연적인 발색단(chromophore)이다. 레이저나 다른 광선들이 적절한 파장을 내면 이것은 진피 깊은 곳에 있는 멜라닌에 선택적으로 흡수된다. 깊게 위치한 모간과 모낭의 표피, 멜라닌을 가진 매트릭스는 600~1100 nm 지역에 위치한다. 그렇지만 표피의 멜라닌은 부위에 따라 경쟁적으로 흡수된다. 표피의 선택적 냉각이 이런 손상을 줄일 수 있다. 냉각은 다양한 방법, 냉각 겔, 냉각 스프레이, 냉각기 등에 의해 이루어진다.

레이저 파장의 폭도 중요한 역할을 하는데 이것은 열 전달 이론에 의해 제시되었다.

레이저 파장의 열 전달은 적절한 광학에너지가 흡수된 미시적인 부위 주변까지 전해진다. 한정된 공간에서 열성 손상을 얻기 위해서는 펄스의 지속시간은 모낭의 열이완 시간보다 짧거나 같아야 한다. 사람의 성모 모낭에서의 열이완 시간은 측정하지는 않았지만 10~50 ms로 추정된다. 따라서 제모 기구들은 밀리세컨드(millisecond)단위에서 펄스 지속시간을 갖는다.

때때로 실제적 목표는 색깔을 띠지 않을 수도 있으며 이것은 색소성 구조에서 떨어져 있을 수도 있다. 예를 들어 모낭의 줄기세포는 바깥뿌리집에 존재한다. 이 세포들은 색소를 가지고 있지 않으며 색소를 띤 모간에서 떨어져 있지만 영구 제모에서 중요한 목표가 된다. 따라서 열성손상시간(TDT)의 개념은 모낭의 경우에서 제시되고 있다. 모간의 열 이완 시간보다 펄스가 길면 열성손상을 받기 쉬우며 모낭의 줄기세포에서 손상이 생기기 쉽다. 100 ms 이상의 초장파장(super long pulse) 가열은 장기적인 제모에서 적용된다.

광기계적 손상 (Photomechanical destruction)

광기계적 손상은 Q-switched 레이저에 의한 국소적인 '폭발'로 일어난다. 열의 공간 제한과 결과적인 열성 또는 광기계적 손상은 레이저 펄스의 폭과 밀접하게 연관되어 있다. Q-switch 레이저 펄스는 멜라노좀 단위에서 열의 공간 제한에 의해 모낭 안의 개별적인 색소 세포에 효과적으로 손상을 주는데, 이 열의 공간 제한은 Q-switch ruby 레이저 펄스 후에 동물에게는 염증을 유발시키지만 제모는 되지 않는다. 이러한 반응과 일치해서 영구적인 모발 손상없이 일시적인 모발 손상이 Q-switch 레이저 치료 후 사람에게 나타난다고 보고되었다. 문신 제거를 위해 Q-switch ruby 레이저와 Nd:YAG 레이저가 10년 동안 폭넓게 사용되었음에도 불구하고 이런 보고가 나왔다.

모발의 광화학적 파괴는 소위 '언광(softlight)' 기술에 의해 시도되었다. 이 방법은 피부에 이산화탄소 가루를 바르고 비교적 낮은 에너지의 Q-switched Nd:YAG 레이저 광선(1064 nm, 10 Hz, 10 ns 펄스 지속시간, 7 mm 점 크기)을 사용한다. 레이저 제모를 위해서는 좀 더 높은 에너지를 가진 1064 nm Q-switched Nd:YAG에 대한 연구도 이루어졌다. 그러나 이런 매우 짧은 펄스가 모낭을 목표로 할 때 발색단(멜라닌)이 아주 빠르게 가열된다. 이것은 광음향 충격파를 발생시켜 국소적인 멜라닌 세포의 광기계학적 손상을 유발하지만 완전한 모낭의 파괴는 없다.

모낭의 광화학적 손상

광역학 치료는 빛과 광민감물질을 이용해서 광화학적 반응을 유발하여 치료 효과를 보는 것이다. 바르는 aminolevulinic acid(ALA)을 이용한 제모 연구가 있다. 12명의 지원자에게 630 nm의 광선을 조사하고 ALA를 바른 후 3시간이 지나서 목표가 40% 가까이 모발 손실이 되었다고 보고되었다. ALA는 포르피린의 전구물질로 이것은 표피나 모낭의 상피에서 유래한 세포에 의해 급속히 선택적으로 protophorphyrin Ⅸ (PPⅨ)로 변한다. 광자를 흡수하여 PPⅨ는 효과적으로 활성화된 triplet 상태로 변하게 되고 이것은 단관체 산소(singlet oxygen)가 된다. 단관체 산소는 강력한 산화제로 작용하여 세포막과 단백질에 손상을 준다. 이것이 광역학 반응이다. 다른 포르피린이나 클로린, 프탈로시아닌, 푸르피린, 페노시아진 색소 등이 광역학 물질(phtodynamic agent)로 작용할 수 있으며 광역학 치료를 위한 약물로 개발 중이다. ALA와 위의 다른 약들이 제모에 좋은 효과를 보일 가능성이 있다. 이런 시도는 색소가 없는 모발에서 효과적인 치료법이 될 수 있다.

치료 접근

최초의 제모용 레이저는 1996년도에 판매되었다. 요즘은 장파장의 ruby, alexandrite, Diode, Nd:YAG 레이저와 IPL 등이 사용되고 있다. 현재의 많은 레이저들은 의사들에게 다양한 시술 방향을 제시해 주고 있다. 레이저나 다른 기구를 이용하여 제모를 할 때, 환자의 모발색 · 모발 타입 · 모발의 수 · 피부색 · 호르몬 인자, 그리고 해부학적인 위치 등을 고려하여 시술해야 한다. 이 시술에서 다양한 인자들을 결정하기 위해서는 다음의 일반적인 접근이 이용된다.

- 적절한 환자를 선택하기 위한 병력이 갖추어져야 한다.
- 피부 색조와 피부 상태, 모발의 색조와 모발의 직경, 모발 밀도에 대한 이학적 검사가 행해져야 한다.
- 치료 전 환자에게 모발 관리와 피부 관리에 대한 교육을 실시한다.
- 피부와 모발에 따라 치료 가이드라인을 정해야 한다.
- 치료 후 적절한 처치가 행해져야 한다.

주 결정요인

처음으로 환자를 볼 때는 우선 환자의 피부 타입, 모발 색조, 거친 정도를 고려하여야 하는데, 어떤 치료기가 가장 이상적인지를 결정하고 치료에 대한 반응도 예측해야 하기 때문이다(표 4.1). 위치와 과도한 모발의 밀도도 고려되어야 한다.

환자 상담

환자의 병력을 얻을 때는 최선의 결과를 얻을 수 있는 정보이어야 한다. 환자의 기대치, 복용약, 흉터의 병력, 국소감염, 그 이전의 제모 치료, 내분비적인 정보, 최근의 선탠, 환자의 취미 등이 필수적이다. 활동성의 감염이 있는 경우에는 치료하지 않는다. 최근의 포도구균성 감염이나 헤르페스 감염이 있는 경우에는 재발을 막기 위한 적절한 예방이 이루어져야 한다. 켈로이드나 비대 흉터의 병력이 있는 경우에는 절대적인 금기사항은 아니지만 치료 시에 좀 더 조심스럽게 행해져야 한다. 이소트레티노인을 복용한 환자에 대한 레이저 치료의 안전성은 보고된 적은 있지만 아직까지 논란 중이다. 미녹시딜을 사용하거나 이 약을 사용한 배우자를 가진 환자에게 이 약의 자극적 효과에 의해 제모의 시도가 방해받을 수 있다는 것을 알려줘야 한다. 호르몬 치료를 받고 있거나 다른 내분비질환이 있는 경우에는

상이한 제모 기구의 특성과 효과

레이저 및 광원 치료의 기대 효과	피부타입	모발 색깔	모발 직경
정상모드, 루비, 장기 모발제거	I – II	검은색에서 밝은 갈색	가늘고 굵음
정상모드, alexandrite, 장기모발제거	I – IV	검은색에서 밝은 갈색	가늘고 굵음
pulsed diode, 장기모발제거	I – IV	검은색에서 밝은 갈색	굵음
정상모드, Nd:YAG, 장기모발제거	I – VI	검은색	굵음
Q-switched Nd:YAG, 일시적 모발제거	I – VI	검은색에서 밝은 갈색	가늘고 굵음
IPL, 1064nm cut-off으로 장기모발제거	I – VI	검은색에서 밝은 갈색	굵음

표 4.1 상이한 제모 기구의 특성과 효과

레이저/펄스 광선 제모의 관련 이력

- 모발과다증을 일으키는 환경의 존재
  - 호르몬
  - 가족
  - 약물(예. 코르티코스테로이드, 호르몬, 면역억제제 또는 배우자의 미녹시딜 복용)
  - 종양
- 국소적 또는 재발되는 피부 감염의 병력
- 단순 헤르페스, 특히 구순 헤르페스의 병력
- 성기 헤르페스의 병력, 음부와 비키니 부위 치료 시 중요
- 켈로이드/비대 흉터의 병력
- 백반증과 건선과 같은 쾨브너형 피부 이상의 병력
- 이전 치료 유형-방법, 빈도, 마지막 치료 날짜, 반응
- 최근의 선탠이나 햇볕 그을림 노출 또는 light cabinet
- 모발 재성장 시작(최근)
- 문신 또는 모반 출현
- 환자의 기대
- 치료를 방해하는 환자의 취미나 습관
- 현재 투약:
  - 광민감성 투약:
  - 과거 Accutane 복용
  - 골드요법:

Box 4.2 레이저/펄스 광선 제모의 관련 이력

제모 시술에서 제한이 있을 수도 있다. 골드로 관절염을 치료받는 환자에게서 Nd:YAG 레이저로 제모를 할 때 치료 후 피부가 녹색으로 변했던 보고가 있다. 이런 경우에는 다음의 레이저 치료로 결과적으로 미용적인 효과를 볼 수 있다는 것을 명심해야 한다. 그러므로 골드 치료에 노출된 환자의 치료에게서는 주의가 필요하다. 백반증이나 건선이 있는 경우에는 치료 후에 질환이 심해지는 쾨브너 현상이 보이기도 하지만 임상적으로 드문 경우에 속한다. 실제 예전의 연구에서 백반증에서 남은 색소 부위를 없애기 위한 장파장의 레이저 치료는 여러 번의 시도로도 성공하지 못했다. Q-switched 레이저는 문신 위에 존재하는 모발을 제거할 때는 사용을 피해야 한다. 예전의 제모 치료 방법들과 이런 치료 방법들에 대한 반응은 초기의 상담에서 기록되어야 한다. 결론적으로 환자는 그들의 모발이 자라기 시작한 시기에 대한 질문에 주의 깊게 답해야 하며 알려져 있지 않은 의학적 문제에 대해서 평가받아야 한다(Box 4.2).

치료기술

시술 전 관리

치료 6주 전

연구에서 모발이 뽑힌 부위보다는 면도한 부위가 더 제모에 효과적인 것으로 보아서 색소를 띤 모간 자체가 빛을 흡수하는데 중요한 역할을 하는 것 같다. 그러므로 제모를 원하는 사람들은 모발을 뽑거나 왁싱을 하거나 전기 분해를 해서는 안 된다. 면도를 하거나 제모 크림을 바르는 것은 레이저 제모의 결과에 영향을 미치지는 않는다.

다양한 범위의 일광차단제를 권유한다. 자외선 노출 부위의 제모가 계획되어 있으면 자외선 차단이 이루어져야 한다. 3% 하이드로퀴논이나 0.025% 레티놀, 2% 하이드로코티손을 시술시점과 가까운 시기에 자외선에 노출된 검은 피부의 환자에게 권한다.

레이저 치료 전날

환자는 치료받을 부위를 면도해야 한다. 제모 부위가 면도하기가 용의하지 않을 때는 제모크림을 사용해야 한다. 대체적으로 의사가 진찰 후에 제모하는 날에 면도를 행하기도 한다. 조비락스나 팜비어 등의 항바이러스제로 예방 치료가 이루어지기도 한다.

치료 당일

치료받은 부위는 깨끗하게 닦고 화장을 지운다. 필요하다면 치료 1~2시간 전에 마취 크림을 두껍게 도포한 다음 플라스틱 랩으로 씌운다. 만약 치료 당일 면도를 했다면 치료 전에 마취 크림을 바른다.

레이저와 광원 기술의 장비 (표 4.2)

내인성 발색단 (Endocrine chromophore)

694 nm ruby 레이저

Ruby 레이저에는 세 가지 기종이 제모에 사용된다. 이것은 E2000, EpiPulse ruby, RubyStar이다(표 4.2). 694 nm에서 멜라닌의 흡수가 가장 높기 때문에 ruby 레이저는 피부 타입 Ⅰ~Ⅲ인 하얀 피부의 검은 모발에 가장 효과적으로 적용된다.

레이저와 광원 기술							
Light source	Wavelength (nm)	System name	Pulse duration	Fluence (J/cm^2)	Spot size (mm)	Repetition rate	Other features
Long pulse ruby	694	E2000 (Palomar)	3–100 ms	10–40	10,20	1 Hz	Cooling handpiece 0–10℃ Fiber delivery Photon recycling
		Epitouch Ruby (Sharplan)	1.2 ms	10–40	3–6	1.2 Hz	Triple pulse technology
		Ruby Star (Aesclepion–Meditec)	4 ms	Up to 35	Up to 14	1 Hz	Dual mode May also be Q–switched
		Sinon (Wavelight)	4 ms	Up to 30	5,7,9	0.5–2 Hz	Cold air unit May also be Q–switched
Long pulse alexandrite	755	Apogee (Cynosure)	0.5–300 ms	25–50	5,10,12,15	3 Hz	Cold air or integrated cooling
		Gentlelase (Candela)	3 ms	10–100	6,8,10,12,15,18	Up to 1.5 Hz	Dynamic cooling device
		Epitouch ALEX (Sharplan)	2–40 ms	Up to 50	5,7,10	1 Hz	Scanner option
		Ultrawave II/III (Adept Medical)	5–50 ms	5–55	8,10,12	1–2 Hz	Available with 532nm and/or 1064nm Nd : YAG
		Epicare (Light Age)	3–300 ms	25–40	7,9,12,15	1–3 Hz	
		Arion (WaveLight)	1–50 ms	Up to 40	6,8,10,12,14	Up to 5 Hz	Cold air unit
Diode laser	800	LightSheer (Lumenis)	5–400 ms	10–100	9×9, 12×12	Up to 2 Hz	Cooling handpiece
		Apex–800 (Iridex)	5–100 ms	5–60 (600 W)	7,9,11	Up to 4 Hz	Cooling handpiece
		SLP1000 (Palomar)	5–1000 ms	Up to 575J	12	Up to 3 Hz	SheerCool triple contact cooling, photon recycling
		MedioStar (Aesclepion–Meditec)	50 ms	Up to 64	10,12,14	Up to 4 Hz	
		F1 Diode Laser (Opusmed)	15–40 ms	10–40 J	5,7	4 Hz	

표 4.2 레이저와 광원 기술

레이저와 광원 기술							
Light source	Wavelength (nm)	System name	Pulse duration	Fluence (J/cm^2)	Spot size (mm)	Repetition rate	Other features
Q−switched Nd : YAG	532/1064	Softlight (Thermolase)	12−18 ns	2.5−3	7	Up to 10 Hz	Only 1064 nm
		MedLite C6 (Hoya/ConBio)	<20ns	Up to 12	3,4,6,8	Up to 10 Hz	532 and 1064 nm
Long−pulsed Nd : YAG	1064	CoolGlide (Cutera)	0.1−300 ms	Up to 300	3,5,7,10	Up to 2 Hz	Contact precooling
		Lyra (Laserscope)	20−100 ms	5−900	10		Contact cooling Photon recycling
		Ultrawave I/II/III (Adept Medical)	5−100 ms	5−500	2,4,6,8,10,12	1−2 Hz	Available with 532 nm Nd : YAG and/or 755 nm Alexandrite
		Athos (Quantel)	3.5 ms	Up to 80	4	Up to 3 Hz	
		Gentle Yag (Candela)	0.25−300 ms	Up to 600	1.5,3,6,8,10, 12,15,18	Up to 10 Hz	Cryogen spray optional
		Varia (CoolTouch)	300−500 ms	Up to 500	3−10		Pulsed cryogen cooling with Thermal Quenching
		Acclaim 7000 (Cynosure)	0.4−300 ms	300	3,5,7,10,12	5 Hz	Cold air or integrated cooling
		Smartepil II (Cynosure)	Up to 100 ms	16−200	2.5,4,5,7,10	6 Hz	Smart cool scanner
		Dualis (Fotona)	5−200 ms	Up to 600	2−10		
		Vasculight Elite (Lumenis)	2−16 ms	70−150J	6	0.33 Hz	Combined with IPL
		Profile (Sciton)	0.1−200 ms	Up to 400			Combined with erbium
		Mydon (WaveLight)	5−90 ms	10−450	1.5, 3,5, 7, 10	1−10 Hz	Contact or air cooling

표 4.2 계속. 레이저와 광원 기술

레이저와 광원 기술							
Light source	**Wavelength (nm)**	**System name**	**Pulse duration**	**Fluence (J/cm^2)**	**Spot size (mm)**	**Repetition rate**	**Other features**
Intense pulsed broadband light source	590–1200	EpiLight (Lumenis)	15–100 ms	Up to 45	10x45, 8x35	0.5 Hz	Contact cooling Multiple pulsing
	695–1200	Quantum HR (Lumenis)	15–100 ms	25–45	34×8 mm	0.5 Hz	
	400– 950	Ellipse (DDD)	0.2–50 ms	Up to 21	10×48	0.25 Hz	Dual mode filtering technique
	400–1200	PhotoLight (Cynosure)	5–50 ms	Up to 16	46×18		Xenon pulsed lamp
	500–1200	Estelux (Palomar)	10–100 ms	4–40	16×46	Up to 1	Fast coverage rate Coolroller cooling
	550–900	ProLite (Alderm)		10–50	10×20,20×25	0.5 Hz	FLP (Fluorescent Pulsed Light)
	400–1200	Spatouch (Radiancy)	35 ms	Up to 7	22×55	0.25 Hz	Light Heat Energy (LHE)
	510–1200	Quadra Q4 (Derma Med USA)	48	10–20	33×15		Quad Pulsed Light System
	510–1200	SpectraPulse (Primary Technology)	3 X 12 Pulse delay: 4 & 5 resp	10–20	15×33		Light Energy Recycling (LER)
IPL+Nd : YAG	515–1200	VascuLight Elite (Lumenis)	0.5–25	3–90	35×8		Contact cooling/ combined with 1064nm
	400–1200	StarLux (Palomar)	5–500	Up to 30	16×46		
ELOS technology	Optical energy (580–980nm) combined with electrical energy radiofrequency	Aurora DS (Syneron)		Light energy 10–30 RF energy 5–20 J/cm^3	12×25	0.7 Hz	Cooling (5–20℃ on skin surface) combined with skin impedance control

표 4.2 계속. 레이저와 광원 기술

E2000(Palomar, Burlington, MA, USA)은 사파이어 냉각된 핸드피스(Epiwand)가 표피를 보호하기 위해서 사용한다. 사파이어 렌즈는 활동적으로 0에서 -10°C의 온도로 냉각되며 이것은 직접적으로 피부에 닿게 된다. 공기방식에 비해 사파이어는 레이저 치료 전, 치료 중, 치료 후에 표피로부터 열을 전달시킨다. 이 레이저는 빔을 피부에 전달하고 적절한 매칭에 의해서 내부에서의 반사작용을 방지한다. 게다가 피부 냉각에서 Epiwand 사파이어 핸드피스는 확연한 장점을 가진다. 이 사파이어 렌즈는 빔을 집중하여 진피에 전달하는 에너지를 최대로 한다. 이 렌즈의 표면은 피부에 압력을 가해 피부를 변형시키며 표피와 깊은 모낭구조 사이의 거리를 줄인다. 게다가 렌즈의 압력이 피부 밑의 혈관들을 압박하여 에너지가 헤모글로빈에 의해 흡수되는 것을 최소화한다. 빛은 섬유를 통해서 전달되는데 여기에는 두 가지 다른 spot size가 이용된다(10, 20 nm). retroreflector가 핸느피스 안에 있어서 이것이 광사의 재순환을 가능하게 하여 충분한 에너지를 전달한다. 피부 타입과 모발의 굵기에 따라 단일펄스(3 ms)나 이중펄스(100 ms, i.e, two 3ms pulses, delivered with a delay of 100 ms)가 선택된다.

Epiplus 장파장의 ruby 레이저는 삼중펄스(triple pulse) 기술을 도입했는데 펄스의 간격은 10 ms이다. 이런 기술은 손상이 생기지 않도록 표피의 온도는 유지시켜주면서 모낭의 온도를 충분히 올려 파괴를 유발한다. 이런 기술들은 검은 피부에서도 사용을 가능하게 해준다. 표피의 냉각은 두꺼운 냉각 겔을 이용하며 얇은 레이저 aligning sheet가 냉각 겔의 가장 위쪽에 놓여지는데, 레이저빔을 적절한 위치에 놓이게 하여 원하는 부위에 균일한 레이저 시술이 가능하게 한다.

RubyStar는 접촉성 냉각을 가지는 이중모드의 ruby 레이저이다. 이것은 정상모드로 제모뿐만 아니라 Q-switched 모드로 문신의 제거에도 사용할 수 있다. 레이저 에너지가 전달되기 전에 핸드피스가 미리 냉각되어 사용된다.

755 nm alexandrite 레이저

몇 가지의 장파장 alexandrite 레이저(755 nm)가 제모에 최근 이용되고 있다. 이 장파장에서 투과의 깊이 때문에 표피보다 진피에 축적되는 에너지의 비율이 높다. 그러므로 검은 피부에서도 표피 손상이 적을 수 있다. alexandrite 레이저에는 5개의 서로 다른 기종이 있다(표 4.2). 여기에는 Apogee(Cynosure, Chelmsford, MA, USA), Epitouch ALEX(Lumenis, Santa Clara, USA), Ultrawave Ⅱ~Ⅲ(Adept Medical, Rancho Santa Margarita, CA, USA) and Epicare(LightAge, Somerset, NJ, USA) 등이 있다.

Apogee 레이저는 5와 40 ms 사이의 펄스 지속시간과 50 J/cm^{2}의 에너지를 가진다. 냉각 핸드피스(SmartCool)에서 치료 부위에 연속적으로 찬공기를 분사한다. Epitouch ALEX는 빠른 반복 비율(5 Hz)을 가지고 스캐너에 의해서 40×40 mm^{2}의 넓이를 6초 내에 시술할 수 있다. Gentlelase에는 표피를 보호하기 위한 다이나믹 냉각기가 있다. 이 다이나믹 냉각기는 짧은(5~100 ms) 냉각 스프레이를 사용하는데 전기로 조절된 밸브에 의해서 사용되며 그 냉각 스프레이의 양은 분사되는 시간에 따라 정해진다. 액체의 냉각 물질이 피부 표면을 자극하고 증발하게 된다. 이것은 피부의 온도를 낮추는 가장 빠르고 효과적인 방법이다. Epicare 레이저는 찬공기 방식의 냉각기를 가지는데 스마트스크린 소프트웨어에 의해서 치료 프로토콜과 기록을 보존하게 된다. Ultrawave Ⅱ, Ⅲ는 755와 1064 nm의 파장을 가지며 모든 타입에서 원하지 않는 부위의 제모에 적합하다.

800 nm Diode 레이저

2900 W의 강한 에너지를 가진 Diode 레이저(LightSheer, Lumenis, Santa Clara, CA, USA)는 제모에서 가장 보편적인 레이저이다. 오랜기간 연구에서 800 nm의 Diode 레이저는 검은 성모에 매우 효과적이며 영구 제모가 많은 환자에게서 가능하다. 이 레이저는 800 nm로 운행되고 5~500 ms의 파장 폭을 가지고 12×12 mm spot의 2 Hz의 반복 속도로 10~60 J/cm^{2}의 에너지를 전달하는 접촉냉각 방식이다. 장파장과 적극적인 냉각, 긴 파장 폭 등으로 인해서 검은 피부에서 ruby나 alexandrite보다 더 안전하게 사용된다.

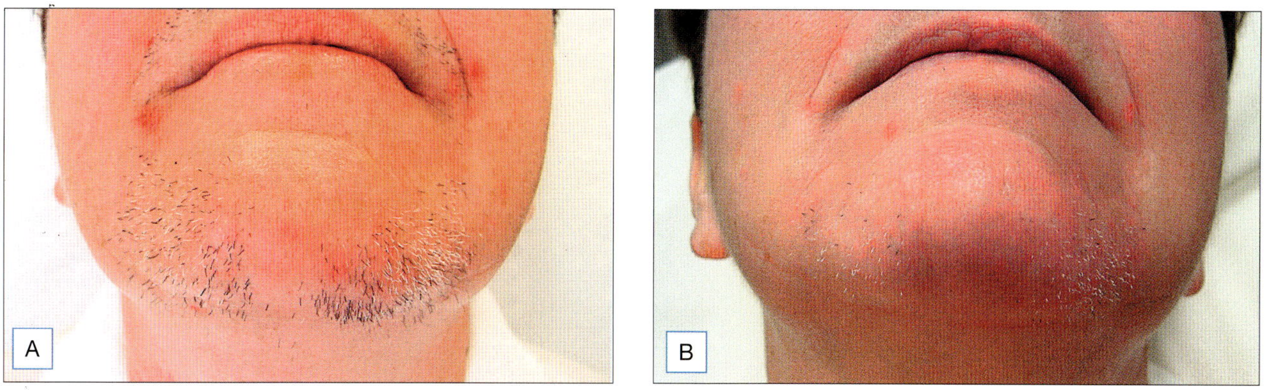

그림 4.2 검고, 색이 있는 털에는 효과가 있는 반면 흰털에는 제모 레이저가 효과가 없음. (A) 치료 전. (B) 치료 후

여러 가지 종류의 800 nm의 Diode 레이저를 이용할 수 있다(표 4.2).

Q-switched 1064 nm Nd:YAG 레이저

고에너지의 Nd:YAG 레이저(MedLite IV, Conbic, Santa Clara, CA, USA)가 제모에 이용되고 있다. 이 레이저는 매우 짧은 펄스 지속시간을 가지고 4 mm spot, 10 Hz, 8~10 J/cm^{2}의 에너지를 가진다. 매우 속도가 빠르므로 넓은 범위를 제모할 때 시술 시간을 줄여준다. 장파장은 검은 피부 타입에 유리하다. 이는 모발의 성장 저하에 영향을 미치지만 장기적인 제모에는 비효과적이다.

장파장의 1064 nm Nd:YAG 레이저

다양한 종류의 장파장 Nd:YAG 레이저(1064 nm 장파장)는 모든 피부 타입의 제모에 사용되고 있다(표 4.2).

이러한 레이저에는 Lyra(Laserscope; San Jose, CA, USA), Cool Glide(Cutera; Brisban, ca), Ultrawave Ⅱ-Ⅲ(Adept Medical, Rancho Santa Magarita, CA), Profile(Sciton, Palo Alto, CA, USA), SmartEpil Ⅱ와 Acclaim(Cynosure, Chelmsford, MA,USA), Athos(Quantel, Les Ulis Cedex, France), Dualis(fotona, Ljublajana, Slowenie), Varia(CoolTouch, Roseville, CA, USA), Mydon (Wavelight, Erlangen, Germany), 그리고 GentleYAG(Candela, Wayland, MA, USA) 등이 포함된다.

장파장의 Nd:YAG 레이저는 모낭 깊숙히 침투하는 1064 nm 파장을 방출한다. 이 파장에서 멜라닌 흡수가 감소되면서 적절한 모발 손상을 유발할 높은 에너지가 필요하다. 그렇지만 표피 냉각기와 결부된 이 파장에서는 멜라닌의 흡수가 적기 때문에 장파장의 Nd:YAG 레이저는 피부 타입 Ⅵ까지의 검은 피부의 제모에도 안전하게 사용할 수 있다. 이 기종은 검은 피부에서 흔히 보이는 가성모낭염(pseudofolliculitis barbae)의 치료에도 사용할 수 있다.

IPL

IPL이 제모에 사용되기 시작했다(EpiLight, Lumenis, Santa Clara, CA, USA; Ellipse, Danish Dermatologic Development, Hørsholm, Denmark). 광원에 적절한 필터를 놓음으로써 590~1200 nm 파장의 에너지가 생성될 수 있다. 차단(cut-off) 필터를 사용해서 단파장을 없앰으로써 좀 더 깊이 침투할 수 있는 파장을 방출할 수 있다. 펄스 지속시간은 1천분의 1초(millisecond) 영역에서 다양하다. 여러가지 펄스 지연간격을 가진 단독 또는 복합 펄스 모드(2~5)를 선택할 수 있다. 파장과 펄스 지속시간, 지연간격의 넓은 선택으로 인해 이 기종은 넓은 범위의 피부 타입에서 효과적으로 사용할 수 있다. 이들 기종에는 시술자가 환자의 피부 타입, 모발의 색조, 거친 정도에 따라서 치료 지표를 결정할 수 있게 도와줄 수 있는 소프트웨어가 있다.

가장 최근에 나타나는 제모술은 낮은 가격과 크기가 적은 IPL 시스템이다. 여기에는 IPL Quantum HR

(Lumenis, Santa Clara, CA, USA), the Prolite (Alderm, Irvine, CA, USA), the SpaTouch 제모시스템(Radiancy, Orangeburg, NY, USA), PhotoLight(Cynosure, Chelmsford, MA, USA), SpectraPulse(Primary Technology, Tampa, FL, USA), 그리고 Estelux(Palomar, Burlington, MA, USA) 등이 포함된다. 이런 시스템들은 제모에 적합하게 멜라닌에 의해 선택적으로 흡수되는 장파장과 장파장 폭, 큰 spot size 등을 가지고 있다.

최근에는 IPL과 1064 nm의 레이저(VascuLight, Lumenis, Santa Clara, CA, USA; Starlux, Palomar, Burlington, MA, USA)를 합친 기종이 나오고 있다. 이들 기종은 다양한 피부색과 모발색에서 치료를 가능하게 한다.

ELOS(Electro-Optical Synergy) 기술

ELOS 기술은 전기 에너지(전도된 고주파[RF])와 광학 에너지(레이저 또는 광선)를 합쳐서 효과를 증대시키는 데 이용된다. 전기 에너지는 모낭과 돌출 부위에 국한되어 열을 발생시키는 반면 레이저 에너지는 모간에 주로 열을 발생시킨다. 이것이 결합되었을 때 모간과 모낭에 균일한 온도 분포가 가능하므로 효과적인 제모를 할 수 있다.

ELOS 기술에 기초하여 Syneron(Yokneam Illit Israel)이 두 가지 시스템의 기종을 만들어냈다. IPL과 RF를 합친 Aurora와 diode 레이저와 RF를 합친 Polaris이다. 둘 다 냉각기를 가지고 있다. RF 에너지는 표피의 멜라닌에 흡수되지 않기 때문에 모든 종류의 피부에서 사용이 가능하다.

외인성 발색단 (exogenous chromophores)

금발이나 회색, 백발인 경우 효과적인 영구 제모술이 아직은 불충분하다(그림 4.2). 외부의 발색단을 이용하는 것이 이 문제를 해결할 수 있으리라 본다. 표적이 되는 내부적인 멜라닌과 달리 외인성 발색단(색소, 광민감 물질, 탄소가루)은 모낭에 흡수되어 최대 흡수량과 어울리는 적절한 파장의 빛을 조사시킨다. 가장 중요한 문제는 발색단이 모낭의 깊이까지 적절히 들어갈 수 있느냐는 것이다. 이 문제가 해결되지 않으면 제모에는 적절하지 않다.

탄소가루를 분사한 Q-switched Nd:YAG 레이저

이 방법에 의해서 스펙트럼의 적외선 부분 가까운 곳에서 최대치의 흡수량을 가지는 외인성 발색단(탄소가루)과 Q-switched Nd:YAG 레이저를 병행해서 사용한다. Softlight 시스템(Telstar, Wood River, IL)은 10 μm 크기의 탄소가루를 왁스로 제모한 피부에 분사한다. 그 다음 탄소가루를 닦아낸 후에 Q-switched Nd:YAG 레이저 광선(1064 nm, 10 Hz, 10 ns 펄스 지속시간, 7 mm spot size)의 상대적으로 낮은 에너지(2~3 J/cm^2)를 피부에 조사한다. 그렇지만 이 방법에서는 짧은 펄스 지속시간의 레이저가 사용되어 모낭의 손상을 유발하는 데는 한계가 있다. 이 방법은 모발의 성장을 늦추기는 하지만 지속적인 모발 제거하는 데는 실패한다.

멜라딘 (Meladine)

대안적인 방법으로 탄소가루 대신 색소가 사용될 수 있는데 이것은 성장하는 모낭 상피를 착색시키고 적색이나 적외선 근처의 파장을 흡수한다. 이것은 모낭에 선택적으로 흡수되는 하나의 발색단이 되어 레이저 치료 시에 일시적인 표적이 된다. 멜라딘은 포스파티딜콜린(phosphatidylcholine)을 기초로 한 리포솜 용액으로 싸여져 있는 대표적인 멜라닌으로 원하는 부위에 분사할 때 다른 주변 피부를 착색시키지 않고 선택적으로 멜라닌을 모낭에 침착시킨다. 적절한 리포솜 물질은 크기가 작아서 모누두부에 충분이 침착될 수 있다. 결과적으로 일시적으로 멜라딘이 증가된 모낭이 가능하며 이것은 레이저 제모 후에 모발의 색깔을 더 밝게 한다.

유럽인에 대한 임상 연구에서 멜라딘을 사용한 90%의 환자에게서 75%나 그 이상의 영구적인 모발의 숫자가 감소된데 반해 멜라딘을 사용하지 않은 사람에서는 전혀 반응이 없었다. 치료의 효과는 사용된 멜라딘의 양과 관련이 있다. 86 ml나 그 이상의 양을 사용한 사람들에게서는 95%의 모발이 줄어들었다. 그러나 이와 반대로 Tanzi 등의 연구에서는 멜라닌이 모발의 성장

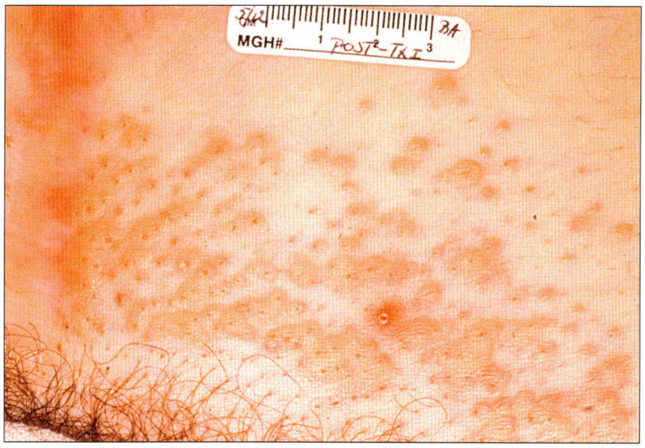

그림 4.3 치료 직후 생기는 모낭 주위의 홍반과 부종

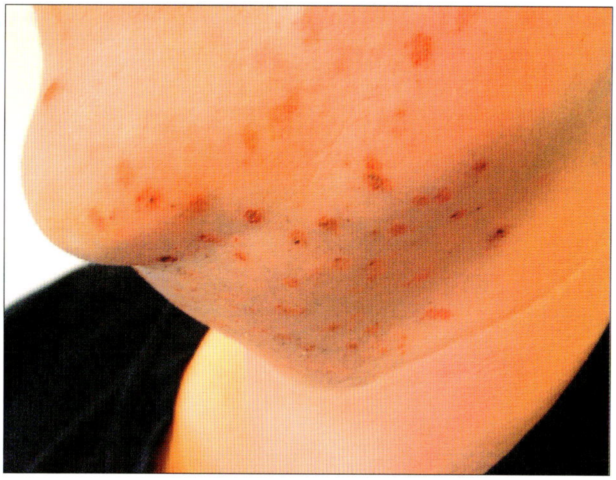

그림 4.4 과도한 에너지가 사용될 때 표피의 손상이 생길 수 있다.

을 늦추기는 하지만 영구적인 제모가 되지는 않았다.

광역학 치료

광역학 치료(PPI)는 주로 악성종양에서 사용되었는데 광민감 물질과 빛을 사용해서 치료 효과를 나타냈다. 그 작용기전은 독성 활성산소의 생성과 그에 동반되는 광선에 의한 광민감 물질의 광화학적인 활성화와 관련이 있다고 추정된다. 최근에는 5-aminoleuvulinic acid(5-ALA)가 여러 가지 치료 효능을 제공하고 있다.

12명의 적은 실험 연구에서 5-ALA가 왁싱 후에 모발을 함유한 부위에 도포되었다. 테스트 부위는 3시간 후에 argon pumped tunable dye 레이저에 의해서 630 nm의 빛이 조사되었다. 6개월 뒤의 경과 관찰에서 1회의 치료 시에 모발의 재성장이 에너지에 비례해서 증가하는 것을 발견했는데 고에너지(200 J/cm^2)의 조사를 받은 부위에서는 40% 정도의 모발이 감소되었다. 일시적인 과다색소침착이 유일한 부작용으로 기록되었다.

광역학 치료는 제모에서 효과적으로 이용된다. 광민감 물질은 모낭상피에 위치하려는 경향이 있어서 모낭의 광화학적 파괴가 잠재적으로 생길 수 있는데 이것은 모발 색깔에 관계없이 이루어진다. 이 방법은 레이저가 필요치 않기 때문에 레이저 치료에 비해서 더 싸게 할 수 있다. 치료의 안전성과 효과를 높이기 위해 장기간의 경과 관찰과 더 많은 연구가 필요하다.

치료 원리

레이저나 섬광등(flashlamp)을 이용한 제모는 모발 색깔에 상관없이 일시적인 모발 손실을 가져올 수 있다. 성장의 저하는 수개월간 지속되며 휴지기로 유도된다. 모낭의 성장 주기에 상관없이 지속적인 제모 효과를 얻기 위한 방법은 주로 모발의 색깔에 좌우된다. 유멜라닌(eumelanin)을 함유하고 있는 검은 모발은 적절한 에너지와 spot size에 따라서 효과적으로 치료될 수 있다. 이런 상황에서는 ruby 레이저의 경우에 1회의 시술마다 20~30%의 장기적인 모발의 손실을 가져올 수 있다. 모발을 최대한으로 줄이기 위해서는 여러 번의 시술이 필요하다.

영구적인 제모가 가능한지 알 수 없고 모든 모발이 제거될 수 있는지 알 수 없다는 것이 환자에게는 스트레스를 생기게 한다. 갈색이나 빨강색, 회색, 백색의 모발에서는 레이저 치료로 제모가 지속되는 정도가 동일한 것 같지는 않다. 그렇지만 그런 환자들에게 있어서도 일시적인 모발 손실을 유지하기 위해서는 2~4개월 간격의 꾸준한 치료가 필요하다.

치료기술

제모의 시술 방법은 앞에서 서술한 기기들의 사용법과 유사하다. 마취 크림을 바르고 화장이나 연고를 치료 부위에서 깨끗이 지운다. 등이나 다리, 팔 등과 같이 비교적 덜 민감한 부위에서는 마취가 필요하지 않으며

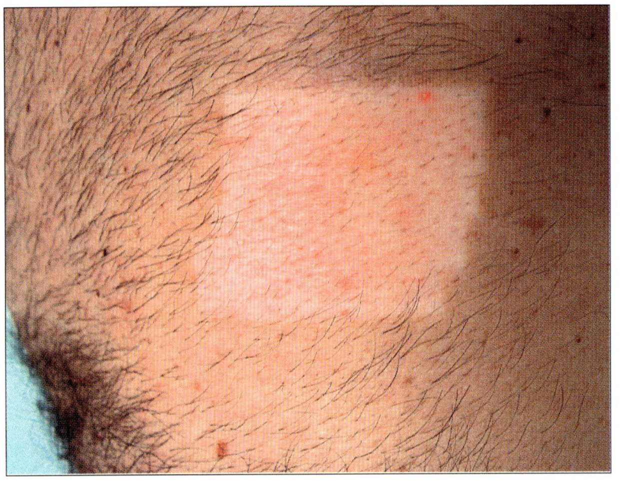

그림 4.5 최근에 태닝한 뒤에 생긴 색소침착저하증

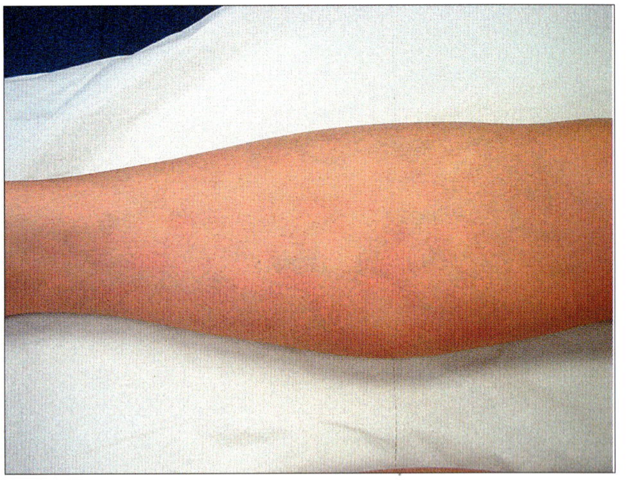

그림 4.6 다리하부에 대한 레이저 제모 치료 이후

민감한 부위에는 일반적으로 마취 연고를 사용한다. 입술 위쪽이나 다른 국소적인 부위에서는 리도카인을 이용한 주사마취가 필요할 수도 있다.

의사는 치료할 부위를 정확히 파악하기 위해 치료 부위에 치료 그리드(grid)를 이용할 수도 있다. 그리드가 없는 경우에는 같은 부위를 두 번 시술하거나 시술 안 한 부위가 없도록 주의해야 한다. 확대경을 사용하면 좀 더 도움이 된다.

이상적인 치료 지표는 환자에 따라서 다르다. 필요한 경우에 테스트 부위는 치료부위의 눈에 안띄는 곳에 정한다. 만약 피부에서 탈색, 물집, 박리, 니콜스키 사인(Nikolsky's sign) 등이 있는 경우에는 주의 깊게 치료 에너지를 증가시킨다. 미리 결정된 spot size로 레이저 펄스를 가볍게 중복하여 치료하여야 한다. 최선의 결과를 얻기 위해서는 견딜 수 있는 가장 높은 에너지와 가장 큰 spot size를 사용한다.

냉각기가 부착되지 않은 기기들의 경우 레이저 펄스가 전달되기 전에 두터운 냉각 겔을 도포한다. 다이나믹 냉각기(Dynamic Cooling Device; Gentlelase, Candela)를 사용하는 경우에는 레이저가 발사되기 직전에 자동적으로 피부 표면에 냉각기(5~80 ms)가 분사된다. Apogee 레이저(Cynosure)는 치료 부위에 연속적으로 냉각된 공기를 분사할 수 있는 냉각핸드피스를 가지고 있다. Coolglide는 치료부위를 미리 냉각 시키는 동판이 있다. Epilaser나 LightSheer, Lyra 등은 피부에 직접 접촉하는 냉각된 사파이어 핸드피스가 있다. 레이저를 조사하기 전에 핸드피스를 피부에 강하게 누른다. 조사 후에 핸드피스를 떼고 모든 부위가 끝날 때까지 옆 부위로 이동한다. 사파이어 접촉 냉각팁은 5~10번 정도의 분사 후에는 찌꺼기를 제거하기 위해 닦아줘야 한다. 환자 치료 사이에 핸드피스를 비감염 상태로 만들어야 한다.

이상적인 즉각 반응은 다른 뚜렷한 영향없이 모간의 기화로 나타난다. 수분 후에 모낭 주위에 부종과 홍반이 나타난다(그림 4.3). 강도와 기간은 모발의 색조와 밀도에 달려 있다. 표피 손상의 징후가 보인다면 에너지를 낮추어야 한다.

시술 후 주의사항

아이스 팩은 시술 후 통증과 부종을 줄이는 데 도움이 된다. 진통제는 치료 부위가 광범위하지 않을 때에는 항상 필요하지는 않다. 항바이러스제의 예방적 사용은 적응증시 이루어진다. 만약 표피의 손상이 생길 때에는 국소 항생제의 도포를 하루 2회씩 한다. 중등도의 스테로이드가 치료 후 홍반과 부종을 감추기 위해서 사용될 수 있다. 긁히거나 꼬집히는 등의 손상이 있는 부위는 치료를 피해야 한다. 치료 후 1주일은 직접적인 자외선의 노출을 피하고 일광차단제를 도포해야 한다. 딱지나 물집이 잡힌 경우를 제외하고는 다음날부터 화장이 가능하다. 손상받은 모발이 치료 후 수주간은 남

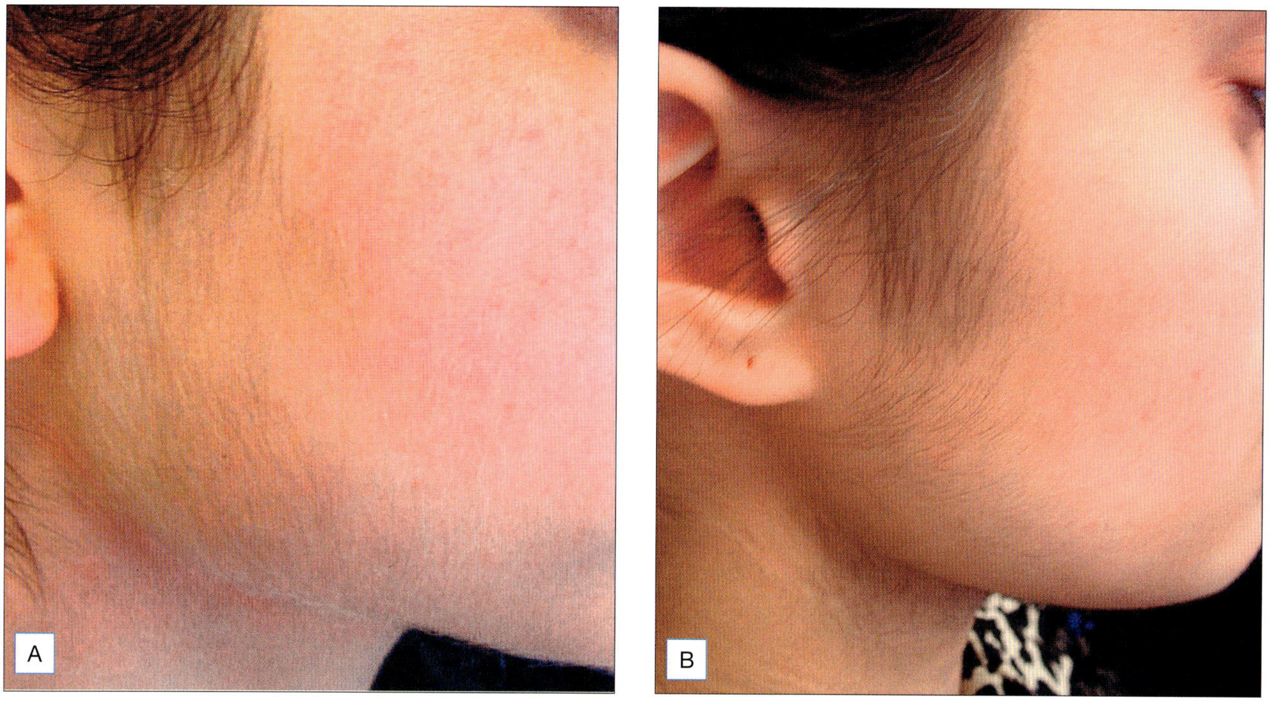

그림 4.7 가늘고 솜털같은 모발로 변한다. (A) 검은 성모 치료 전. (B) 레이저 제모 치료 후

아 있을 수도 있지만 이것이 모발 재성장의 징후가 아님을 환자에게 인지시켜야 한다.

레이저 제모는 색소를 가진 모간이 존재해야만 한다. 그러므로 재성장의 모습에 따라 재치료가 이루어져야 한다. 재성장은 해부학적인 위치에 따라서 다르지만 평균적으로 6~8주 정도가 걸린다.

부작용 및 합병증과 선택적 접근

레이저 제모술은 통증이 없는 시술이 아니다. 대부분의 환자들은 시술 시에나 시술 후에 약간의 불편함을 호소한다. 그러므로 치료 전에 국소마취제를 도포하는 것이 이런 불편함을 줄이는 데 도움이 된다. 모낭 주위의 부종과 홍반은 강한 에너지로 치료한 많은 사람에게서 나타난다. 그 강도와 지속 기간은 모발 색조와 모발 밀도에 따라 다르다. 이러한 부종과 홍반은 대개 수시간 동안 지속된다(그림 4.3).

에너지가 과도한 경우에는 표피의 손상이 생긴다. 헤르페스의 재발이 드물기는 하지만 생길 수 있다(그림 4.4). 예전에 단순 포진의 병력이 있는 경우에서 입 주위나 음모 주위, 비키니 부위의 제모 시행 시에 가능성이 높다. 균의 감염은 상당히 낮다. 그렇지만 표피 손상 후에 나타날 수 있다. 모낭염은 지나치게 땀이 나거나 운동을 심하게 한 부위의 시술에서 생길 수 있다. 또한 수영이나 뜨거운 탕에 들어가 있는 것도 위험하다.

일시적인 색소침착저하증과 과다색소침착은 이상적인 환자의 선택과 적절한 에너지를 선택할 경우에는 예방할 수 있다. 이 문제는 주로 최근에 선탠을 한 검은 피부의 환자에게서 흔히 보인다(그림 4.5).

영구적인 색소성 변화는 검은 피부의 환자 외에는 잘 발견되지 않는다.

흉터는 시술 후 감염이나 아주 심한 치료 외에는 생기지 않는다.

주근깨가 옅어지거나 문신이나 다른 색소성 질환들이 호전되는 것은 흔하다. 환자는 이러한 가능성에 대해 인지하고 있어야 한다.

제모 레이저나 IPL의 시술 후에 일시적인 혹은 영구적인 백모가 발생할 수 있다. 이러한 현상은 여러 색조의 모발이 존재할 때에 백모만 남기고 검은 모발만 제거되기 때문에 나타나는 것이다.

건선, 백반증, 편평 태선, 다리어씨 병과 같은 쾨브

너 현상이 생길 수 있는 질환에서는 치료 후에 이런 부작용 가능성이 보일 수 있으나 임상적으로는 상당히 드물다.

망상 청피반(Livedo reticularis)(그림 4.6), 심한 소양증, 두드러기, 심한 부종과 홍반이 함께 보고된 적이 있다. 이런 현상의 병리기전에 대해서는 알려져 있지 않다. 국소 스테로이드, 항히스타민제, 치료 중단이 이런 증상의 치료에 포함된다. 젊은 검은 피부의 여성에게서 레이저 제모 후에 모발의 성장이 촉진되는 몇몇 경우가 보고되었다. 두 가지 다른 양상이 관찰되었다. 치료 부위에서 연모가 검은 색조의 성모로 변하거나 치료 부위에서 긴 모발의 성장이 촉진되는 경우이다(그림 4.7). 이런 반응에 대한 기전을 알기 위해서 더 많은 연구가 행해지고 있다. 이런 부작용에는 경우에 따라 꾸준한 치료가 필요할 수도 있다.

제모에서 광선을 이용한 기구는 멜라닌의 강한 흡수성과 깊은 조직 투과를 위해 디자인되었다. 이런 기구들은 안구의 손상을 유발할 수 있으므로 적절한 안구 보호가 필요하며 시술자나 환자가 이에 대해서 알아야 한다. 그러므로 눈가나 그 주위의 치료에는 권유하지 않는다. 다른 부위들은 안전하게 치료할 수 있다. 모간이 파괴되면서 생기는 냄새가 너무 심할 때는 호흡기를 자극하기도 한다. 이 때는 공기 흡입기를 권유한다.

경험자들을 위한 고급 주제

레이저 제모는 균일한 효과를 거둘 수 없다. 원하지 않는 부위의 제모에서 가장 이상적인 방법은 다양한 파장과 펄스 지속시간을 조합하는 것이다. 더 좋은 결과를 위해서는 모발의 생태(biology)에 관한 더 상세한 연구가 필요하다.

참고문헌

Anderson RR, Parrish JA 1983 Selective photothermolysis: precise microsurgery by selective absorption of pulsed radiation. Science 220:524–527

Battle EF Jr, Hobbs LM 2004 Laser-assisted hair removal for darker skin types. Dermatologic Therapeutics 17:177–183

Campos VB, Dierickx CC, Farinelli WA, Lin TY, Manuskiatti W, Anderson RR 2000 Hair removal with an 800-nm pulsed diode laser. Journal of the American Academy of Dermatology 43:442–447

Dierickx CC 2002 Hair removal by lasers and intense pulsed light sources. Dermatologic Clinics 20:135–146

Dierickx CC, Grossman MC, Farinelli WA, Anderson RR 1998 Permanent hair removal by normal-mode ruby laser. Archives of Dermatology 134:837–842

Goldberg DJ (ed) 2000 Laser hair removal, Marin Dunitz, London

Goldberg DJ 2002 Laser hair removal. Dermatologic Clinics 20:561–567

Liew SH 2002 Laser hair removal: guidelines for management. American Journal of Clinical Dermatology 3:107–115

Raulin C, Greve B, Grema H 2003 IPL technology: a review. Lasers in Surgery and Medicine 32:78–87

Sadick NS, Makino Y 2004 Selective electrothermolysis in aesthetic medicine: a review. Lasers in Surgery and Medicine 34:91–97

Tanzi EL, Alster TS 2004 Long-pulsed 1064-nm Nd : YAG laser-assisted hair removal in all skin types. Dermatologic Surgery 30:13–17

Touma DJ, Rohrer TE 2004 Persistent hair loss 60 months after a single treatment with a 3millisecond alexandrite (755nm) laser. Journal of the American Academy of Dermatology 50:324–325

5 레이저를 이용한 안검미용수술

Laser blepharoplasty

Julie A. Woodward, Brian Biesman

서론

다루어질 주제

이 장에서는 피부이완증으로 알려진 눈두덩이가 축 늘어진 환자를 치료하기 위해 어떻게 절제모드로 CO_2 레이저를 사용할 것인지에 대해 논의한다. 많은 사람들이 나이들면서 눈꺼풀 피부가 과다해지고 안륜근의 활력이 저하되고 안와지방이 빠져나와 눈두덩이가 축 늘어지게 된다. 많은 환자들이 무거운 위쪽 눈꺼풀과 아래쪽 눈꺼풀자루로 인해 그들이 느끼는 것 이상으로 피곤해 보이거나 나이가 더 들어보인다고 불만을 갖는다. 이 장에서는 안검거건(levator aponeurosis tendon)이 열개에 의한 안검하수의 레이저 치료에 대해서는 논의하지 않는다. 이런 환자들은 동공과 눈꺼풀의 간격이 2 mm나 그 이하에서 존재한다. 안검하수의 치료는 좀 더 복잡하며 이 장에서 논의되는 외과적 치료의 범위를 넘어선다. 안검하수 치료에 대한 참고문헌으로는 Beards의 네 번째 판 '안검하수(Ptosis)' 가 있다.

안검미용술에서 CO_2 레이저는 유용한 도구로 사용된다. 절개가 가능하며 지혈을 하고 특별한 구조적 변화없이 지방을 쉽게 제거할 수 있기 때문이다. CO_2 레이저를 이용한 안검미용술은 수술방법과 비교하면 외과의사에게는 매우 즐거운 일이다.

환자 선택

가장 이상적인 수술 후보는 특별한 미용적 관심과 합리적인 기대를 가진 사람이다. 안검미용수술 후에 자신의 외모가 호전되기를 기대하지만 인생의 드라마틱한 변화를 기대하지 않는 사람이 훌륭한 지원자이다. 어떤 환자들은 그들의 상부 시야 부위를 좋게 하기 위해 상부 안검미용술을 찾기도 한다. 어떤 보험회사에서는 시야검사에서 상부에서 손상이 발견될 경우에는 안검미용수술의 비용을 지급하기도 한다. 어떤 환자들은 안검염을 개선하기 위해서 수술을 하기도 한다. 전두근의 과운동에 의해 지나친 깜박거림을 가지는 경우에는 만성적인 편두통이 생길 수 있으며 이런 경우에는 상부 안검미용술로 호전될 수 있다. 하부 안검미용술은 심하게 탈출된 지방이 하부 시야부를 가리는 경우를 제외하고는 미용적인 의미로 고려된다.

잘 조절이 되지 않는 고혈압 환자에게서는 갑자기 높아지는 혈압이 안구의 출혈을 야기할 수 있는데 이것은 환자가 퇴원한 후에도 가능하기 때문에 좋은 경우는 아니다. 또한 응고 방지제를 복용하는 경우에도 출혈의 위험성이 높기 때문에 좋은 경우는 아니다. 의사는 시술 전에 병력 청취를 통해서 와파린, 아스피린, NSAID, 비타민 E, 징코민 등의 복용에 대한 정보를 알아야 된다. 시력의 저하나 복시에 대해서도 문진해야 한다. 갑상선과 연관된 안과 질환이나 근무력증, 다른 신경성-안과적 문제들이 복시와 연관되어 있다. 이런 환자들은 치료전에 자세한 검사를 실시해야 한다. 인공 눈물이 필요한 안구건조증인 환자에게서는 수술 후에 증상이 나빠질 수 있으므로 좋은 환자가 아니다. 동시 발생된 진성 안검하수도 안검미용술로 치료되지는 않는데 이런 경우는 거상 근육의 문제, 근육무력증, 3차 신경마비, 호너증후근(Horner' s syndrome) 등이 포함되어 있다.

시력은 각각의 눈에서 측정되어야 한다. 시력이 20/40이거나 그보다 나쁠 때는 좀 더 자세한 검사가 필요하다. 정확한 안과 검사가 외과의사에 의해서 이루어지기는 힘드므로 환자의 주치 안과 의사에게 의료 기록을 얻을 수 있다.

동공의 크기나 광선에 대한 반응은 다른 안신경 병리학을 제외하기 위해서 주목해야 한다. 안구운동(extraocluar motility)은 환자에게 그들의 시선을 물체에 고정시킨 뒤 9시 방향으로 움직이라고 요구하면서 평가한다. 복시는 안구나 중추신경의 문제이므로 정밀 검사가 필요하다.

안검미용술을 원하는 경우 안구건조증 환자를 제외하는 것은 중요하다. 이런 환자들은 최대 피부와 근육이 이동될 때 증상이 더 심해질 수 있다. 눈물 파괴 시간(Tear breakup time)은 형광성 색소를 눈에 넣어 세극등(slitlamp, 정상>10초)으로 눈물막(tear film)이 파괴되는 시간으로 측정할 수 있다. 각막은 세극등으로 검사하는데 안구건조증, 쇼그렌증후군(sjögren syndrome), 주사(rosacea) 또는 다른 증상을 검사해서 표면을 유지할 수 있는 눈의 기능이 손상되었는지를 검사한다. 안구건조증은 Schimer 테스트 검사에 의해서도 측정되는데 국소마취 안약으로 환자의 눈을 마취한 후에 필터 용지를 환자 눈의 구석(fornix)에 놓아서 측정한다.

게다가 세극등은 안검염과 피부염의 검사를 위해서도 사용된다. 레이저 안검미용술은 이런 증상들도 호전시킬 것이다. 또한 각막, 결막, 전안(anterior chamber), 홍채, 렌즈 등의 이상 여부도 검사한다. 환자들의 적절한 눈깜박반사(blink reflex)도 관찰해야 한다. 7번 신경마비, 지속되는 안검하수, 파킨스병이 있는 경우에는 완전히 감을 수가 없기 때문에 각막의 노출로 괴로워 하는데 이런 경우는 안검미용술의 좋은 지원자가 되지 못한다. 국소 스테로이드의 사용이 고려되는 경우에는 안압의 측정도 권유된다. 녹내장이 있는 경우에는 국소 스테로이드의 사용을 금해야 한다. fundoscopy가 예전에 인지되지 않은 안과 내 병력의 가능성을 배제하기 위해서 사용된다.

위에서 아래로 체계적으로 관찰하는 것은 미용적인 안검을 측정하는 일반적인 방법이다. 우선 이마에 다른 주름(furrow)이나 광선의 손상이 있는지를 검사한다. 전두근(frontalis)의 과민성(hyperactivity)에 의한 보상적인 눈썹 상승(brow hike)이 이마를 가로질러서 수평적인 주름으로 나타난다. 추미근(corrugator)의 과민성은 미간의 수직적인 주름으로 나타난다. 다음으로 눈썹의 위치 · 대칭성 · 돌출 · 눈둘레뒤 지방(retroribicular oculi fat) 덩어리의 충만함 등을 검사한다. 일반적인 남성에게서 눈썹은 눈확위(orbital rim) 바로 직상부에 있으며 지방은 그 길이만큼 가로질러 존재한다. 그에 반해 전형적인 여성의 눈썹은 눈확위 상부에 있으며 종종 관자이마(temporal brow)와 아치를 이룬다. 아치의 정점은 눈썹의 중간과 외측 1/3 지점에서 만난다. 상부 안검의 주름은 안검 가장자리의 상부에서 mm 단위로 측정되며 이는 동공의 중간에 있다. 일반적으로 정상적인 값은 여성이 9~11 mm, 남성이 7~9 mm, 아시아인이 5~7 mm이다. 비대칭성을 찾는 것이 중요한데, 이는 환자가 수술 후 회복 과정에서 주의 깊게 자신의 안검의 차이점을 찾는 것에 민감하기 때문이다. 눈구석주름(epicanthal fold)의 존재는 중요하다. 상안검의 경계는 상부각막 가장자리(superior limbus) 1~2 mm 아래에 존재한다. 안검연이 상부각막 가장자리 위에 있는 상안검의 뒤당김(retraction)은 갑상선과 연관된 안과 질환에서 발견된다. 동공과 상안검 가장자리 사이의 가장자리 반사거리(marginal reflex distance; MRD)도 중요하다. 2 mm 이하인 경우에는 기능적인 하수(ptosis)로 환자의 시야가 좋아지도록 접근해야 한다. MRD의 측정은 부드럽게 상안검을 들어올려 동공의 중앙과 안검연으로 측정한다. 거근의 기능은 극단적으로 아래에서 위로 주시하는 상안검의 운동 거리로 측정한다. 정상은 최소한 14 mm이다. 낮은 MRD, 높은 주름, 정상기능은 안검하수의 원인이 거근결손(levator dehiscence)이라는 것을 가리키는데 이것은 나이든 사람에서 흔히 보인다. 낮은 MRD와 옅은 쌍꺼풀과 낮은 거근 기능은 선천적인 안검하수를 나타내는데 이것은 적극적인 외과적 시술이 필요하다. 아래 안검 경계는 각막 가장자리의 아래 경계에 위치한다. 아래쪽 결막의 노출은 외반을 나타내는데, 이것은 lateral canthal dehiscence와 안검의 처짐, 또는 갑상선에 관계된 안검 질환을 나타낸다. 이런 환자들은 눈물흘림이나 각막 노출로 고통을 받으므로 안검 외반의 치료로 효과를 볼 수 있다. 아래쪽 지방의 탈출은 눈

아래 주름과 노화 반응과 같이 주목하여야 한다. 외과의사들은 광대인대(malar ligament)를 따라서 위축된 부위와 호전되지 않는 아래안와테(inferior orbital rim)도 알아야 한다.

안구의 위치는 안와테와 관계가 있다. 환자는 광대뼈 부위의 편평한 부위에서 돌출된 눈을 가지고 있으며 얕은 안와와 축성 근시를 나타내는 경우 안검의 조직을 제거할 때는 세심한 주의를 기울여야 한다. 이미 존재하는 안구의 돌출 가능성과 안검 운동의 제한 가능성이 있기 때문이다. 진성 안구돌출증은 갑상선 질환에 의한 경우이거나 안구 종양, 또는 흔하지 않은 조건에 의해 발생하는데 안구돌출 측정에 의해 파악할 수 있다. 정상적인 안구돌출 측정의 값은 성과 종족에 따라서 달라진다. 게다가 한쪽 안구가 아래쪽으로 변이된 hypoglobus는 예전에 있었던 눈확 주요 부위의 파열(blowout fracture)의 경우에서 나타날 수 있다.

환자가 상부 안검의 피부이완증과 안검하수 또는 눈썹안검하수 등을 호소할 때, 의사는 안검미용술을 위해서 시야 검사를 시행해야 한다.

기대효과

만약 안검미용술이 적절히 행해졌다면 모든 환자들은 어느 정도의 호전을 보일 수 있다. 환자나 의사의 만족도는 환자의 상태에 따라서 다르다. 상부 안검미용술은 눈꺼풀에 미세한 흉터를 남긴다. 시술을 받은 어떤 환자도 20년씩 젊어보이지는 않는다. 그러므로 현실적인 기대감을 가진 환자를 선택하는 것이 중요하다.

환자들은 화장, 특히 마스카라가 잘 된다는 이유로 상부 안검미용술 시에 더 높은 쌍거풀선을 원한다. 그들은 덜 피곤하게 보이기를 원한다. 그들은 주변의 시야가 좋아져서 운전이나 독서가 편하게 된다. 눈 깜박거림이 감소되었다면 두통이 좋아질 것이다. 안검염도 호전된다.

만약 환자가 눈썹의 안검하수가 있었다면 동시에 눈썹올림술을 하지 않더라도 적당하게 호전된 것을 느낄 것이다. 상태를 유지하는 것이 항상 최선의 방책이다. 외과의사들은 부수적인 피부를 제거할 수도 있다. 그러나 피부를 당기는 것은 환자나 의사에게 스트레스가 될 것이다.

시술은 전신마취나 수면마취, 국소마취에 의해 행해진다. 이것이 비용에 확실히 영향을 미칠 것이다. 심지어 국소마취에 의해 행해져도 환자는 편안하게 느낄 수 있다. 일반적으로 하안검 안검미용술이 상안검 안검미용술보다 좀 더 불편할 것이다. 수술 후에 환자는 약간의 불편함만을 호소할 뿐이다. 패치가 필요하지 않으며 환자는 수술 직후에 바로 볼 수가 있다. 수술 후에 환자가 사물이 흔들려 보인다고 하면 이것은 각막에 투여한 연고나 국소마취가 주변 근육을 침범해서이다. 이 시술의 효과는 15~20년간 지속된다. 결론적으로 일부 나이 많은 사람에서 안검하수 교정과 눈썹올림술(blow lift), 안검미용술을 행할 수 있다.

시술 전에 환자와 주의깊은 상담을 하는 것은 혼란이나 오해, 실망을 없애는 데 도움이 될 것이다. 위험성에 대해서는 부작용을 설명한 장에서 자세히 논의될 것이다. 회복 기간을 길게 잡는 것이 회복 기간이 예상보다 짧았을 때 환자를 행복하게 할 것이다.

치료 전략에 대한 개요

치료 접근

일반적인 치료 과정은 환자에게 치료 부위를 표시 하고 마취를 하고 안구를 보호하며 절제를 시행하고 피판을 제거하고 지방을 제거하고 상처를 봉합하는 것이다.

주 결정 요인

시술 전에 적절한 환자를 선택하는 것이 가장 중요하다. 2 mm의 초점 모드를 가진 CO_2 레이저를 이용하는 것이 필요하다. 어떤 의사에게는 CO_2 레이저의 구입 비용이 문제가 되기도 하지만 대부분의 의사들은 이미 가지고 있다. 때때로 10~15년 정도 된 레이저도 치료에 적합할 수 있다. 연기 흡입기가 또한 필요하다. David-Baker lid clamp. Jaeger plate, Desmarres lid retractor, 0.5 forceps, Adson forceps, needle holder를 추천한다.

안검미용술 환자들을 위한 상담 질문들

- 당신의 눈에서 개선되기를 바라는 것은 무엇입니까?
- 눈꺼풀이 처져서 생기는 활동상의 문제는 무엇입니까? 예; 독서, 운전
- 당신을 괴롭힌 이러한 상태가 얼마나 되었습니까?
- 두통이 있습니까? 두통의 정도를 1에서 10까지 잰다면 어느 정도 수준입니까? 두통의 부위는 어느 부위입니까? 그리고 언제 두통이 생깁니까?
- 눈꺼풀이 가렵거나 딱지가 생긴 적이 있습니까?
- 눈이 건조합니까? 안약(인공눈물)을 하루 몇 번씩 사용합니까?
- 눈물점마개(punctual plug)를 가지고 있습니까?
- 예전에 했던 다른 미용수술은 어떤 것입니까?
- 고혈압을 가지고 있습니까? 그렇다면 그것을 잘 관리하고 있습니까?
- 아스피린이나 다른 혈액 희석제를 복용하고 있습니까? 당신의 아스피린 중단을 요청하기 위해 당신의 의사에게 편지를 쓸 수 있도록 그 의사의 이름을 말씀해주세요.
- 심장마비나 경련을 일으킨 적이 있습니까? 있다면 언제였나요?

Box 5.1 안검미용술 환자들을 위한 상담 질문들

레이저 안검미용수술에 필요한 장비

- CO_2 laser with 0.2 mm focused delivery system
- Smoke evacuator
- Laser sign for door
- Laser safe drape (wet towel or sterile aluminum foil)
- Protective eye shields for staff
- David–Baker lid clamp or metal eye shields
- Laser safe Jaeger plate
- Laser safe Desmarres lid retractor
- Topical anesthetic drops
- Caliper
- Adson forceps
- 0.5 Cassie forceps
- Wet and dry cotton swabs
- Bipolar cautery
- Wet gauze
- Needle holder
- 6–0 nonabsorbable monofilament suture

Box 5.2 레이저 안검미용수술에 필요한 장비

환자상담

치료 시에 도움이 되는 질문들이 Box 5.1에 있다

치료기술

장비

Box 5.2에 있다.

치료 체계

상검미용 수술

레이저 안검미용술은 전신마취나 수면마취, 국소마취로 행해진다. 외과의사는 환자의 건강이나 걱정, 의사의 편안함 등을 고려하여 적절한 방법을 선택한다. 시술법과 시술 직후의 관리는 다음과 같다.

1. 우선은 환자를 앉은 자세로 놓고 미리 표시(premark)하지만, 환자가 토안(lagophthalmos)을 가지고 있지 않는지를 확인하기 위해서 반듯이 누운 자세에서 다시 측정해야 한다.
2. 에피네프린을 함유한 2% 리도카인과 0.5~1 ml를 함유한 0.75% Marcain을 1:1로 섞어서 마취액을 준비한다. 이것은 각각의 안검에 30G 바늘로 피하에 주사한다(그림 5.1).

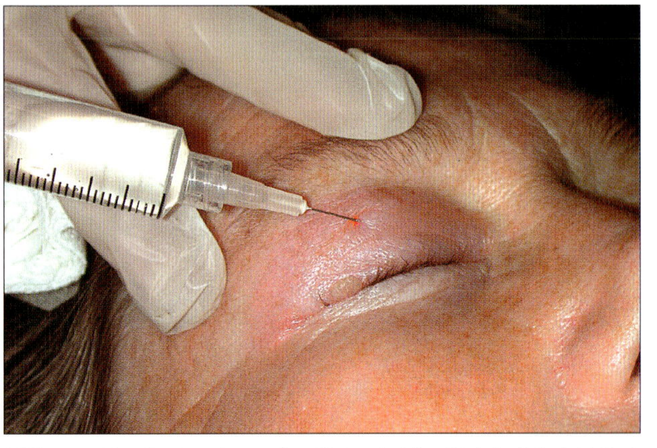

그림 5.1 혈종을 일으킬 수 있는 안륜근에 있는 혈관의 예상치 못한 손상을 피하기 위해 쌍꺼풀선 위로 바늘 끝을 삽입한다.

3. 양쪽 눈에 주사마취를 하고 환자의 전체 얼굴을 준비한다. 환자의 공포심을 없애기 위해서 얼굴의 전체 부위를 노출시킨다. 마취과 의사가 있다면 산소 캐뉼라도 준비해야 한다.
4. 환자의 머리를 젖은 타월로 만든 터번이나 소독된 알루미늄 호일로 덮는다. 똑같은 것으로 환자의 가슴도 덮는다. 소독된 알루미늄 호일로 트레이의 형태를 만들어서 환자의 가슴에 놓고 여러 수술 도구들을 놓아둔다.

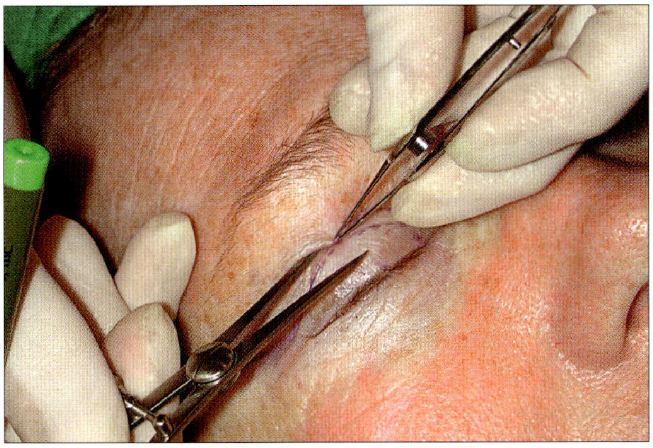

그림 5.2 핀치 중복 기술은 안전하게 제거해야 할 피부와 안륜근의 양을 측정하기 위해 사용된다.

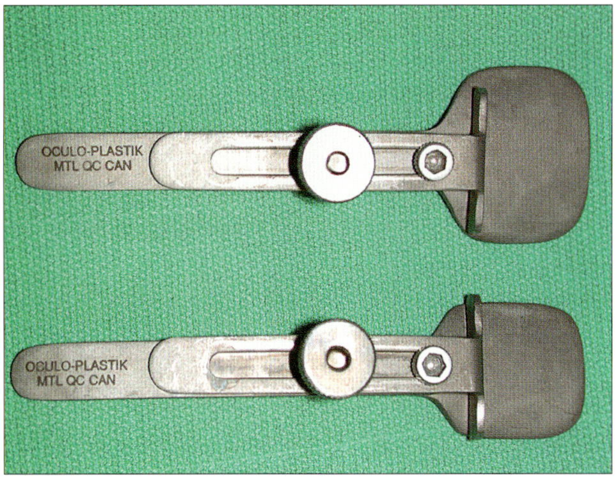

그림 5.3 두 사이즈의 David-Baker lid clamp

5. 우선 동공의 위쪽 중앙에 위치한 상안검의 절개부위를 표시한다. 만약 환자가 여자이고 쌍꺼풀이 10 mm보다 크다면 당신은 10 mm보다 낮게 쌍꺼풀 아래에 표시해야 한다. 비슷한 방법으로 남자의 쌍꺼풀은 약 8 mm이고 동양인의 주름은 약 6 mm이다. 만약 환자가 10 mm 이하의 진한 쌍꺼풀을 가지고 있다면 의사는 쌍꺼풀선 안에 절개를 하거나 약간 위쪽으로 절개를 한다. 의심스러우면 상안검을 집어서 검판(tarsal plate)의 높이를 측정한다. 쌍꺼풀은 검판의 정상에서부터 시작한다. 검판의 곡선을 따라서 안쪽으로 표시를 한다. 그렇지만 눈물점(punctum)의 레벨보다 안쪽으로 들어오게 해서는 안 된다. 눈물점의 안쪽으로 시술할 경우에는 출혈의 위험성이 높아진다. 절개는 환자의 주름 중의 하나에서 외측으로 시행한다. 피부와 안륜근(orbicularis)의 절제할 양은 핀치 중복(pinch overlap)에 의해 측정되거나 핀치 테크닉(pinch technique)에 의해서 측정되는데, 포셉을 사용해서 미리 표시한 아래 절개와 위쪽 절개 위치 위로 속눈썹이 부드럽게 움직일 때까지 토안을 만들거나 눈썹이 아래로 당기지 않도록 조직을 집는다(그림 5.2). 토안이 생기지 않도록 상안검을 따라서 다양한 부위에서 측정되어야 한다.
6. David-baker lid clamp(그림 5.3)를 수술하는 눈에 위치시키고 다른쪽은 젖은 거즈로 덮는다.
7. 수술방에 있는 모든 사람들에게 보호 안경을 착용하게 한다.
8. 마취의사에게 보충 산소를 차단해 달라고 한다.
9. 레이저를 6 W의 연속 모드로 놓고 조절하여 0.2 mm spot을 만든 다음 연기 흡입기를 켠다.
10. 레이저를 젖은 설압자에 테스트해서 절개 모드로 광선이 정확히 나가는지를 그림 5.4와 같이 확인한다. 처음에는 무조건 설압자에 에너지를 쏘아본다. 시술 전에는 풋페달을 밟지 않아야 하며 레이저를 목표에 떨어지게 해야 한다. 그렇지 않으면 원하지 않은 레이저 광선이 발사될 수가 있다.
11. 눈썹을 부드럽게 당겨서 아래 절개를 먼저 시행한다. 손의 사용이 편하도록 자세를 잡고 레이저 광이 피부에 정확히 포커스를 맞춘다. 레이저는 목표 피부에서 1~2 mm 정도 유지하여야 한다. 필요하다면 멈추고 다시 자세를 잡는다. 절개는 균일하고 적절한 속도를 유지해야 하는데 너무 빠르면 절개가 얇게 되고 너무 느리면 절개가 너무 깊게 된다. 단지 눈으로만 이것을 확인해야 하며 다른 방법은 없다. 다음에 상부의 절개가 이루어져야 하는데 이것은 그전에 시행한 하부 절개부의 내측에서부터 시작된다. 절개는 꼬리 끝 모양에서 약간 깊게 이루어진다(그림 5.5).
12. 피판의 외측 끝 부위를 Adison forceps으로 들

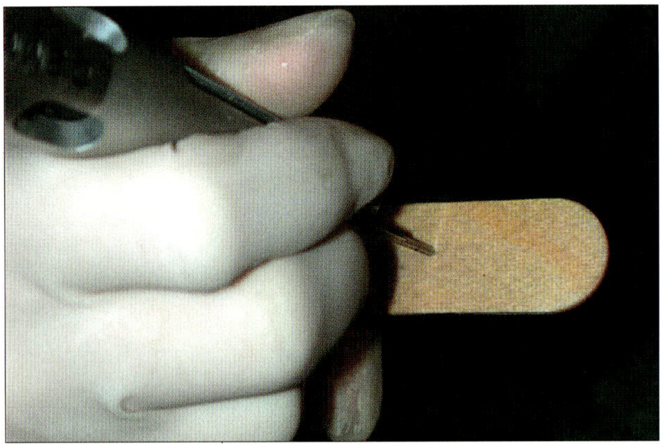

그림 5.4 치료 전 CO_2 beam의 테스트

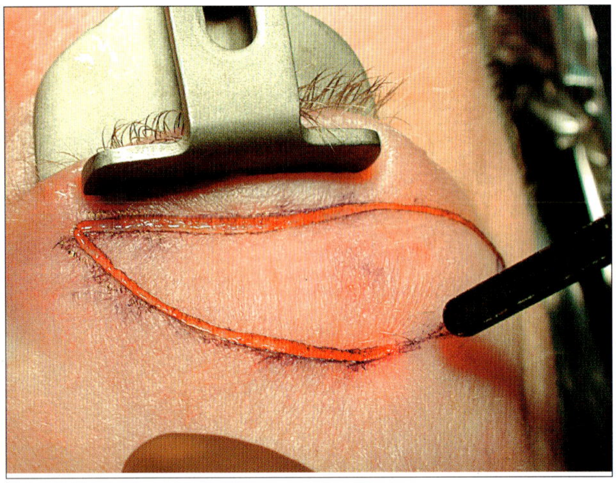

그림 5.5 1~2 mm 피부에서 떨어져서 focused mode로 레이저로 절개

어올려서 레이저를 이용해서 옆으로(side to side) 하는 방법으로 안륜근으로부터 분리해낸다. 레이저는 디포커싱 모드로 조직으로 1 cm 정도 떨어져서 시술한다. 젖은 거즈와 면봉을 이용하여 레이저 광선을 흡수한다. 외측 부위에서는 너무 깊에 절개하지 않도록 주위해야 하는데 이것은 외측둘레 주위의 눈물동맥(lacrimal artery)으로부터 유래한 곁맥관(collateral vessel)의 손상을 피하기 위해서이다. 레이저의 핸드피스는 안정적으로 잡고 피판은 아래에서부터 위로 천천히 이동시켜야 한다. 눈확위를 지나갈 때 박리가 좀 더 깊게 시행될 수 있다. 박리는 내측에서 접근할 때는 좀 더 얕게 행해야 한다(그림 5.6).

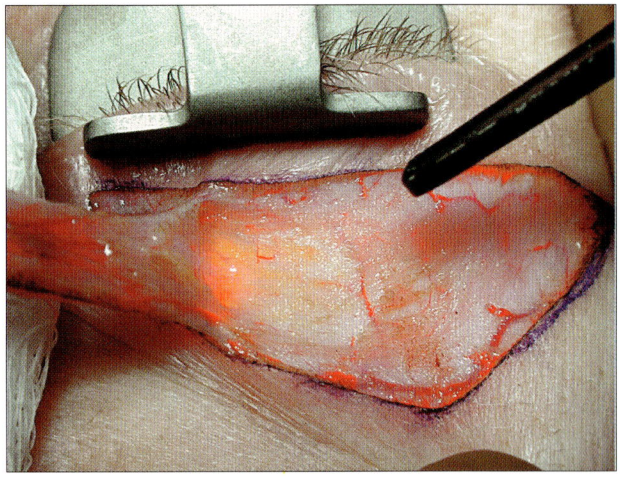

그림 5.6 출혈할 수 있는 의측 안륜근의 혈관을 건드리지 않게 조심스럽게 시행한다. 그 다음 presepta plane을 따라 절개할 수 있다.

13. 출혈이 있을 경우, 우선은 면봉으로 누르고 그 후에 레이저를 5~6 cm 떨어져서 디포커싱 모드로 지혈을 시킨다. 만약 출혈이 되는 혈관이 너무 큰 경우에는 전기 소작술을 시행한다.
14. 원한다면 젖은 면봉을 이용하여 눈확중격(orbital septum)을 열어서 코(nasal)나 전안검지방(preaponeurotic fat) 패드에 접근한다. 그 지방은 레이저를 이용해서 잘라내거나 레이저를 이용해서 태워서 위축시킨다(그림 5.7–5.10).
15. 끝으로 상처 부위를 6–0 monofilament suture로 interrupted fashion이나 running fashion을 한다. 실밥은 7일 후에 제거한다.
16. 환자에게 초기 48시간 동안 시술 부위에 아이스팩을 대고 머리를 높게 하라고 한다. 항생 연고를 하루에 4회씩 봉합 부위에 도포한다.

경결막 하안검 미용수술
(Transconjunctival lower lid blepharoplasty)

많은 외과의사들은 하부 안검미용술이 상부 안검미용술에 비해 어렵다고 말한다. 그 과정과 시술 후 관리는 다음과 같다.

1. 결막을 통해서 마취제를 세 개의 지방패드에 주사한다(그림 5.11).
2. 마취 후에 Jaeger plate로 안구를 보호하고 보조

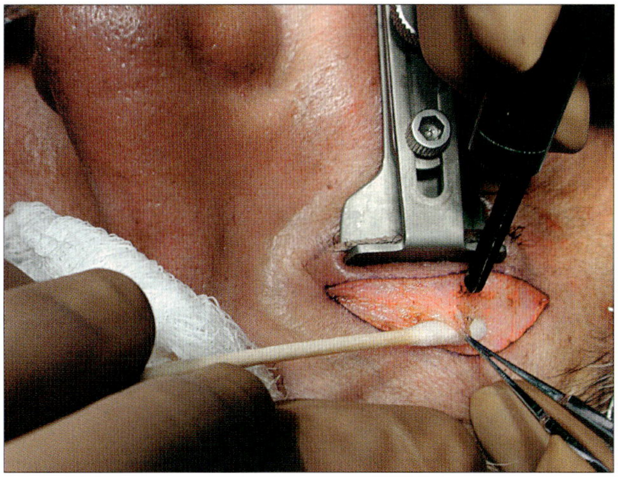

그림 5.7 눈확중격을 젖은 면봉으로 덮은 뒤 레이저로 구멍을 낸다.

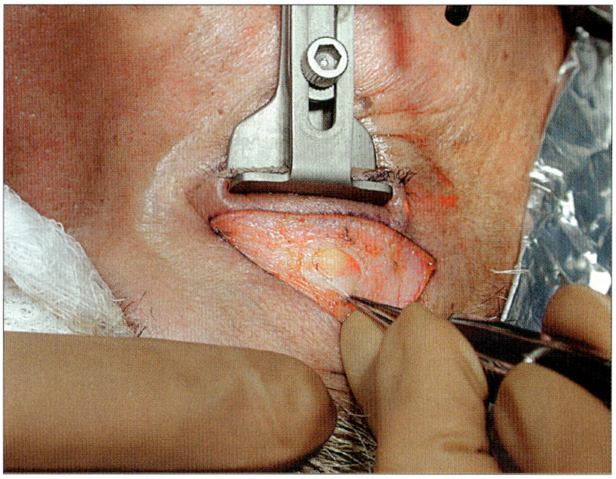

그림 5.8 중격이 절개된 뒤, 전안검 지방 패드가 노출된다.

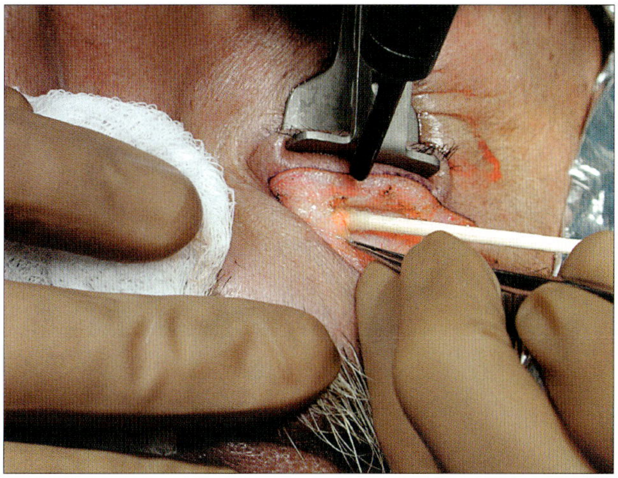

그림 5.9 젖은 면봉을 눈확중격 아래로 가만히 넣은 뒤 레이저로 중앙과 측면을 절개한다.

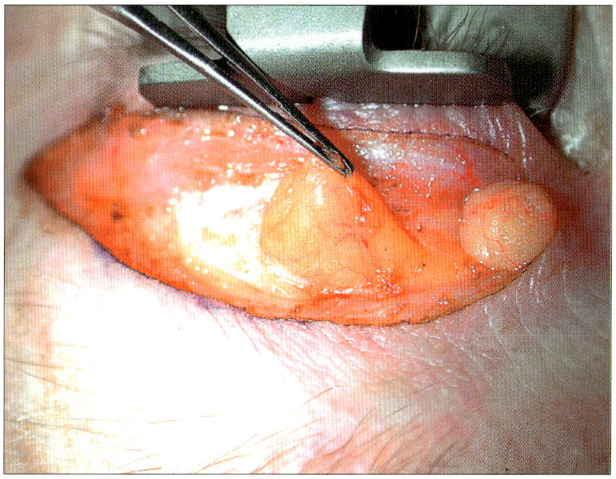

그림 5.10 코지방패드는 전안검 지방 패드보다 더 흰색을 띤다.

하는 사람의 손을 이용해서 하부 안검을 뒤집는다. 절개는 6 W의 에너지로 연속 모드를 이용해서 하안검 견인기(retractor)를 이용해서 결막을 통해서 이루어진다. 절개는 검판의 하부끝에서 3~4 mm 정도 떨어져서 시행한다. 언덕(caruncle)으로부터 3 mm에서 시작하고 절개는 외측으로 Jaeger plate 커브를 따라서 부드럽게 행해진다(그림 5.12).

3. Jaeger plate를 보조자에게 준다. 보조자는 다른 손으로 Desmarres 견인기를 가지고 하안검을 당겨야 한다.
4. 레이저는 그때 각각의 세 개의 지방 패드에 접근하기 위해 사용된다. 레이저는 디포커싱 모드로 사용한다(그림 5.13).
5. 그런 후에 안검은 원래 위치에 놓고 눈을 감게 해서 남아 있는 지방이 있는지를 확인한다. 봉합은 필요하지 않다.
6. 48시간 동안 머리를 높게 올리고 아이스팩을 대준다. 국소용 항생액을 눈에 하루 4회씩 넣는다.

시술 전, 시술 후의 안검미용술 후의 사진은 그림 5.14~5.16에 있다.

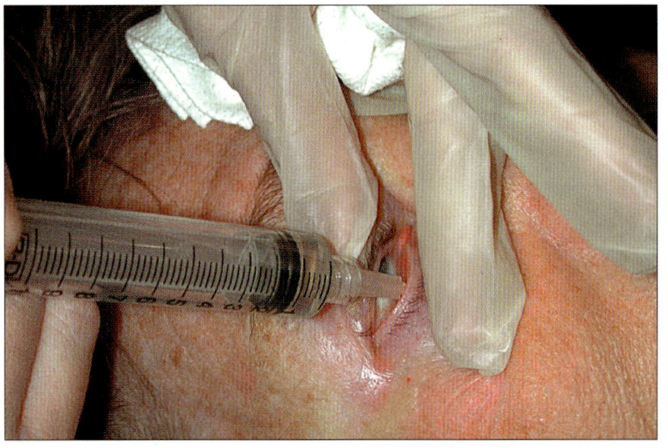

그림 5.11 하안검에 결막을 통해 주사한다. 의사의 반대 엄지는 안구를 부드럽게 누르기 위해 상안검에 놓는다. 하안검이 위축하므로 환자에게 위를 보라고 요구한다.

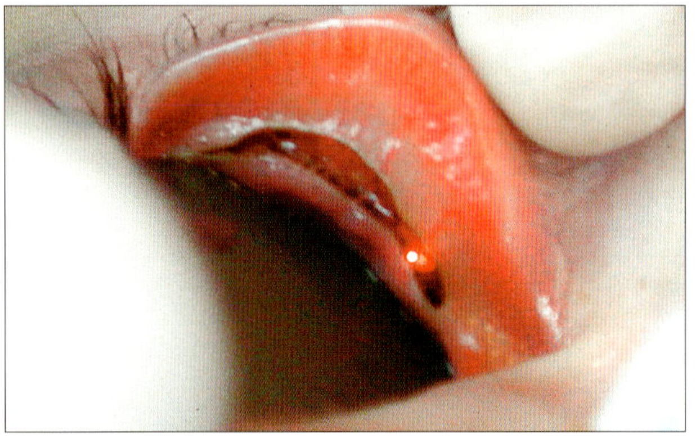

그림 5.12 결막을 통한 절개는 디포커스모드로 한다. 의사는 보조자가 하안검을 뒤집는 동안 Jaeger plate를 잡는다.

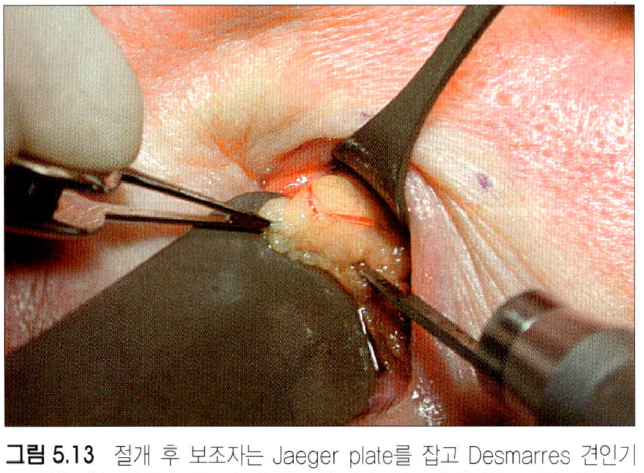

그림 5.13 절개 후 보조자는 Jaeger plate를 잡고 Desmarres 견인기로 하안검을 당긴다. 이 때 의사는 한 손으로는 레이저를, 다른 한 손으로는 포셉을 잡는다. 지방 패드가 가볍게 디포커스모드로 절제된다.

수술 시 주의사항

- 표적 조직에서 레이저를 철수하기 전에 당신의 발을 풋페달에서 떼어라.
- 항상 젖은 거즈로 주위 피부를 보호하라. 특히 콧등을 보호하라.
- 핸드피스의 위치에 깊은 주위를 기울여라. 포커스 모드인지 디포커스 모드인지.
- 지속적이고 적절한 속도로 절개를 해야 한다.
- 코의 지방 패드를 잘라 내기에는 너무 어렵기 때문에 피해야 한다. 이것은 출혈을 일으킬 수 있다.
- 전안검 지방 패드를 과도하게 절제하지 말라. 이것은 바람직하지 않은 움푹한 외관을 만들 수 있다.
- 아래 눈꺼풀에서 코와 중앙 지방 패드 사이에 볼 수 있는 아래빗근을 피하라(그림 5.17).
- 피가 나는 지방 패드를 안와로 집어넣어서는 안 된다. 이것은 회복하기가 어렵고, 안와 출혈로 이어져 실명에 이를 수도 있기 때문이다.
- 혈관을 절단하지 않으면 출혈이 생기지 않는다는 것을 기억하라.

Box 5.3 수술 시 주의사항

부작용 해결

부작용을 줄이기 위한 방법들은 Box 5.3에 있다.

부작용 및 합병증과 선택적 접근

좌우의 비대칭은 수술적 교정이 필요하며 각막 미란, 구조물에 대한 손상, 즉 안검거근(levator aponeurosis) 또는 아래빗근(inferior oblique muscle)에 대한 손상, 토안, 시력 손상, 출혈 등이 생길 수 있다. 안구 출혈은 레이저 시술 시에 줄일 수 있다. CO_2 레이저를 사용해서 생기는 특이적인 부작용은 수술 중의 불꽃으로 인해 눈에 화상을 입거나 수술 중인 사람에게 화상을 입히거나 상처의 회복을 더디게 한다. 부종의 80%는 주로 수술 한 달 이내에 생기게 되지만 회복에는 6개월이나 그 이상이 걸리기도 한다. 간혹 멍이 들기도 하는데 이는 10~14일간 지속되며 화장으로 가릴 수 있다.

어떤 환자에게서는 상처 부위가 벌어져서 다시 봉합하기도 한다. 비대칭을 호소하는 환자나 더 남은 피부를 제거하고 싶은 사람은 수정을 필요로 한다. 각막 미란은 녹색형광색소, 세극등, 코발트블루 광선을 이용할 수 있는 안과에서 처치를 하는 것이 낫다. 환자들은 주로 안대접촉렌즈(bandage contact lens)나 국소용 항

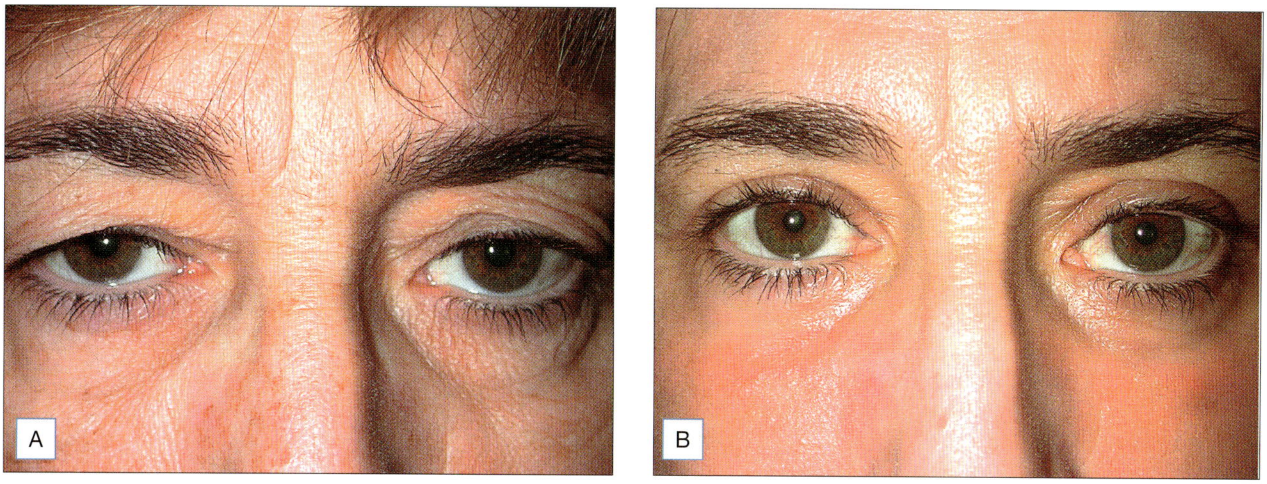

그림 5.14 양측 눈밑의 레이저 박피와 동반하여 시행한 안검미용술 (A) 수술 전. (B) 2개월 후

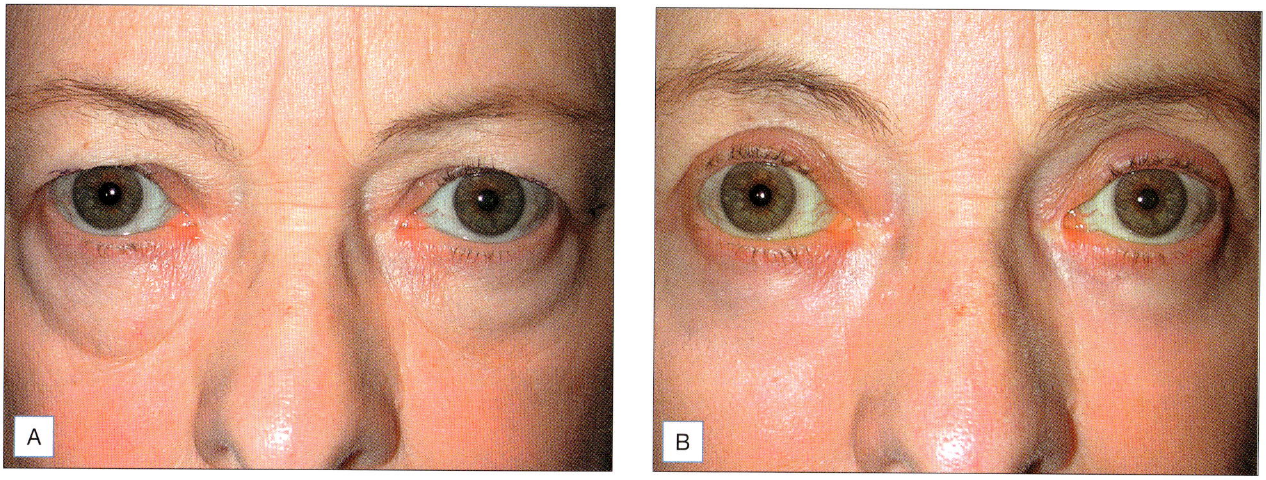

그림 5.15 양측 눈밑의 레이저 박피와 동반하여 시행한 안검미용술 (A) 수술 전. (B) 1개월 후

생액, 경구용 진통으로 치료받는다. 상처의 회복을 더디게 할 수 있기 때문에 절대로 환자에게 마취액을 주사해서는 안 된다. 드물게 흉터가 두꺼운 모양으로 나타날 수 있는데 이런 경우에는 Kenalog 주사가 필요하다. 감염은 매우 드물다.

절제 레이저 기술의 대체적인 방법으로는 메스, 바늘침 소작술, RF 소작술 등이 있다.

고급 외과 기술

안검거근(Levator aponeurosis)에 의한 안검하수(ptosis)의 재건에 레이저를 사용한 고급기술이 레이저 안검미용술과 동반되어 사용될 수 있다. 안검하수 재건은 광범위한 수술이므로 가장자리 반사거리(marginal reflex distance)가 2 mm보다 적을 때 시행해야 한다(환자가 미리 측정을 받았을 경우에는 좋은 대상자가 될 수 있다).

결막을 통한 안검미용술은 레이저 피부 재생술과 눈확 지방 재배치술(orbital fat repositioning)에 의해 발전될 수 있다.

참고문헌

Baker SS 1992 Carbon dioxide laser upper lid blepharoplasty. American Journal of Cosmetic Surgery 9:141–145

Baker SS 1995 Carbon dioxide laser ptosis surgery combined with blepharoplasty. Dermatologic Surgery 21:1065–1070

Baker SS, Muenzler WS, Small RG, Leonard JE 1984 Carbon dioxide laser

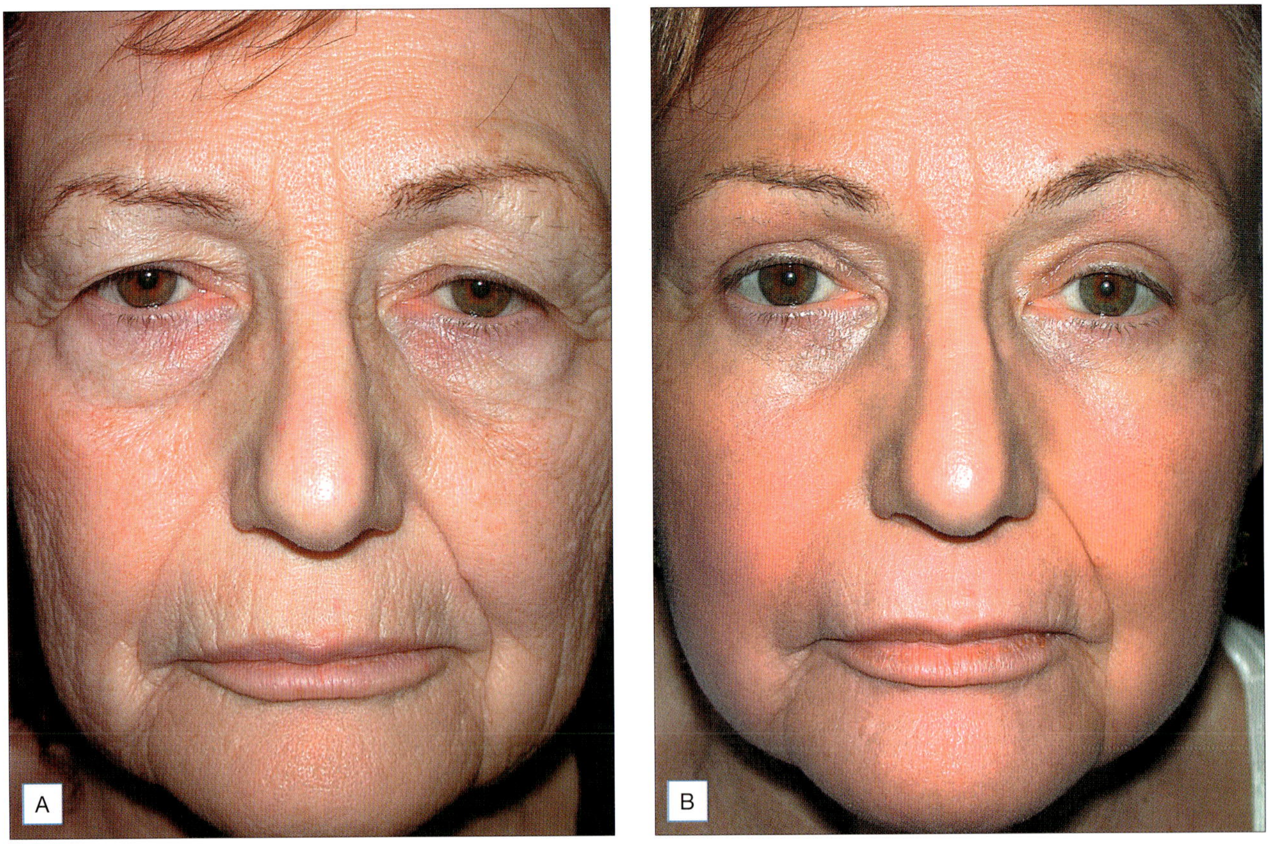

그림 5.16 Endoscopic browlift 안면 레이저 박피술과 안검성미용술 시행 (A) 수술 전. (B) 1개월 후

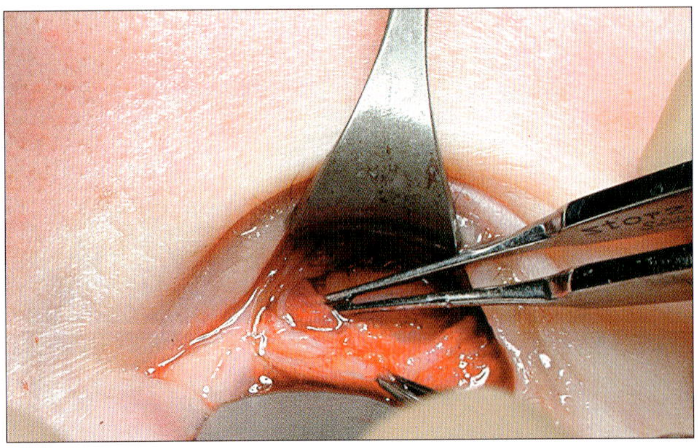

그림 5.17 아래빗근에 대한 상처가 복시(diplopia)를 일으킬 수 있다.

blepharoplasty. Ophthalmology 91:238–243
Baker SS, Woodward JA 1999 Carbon dioxide laser blepharoplasty, ptosis correction, and treatment of festoons. In: Alster TA, Apfelberg DB (eds) Cosmetic laser surgery: a practitioner's guide, 2nd edn. Wiley-Liss, New York, pp121–139
Biesman BS 1997 Precautions in the use of the laser for blepharoplasty. Plastic and Reconstructive Surgery 99:275–277
Callahan M, Beard C (eds) 1990 Beard's ptosis, 4th edn. Aesculapius Publishing, Birmingham
Chen WPD 1995 Comparative anatomy of the eyelids. In Chen WPD (ed) Asian blepharoplasty: a surgical atlas. Butterworth-Heinemann, Boston, pp.1–19
David LM, Baker SS 1992 David–Baker eyelid retractor. American Journal of Cosmetic Surgery 9:147–148
Glassberg E, Babapour R, Lask G 1995 Current trends in laser blepharoplasty: results of a survey. Dermatologic Surgery 21: 1060–1063
Lemke BN, Lucarelli MJ 1997 Anatomy of the ocular adnexa, orbit and related facial structures. In: Nesi FA, Lisman RD, Levine MR (eds) Smith's ophthalmic plastic and reconstructive surgery, 2nd edn. Mosby, St Louis, pp 3–78
Morrow DM, Morrow LB 1992 CO_2 laser blepharoplasty: a comparison with coldsteel surgery. Journal of Dermatologic Surgery and Oncology 18:307–313
Putterman AM 1993 Evaluation of the cosmetic oculoplastic surgery patient. In: Putterman AM (ed) Cosmetic oculoplastic surgery, 2nd edn. WB Saunders, Philadelphia, pp 12–27
Shorr N 1996 Lower lid transconjunctival blepharoplasty using the CO_2 laser. Aesthetic Surgery Quarterly Summer:101
Ullmann Y, Levi Y, Ben-Izhak O, Har-Shai Y, Peled IH 1997 The surgical anatomy of the fat in the upper eyelid medial compartment. Plastic and Reconstructive Surgery 99:658–661
Weinstein C 1994 Ultrapulse carbon dioxide laser removal of periocular wrinkles in association with laser blepharoplasty. Journal of Clinical Laser and Medical Surgery 12:205–209

6 레이저를 이용한 인종별 피부치료

Laser treatment on ethnic skin

Henry Him Lee Chun, Taro Kono

서론

검은 피부의 사람들은 표피에 많은 멜라닌을 함유하고 있는데 이것이 비염색성 세포(chromophobe)와 경쟁적으로 작용할 수 있다. 안면의 모세혈관 확장증 같은 혈관성 병변을 치료하거나 제모 레이저 등을 사용할 때에는 물집, 딱지, 색소 변성이나 심지어 흉터 등의 부작용이 생길 가능성이 많다. 게다가 표피의 멜라닌이 경쟁적인 발색단(chromophore)으로 작용하기 때문에 혈관에 도달하는 광선량이 감소하고 충분한 효과를 내려면 더 많은 에너지가 필요하다. 실제로 검은 피부에 대한 치료 경험이 부족한 의사들은 때때로 임상적인 반응과 부작용에 대해서 잘 알지 못하는 경우가 있다.

이러한 부작용 이외에도 광노화가 검버섯이나 지루각화증과 같은 색소성 변성으로 나타나는 경향이 있는데 주름은 줄어든다. Chung 등은 30~92세의 한국인에게서 광노화에 따른 피부변화를 관찰하였다. 그들은 피부 타입 Ⅲ과 Ⅳ에서 주로 색소성 변성이 많이 나타난다는 것을 발견하였다. 지루각화증이 남성에게서 흔한 반면 검버섯은 여성에게서 흔히 나타난다. Hori macule 같이 백인에게서는 흔하지 않는 병변이 검은 피부 특히 아시아인에게서 흔히 나타난다. 이 장에서는 최대한 부작용을 줄이고 원하는 목적을 얻기 위하여 검은 피부의 환자를 대상으로 한 레이저나 IPL 등의 사용에 대해서 살펴보겠다. 우리 치료법의 이론적 근거 외에 염증 후 색소침착에 대한 치료도 논의될 것이다.

다루어질 주제

이 장에서는 검은 피부에서 박피성 또는 비박피성 레이저 재생술, 제모, 모세혈관의 치료 등에 대해서 특히 자세히 살펴보겠다.

후천성 양측성 오타 모반(ABNOM)이나 Hori macule은 아시아인의 0.8%에서 발견된다. 임상적으로 이것은 양측의 뺨 부위에 파란색 과다색소침착으로 나타난다. 광대뼈, 콧등, 콧볼, 눈꺼풀, 이마 등에도 나타날 수 있다. 오타 모반과 달리 ABNOM은 양측성으로 사춘기 이후부터 나타나며 점막은 침범하지 않는다. 레이저 치료로 제거가 가능하지만 오타 모반보다는 치료반응이 늦다.

광노화의 관점에서 검은 피부는 백인과 달리 주름이 적으므로 레이저 재생술도 같은 정도로 맞추면 안된다. 게다가 레이저 재생술 후에 생기는 홍반이나 염증 후 색소침착 등의 부작용이 더 많이 나타난다. 그렇지만 여드름 흉터가 있는 환자에게서는 여전히 레이저 재생술이 행해진다.

검은 피부에서 레이저 시술 후 가장 많이 나타나는 부작용은 염증 후 색소침착이다. 비록 이것이 일시적이기는 하지만 수개월간 지속될 수도 있기 때문에 대부분의 환자들이 힘들어 한다. 최근에는 냉각 기술의 발달과 레이저 파장이 길어지고 펄스 지속시간이 길어져서 검은 피부에서의 제모나 모세혈관 치료에 좋은 결과를 보이고 있다. 이 장에서는 이러한 문제에 대해서 자세히 살펴보기로 한다.

환자 선택

수술 후에 생길 수 있는 부작용, 특히 염증 후 색소침착이 나타날 가능성이 높은 반면, 주름은 적게 나타나기 때문에 검은 피부의 환자들에게서는 광노화를 치료하는데 주로 비박피성 피부 회춘술인 IPL과 RF가 사용된다. 그렇지만 비박피성 피부 회춘술은 여드름 흉터에는 효과가 적기 때문에 피하박리술(subcision)이나 펀치 생검 같은 다른 방법과 병행해서 시술해야 좋은 효과를 보일 수 있다.

검은 피부에서는 굵은 머리카락보다 가는 머리카락이 더 경과가 좋지 않다. 레이저 제모술도 주로 자외선에 비노출 부위인 상완에서 더 좋은 반응을 보이고 있다. 안면 모세혈관 확장증은 IPL이나 냉각기를 갖춘 장파장의 레이저가 더 효과적이다. 더 큰 모세혈관(>2 mm)에는 혈관 경화술이 최선의 치료로 알려져 있다.

예외기준

6개월 내에 이소트레티노인을 복용한 적이 있는 여드름 흉터를 가진 환자에게서 레이저 재생술은 제외되어야 한다. 레이저 제모술에도 최근에 모발을 표백(bleaching)하거나 뽑은 사람은 제외해야 한다.

검은 피부에서 모든 레이저나 IPL 치료 시 치료시점에서 가까운 시일에 선탠을 받은 사람은 염증 후 색소침착의 가능성이 높을 수 있다. 자외선의 차단과 회피가 최소한 시술 2주 전에는 필수적이다. 시술 2주 전에 국소 표백제를 바르는 것은 도움이 된다. 테트라사이클린 같은 광독성 물질은 염증 후 색소침착의 위험성을 높이므로 시술 2주 전이나 시술 후 2주 동안은 피해야 한다.

기대효과

피하박리술과 펀치 생검과 동반된 레이저 재생술은 여드름 흉터의 치료에서 좋은 효과를 볼 수 있다(>70%). 비박피성에 반응하지 않는 광노화된 환자들은 레이저 재생술이 좋은 효과를 보일 수 있다.

비박피성 피부회춘술에 있어서 세 가지 중요한 면을 알아야 한다. 검은 피부의 광노화된 환자에게서는 색소의 증가를 보일 수 있다. 레이저와 IPL을 사용하여 표피 색소의 90~100%의 호전을 보일 수 있다. 레이저가 IPL에 비해 더 작은 치료 횟수가 필요하지만(1~2회, IPL 5~6회) 염증 후 색소침착은 레이저 치료 환자의 10~15%에서 생길 위험이 있는데 이것은 주로 사용한 기구, 시술자의 기술, 최근의 자외선 노출 같은 인자가 관여한다(그림 6.1). IPL은 노화의 호전에 큰 효과는 없지만 색소침착의 가능성은 적다.

ABNOM은 Q-switched 레이저(ruby, alexandrite, Nd:YAG)로 치료가 가능하다. 4~6주 간격으로 4~8회 정도의 치료가 병변을 없애는데 도움이 된다. 12~73%의 환자에서 염증 후 과다색소침착이 일어나므로 표백제가 사용되기도 한다. 50%의 환자에서 저색소침착의 위험성이 높아지지만 이에 대해서는 다음에 설명하기로 한다(그림 6.2).

혈관 레이저가 주로 혈관의 손상을 유발하여 재생을 일으키고 콜라겐 생성을 촉진하여 모세혈관확장증을 치료하고 비박피성 피부 회춘술에 사용된다. 안면 모세혈관 확장증은 long pulsed dye 레이저, 다양한 532 nm Nd:YAG 레이저, long pulsed alexandrite 레이저, long pulsed 1064 nm Nd:YAG 레이저로 치료되

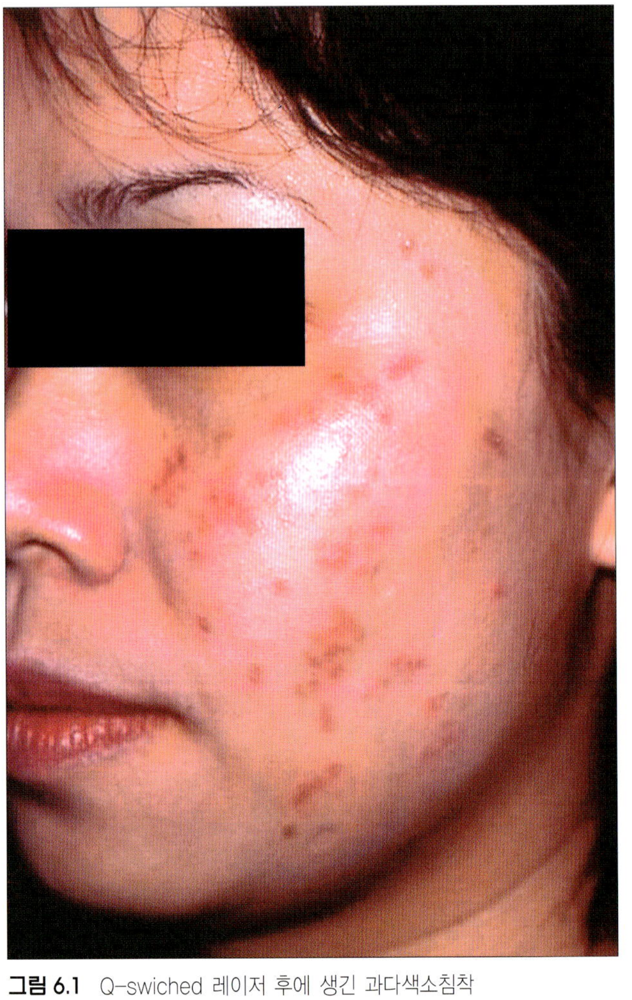

그림 6.1 Q-swiched 레이저 후에 생긴 과다색소침착

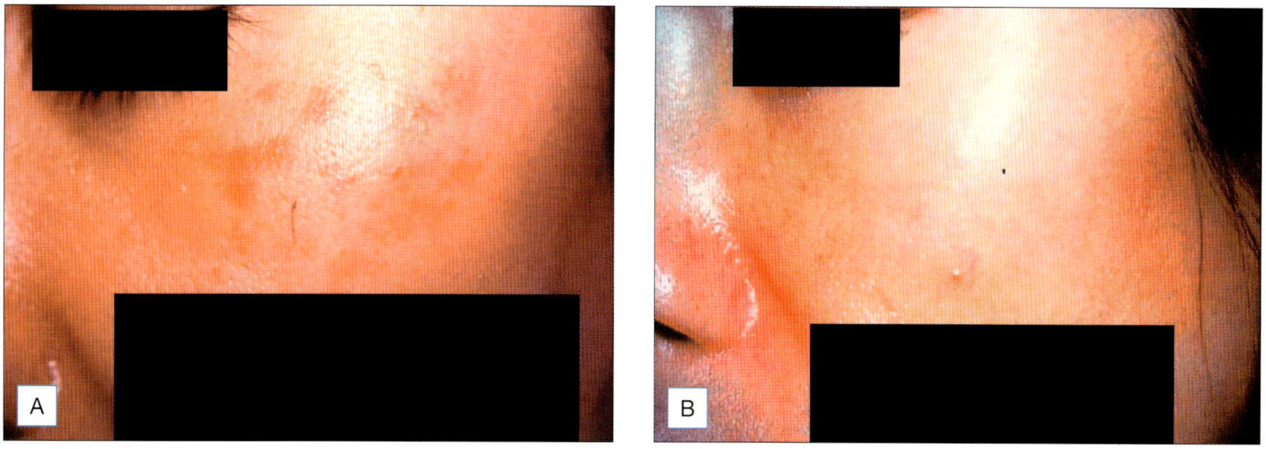

그림 6.2 ABNOM. (A) 치료 전. (B) 9번 Q-swiched 레이저 치료 후(8 J/cm²)

는데 이들은 각각 냉각기를 가지고 있다. 2~4회의 치료로 거의 부작용없이 깨끗하게 치료될 수 있다. 좀 더 큰 혈관을 가진 다리의 모세혈관 확장증은 치료가 어렵다. 좀 더 많은 횟수의 치료가 필요하며 어떤 경우에는 혈관경화술 같은 다른 치료법과 병행해서 치료하여야 한다.

혈관병변에 대한 냉각요법과 관련해서 냉동(cryogen) 냉각기를 가진 pulsed dye 레이저로 피부 타입 Ⅲ, Ⅳ의 포도주색반점(port wine stain)을 치료해 효과적이라는 것을 발견하였다. 그렇지만 피부 타입 Ⅴ, Ⅵ는 낮은 에너지(8 J/cm²)에도 표피의 방어가 되지 않았다. 물용기(water grass chamber)가 있는 접촉 냉각기를 갖춘 다양한 532 nm Nd:YAG 레이저는 포도주색반점에는 효과가 없었고 단지 안면의 모세혈관 확장증에 효과를 보였다. 검은 피부에서의 혈관성 병변 치료시 냉각기의 지표와 다른 냉각 장치의 효과에 대한 자료는 한정적이다.

혈관 레이저는 혈관 손상을 유발하여 부가적인 회복반응으로 콜라겐 생성에 관여한다. 백인에게서는 충분한 자료가 있지만 검은 피부에서는 자료가 한정적이다. 게다가 검은 피부에서 포도주색반점에 대한 치료는 부작용이 나타날 가능성이 높다. 검은 피부의 환자가 비박피성 피부 회춘술을 받을 때 적절한 에너지, 임상 효능, 가능한 부작용 등이 아직 조사되지 않았다.

적외선 근처 파장을 가진 레이저는 또한 주름개선에 사용된다. 이것은 진피의 온도를 올리고 그로 인해 콜라겐의 양을 감소시키며 섬유세포의 활동의 증가를 유발하는데 목적이 있다. 많은 기구들이 그런 목적으로 사용되었지만 검은 피부에서 이들의 효과에 대한 자료는 별로 없다. 1064 nm Nd:YAG와 532 KTP 레이저를 병행해서 사용하여 검은 피부에서의 비박피성 피부재생술에 효과가 있었다는 보고가 있었다. 병행해서 치료하면 주름에서는 경미하거나 중등도의 호전이 있으며, 피부 톤이나 결은 중등도의 효과가 있고 홍반이나 색소성 병변에는 좋은 효과를 얻을 수 있다.

Trelles 등은 검은 피부의 스페인 사람에게서 1320 nm의 레이저를 사용, 치료 시 환자의 만족도는 제한적이었지만 조직학적으로 호전된 것을 발견하였다. 그렇지만 대상 환자가 너무 적었고 너무 자주 시술(1주에 2회, 4주)하였으며 너무 짧은 경과 관찰(시술 종료 후 2~6주 관찰)을 하였다. Trelles는 나중에 치료 후 4~6개월이 지난 후 임상적인 호전을 보였다고 지적했다. 1320 nm의 레이저를 이용한 다른 연구에서는 피부 타입 Ⅲ, Ⅳ에서 환자가 견디기가 쉬웠고 주관적으로 환자에게 중등도의 호전이 뚜렷이 나타났으며 객관적으로 조직학적이나 시술자의 관찰에서 확인할 수 있었다. 그렇지만 맹검 연구에서는 특별한 차이가 없었다. 염증 후 색소침착은 치료 과정 중 1.8%에서만 발견되었다. 1450 nm의 Diode 레이저를 사용할 경우에는 염증 후 색소침착이 흔하지만 장파장으로 인해 이론적으로 검은 피부에 좋아서 비박피성 피부 치료에 많이 사용되어 왔다. Hardaway 등은 피부 타입 Ⅰ-Ⅲ에서 9명 중 6명에게서 염증 후 색소침착을 발견하였다. 이런 발견은

Tanzi 등에 의해서도 증명되었다. 25명의 치료 환자 중(피부 타입 Ⅰ-Ⅲ) 18%에서 염증 후 색소침착이 발견되었다. 모든 경우에서 이것은 표백제의 사용으로 좋아졌지만 평균 지속기간은 14주였다. 대부분의 경우에 두 번째 치료 후 냉동 스프레이 60 ms일 때 염증 후 색소침착의 가능성이 높은 것 같았다. 더 짧은 지속시간, 특히 위축성 여드름 흉터에서도 PIH는 피부 타입 Ⅲ, Ⅳ에서 5%가 발견되었다. 그러므로 검은 피부에서 사용할 때에는 냉동 스프레이를 40 ms 이하로 해야 한다. 이런 성과에도 검은 피부에서 비박피성 피부치료법은 그다지 좋지는 않다. 1540 nm erbium-glass 레이저가 비박피성 피부치료법에 사용되었지만 자료가 검은 피부에서는 충분하지 않다.

IPL의 연구에서 2~6회의 치료로 60~90%의 환자에게서 색소가 좋아졌고 60~83%에서 모세혈관 확장증이 호전되었으며 60% 이상의 환자가 피부결이 좋아짐을 느꼈다(그림 6.3, 6.4). 냉각기가 좋아지면서 안전성이 높아졌으며 색소침착을 호전시키기 위해 더 많은 치료 횟수가 필요해졌고, 반면 IPL의 광열 효과는 줄어들게 되었다. 새로운 IPL(Ellipse Flex System, Danish, Dermatologic Development; Estelux Medilux, Polomar, USA)은 더 나은 필터링을 가짐으로써 검버섯의 치료에 더 효과적이다(그림 6.5, 6.6). 최근에 우리는 ZPL Quantum과 Ellipse에서 피부 타입 Ⅲ과 Ⅳ의 환자를 대상으로 피부재생술의 효과에 대해서 비교하였다. 21명의 여자가 Quantum(560 nm 필터로 12명이, 640 nm 필터로 9명이 받았다)으로 치료받고 11명의 환자가 Ellipse로 치료받았다. 이 비교에서 후자가 전자에 비해 월등히 좋은 효과를 보였다(45%: 13~33%). 이런 차이는 Quantum의 지나친 냉각 방식에 문제가 되는 것 같았으며 따라서 검은 피부에서 사용될 때 최적의 냉각 지표가 결정될 필요가 있다.

단극의 고주파가 최근 비박피성 피부회춘술에 사용되고 있다. 이것은 어떤 환자에게는 좋은 효과를 보였지만 모든 사람에게 그렇지는 않았다. 양극의 고주파와 IPL이 함께 사용된 경우 우리의 경험으로는 색소성 병변에서 IPL 정도의 효과가 있다. 양극의 고주파가 피부결에는 효과가 확실한 것 같지 않다. 어떤 연구자들은 양극의 고주파와 IPL을 병행해서 사용하는 것이 IPL 단독으로 사용하는 것보다는 효과가 있다고 하지만 비교 연구가 부족하다. light emitted diode(LED) 레이저를 이용한 광조절(photomodulation)이 최근에 다른 기종들과 병행해서 좋은 임상 반응을 보였다는 자료가 있다. 그렇지만 검은 피부에서는 아직 검증되지 않았다.

제모를 위한 레이저와 IPL

많은 기구들이 제모에 사용되었다. 여기에는 장파장의 ruby 레이저, alexandrite 레이저, Nd:YAG 레이저, Diode 레이저, IPL 레이저 등이 포함된다. 적절한 냉각, 장파장 등이 부작용을 줄이고 효과를 높이는데 필수적이다. 이러한 기구들은 가성난포염(pseudofollicular barbae) 같은 모낭성 질환과 함께 미용적인 목적의 제모에도 사용된다. 주로 장파장의 ruby 레이저가 사용되나 딱지나 저색소침착이 나타날 수 있다. 검은 피부에서 장파장의 Nd:YAG 레이저와 장파장의 Diode 레이저를 사용했을 때의 비교에서는 Nd:YAG 레이저가 Diode 레이저에 비해서 수술 직후 통증이 심하며 수술 시간이 오래 걸린다. 일시적인 홍반이나 모낭염 부종 등이 생길 수 있다. 어떤 환자에게서는 시술 6주 후에 생긴 색소침착저하증이 시술 36주 후에 이르러 없어졌다. 이런 발견들은 Alster 등에 의해서 밝혀졌는데 그들은 20명의 검은 피부 환자에게 장파장의 Nd:YAG 레이저로 치료하였다. 다른 연구에서는 101명의 일본인을 Diode 레이저로 치료한 후 경과 관찰하였다. 평균 치료 횟수는 2.4회였다(1~8회). 대분분의 환자들은 일시적으로 모발이 줄어드는 것을 경험했으나 그 중의 절반은 마지막 치료 후 6개월이 지난 후에 60%의 모발이 줄어들었다. 다른 연구에서 피부 타입 Ⅴ, Ⅵ의 사람에게서 제모와 가성 난포염의 치료를 위해 Diode 레이저를 사용한 경우 특별한 부작용 없이 효과가 있음이 입증되었다. Battle 등은 피부 타입 Ⅴ, Ⅵ의 검은 피부의 제모에는 장파장(20~300 ms)이 임상적인 효과를 높이고 부작용의 가능성을 줄인다고 발표하였다. 매우 긴파장의 Diode 레이저을 사용하니 가장 흔한 부작용인 일과적 색소성 변화가 줄어들었다.

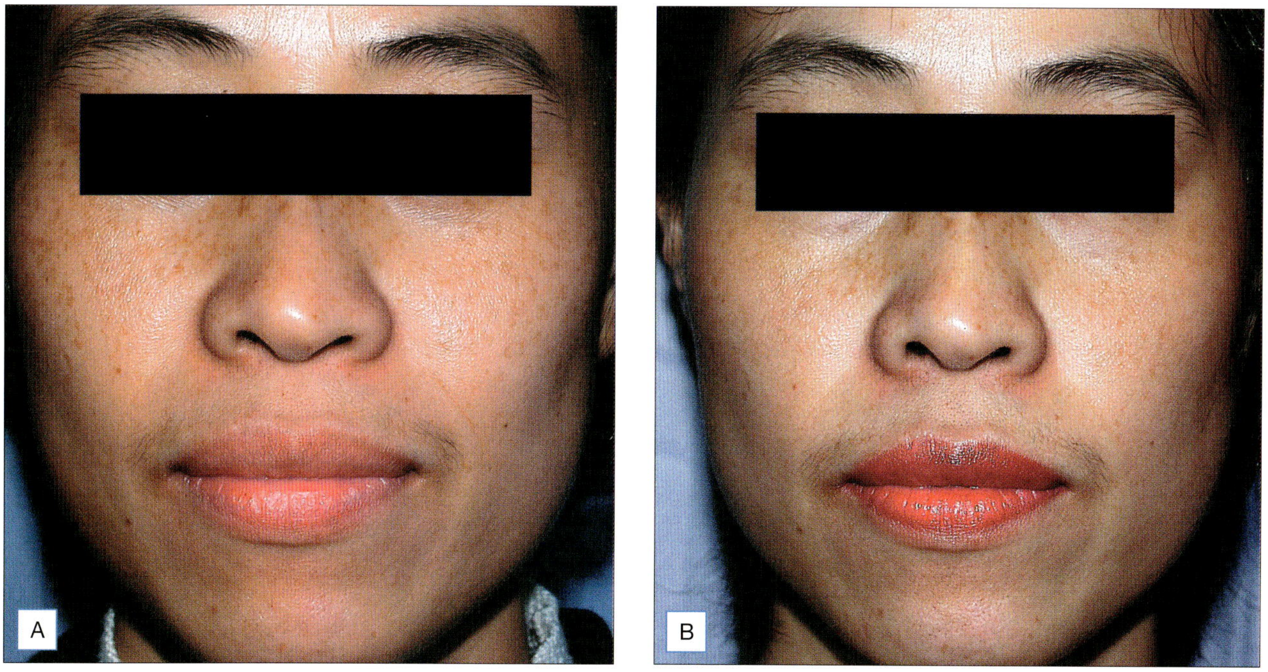

그림 6.3 검버섯. (A) 치료 전. (B) IPL Vasculight 치료 후(590~645 nm 필터, 45~60 J/cm^2, pulse delay 20 ms)

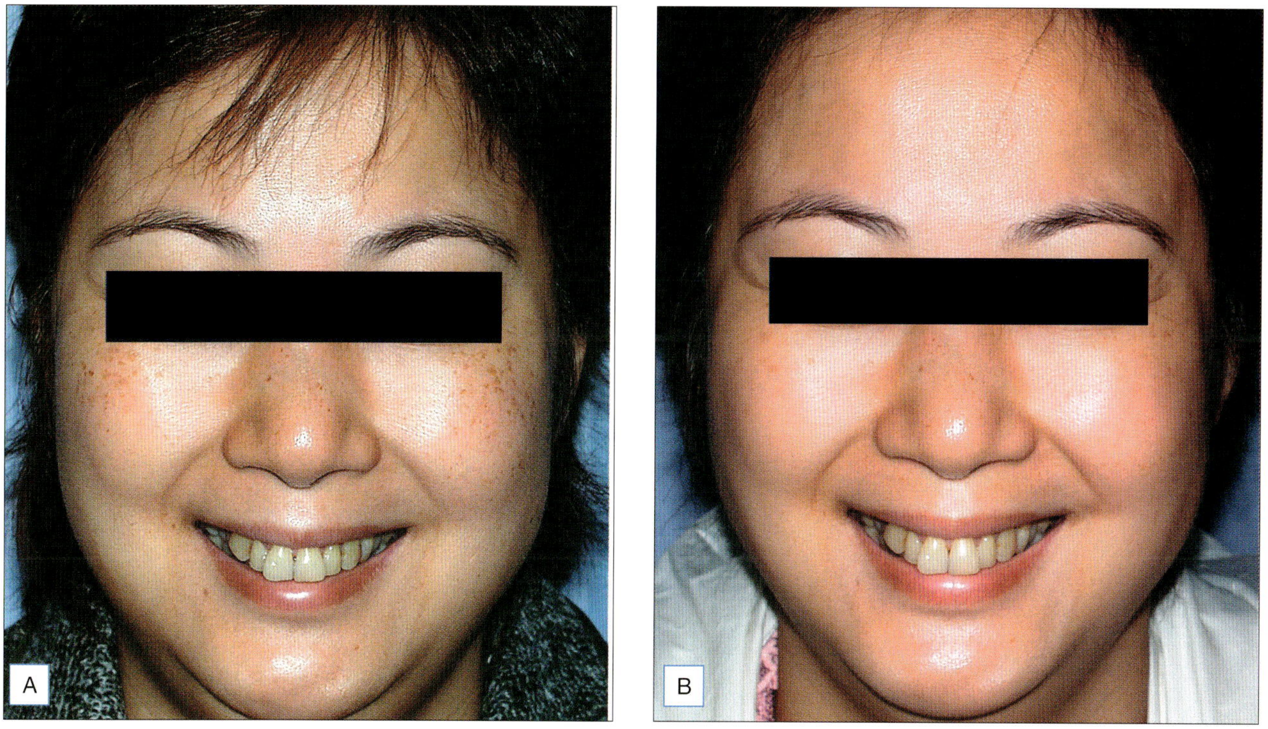

그림 6.4 IPL Quantum. (A) 치료 전. (B) 치료 6개월 후(560 nm 필터, 22~27 J/cm^2, pulse delay 15 ms)

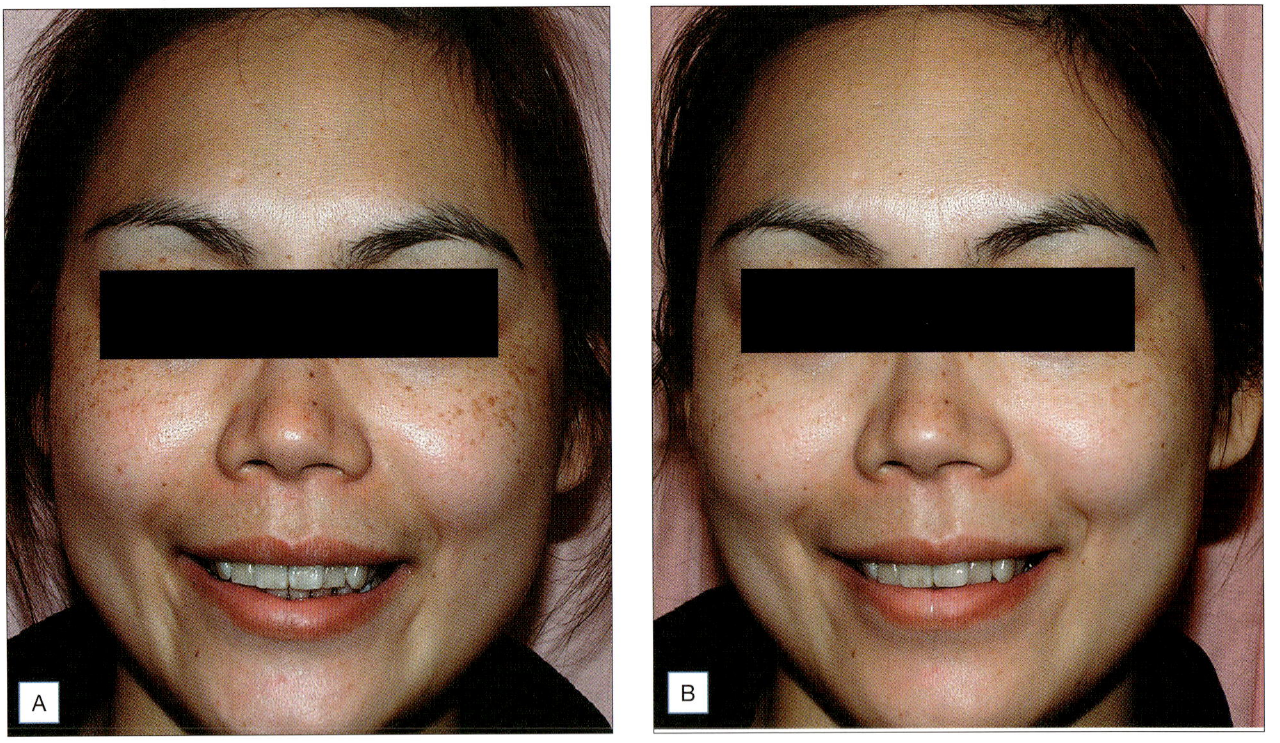

그림 6.5 IPL Ellips. (A) 시술 전. (B) 1회 시술 후(400 nm 필터, pulse time 2.5 ms, pulse delay 10 ms, 8 J/cm^2)

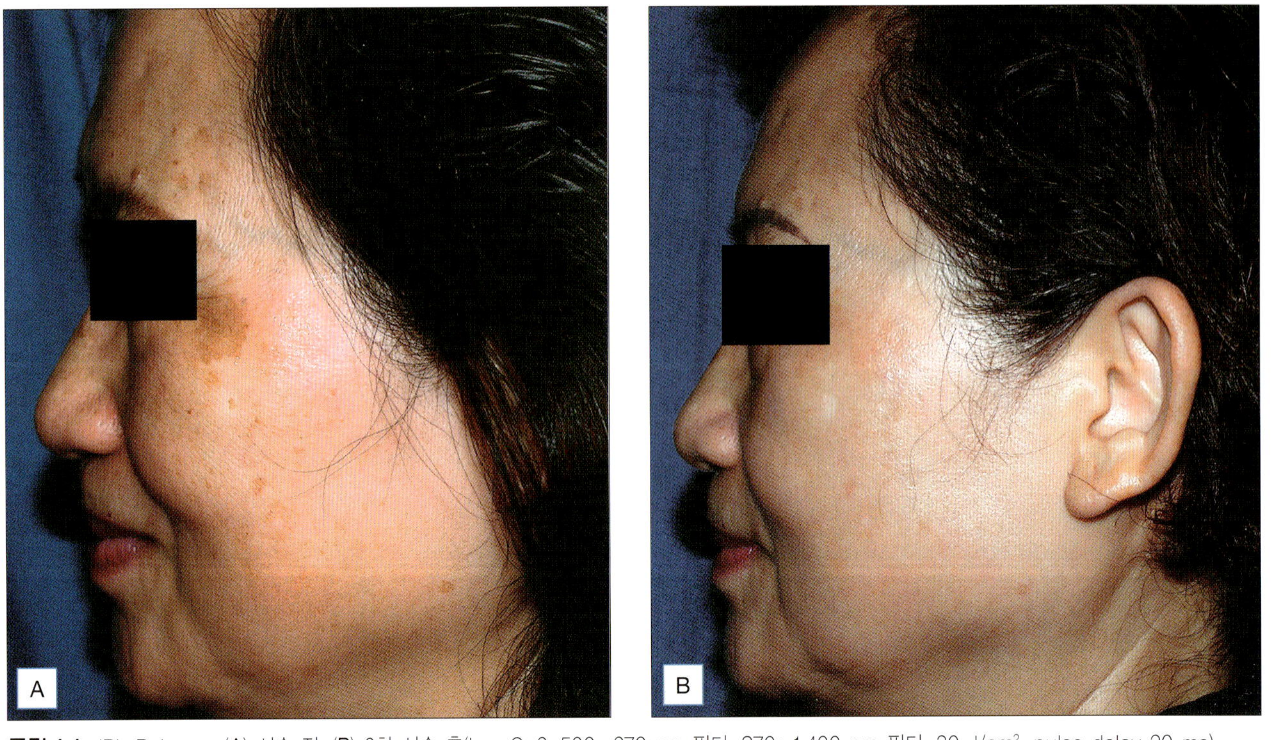

그림 6.6 IPL Palomer. (A) 시술 전. (B) 6회 시술 후(Lux G-6, 500~670 nm 필터, 870~1,400 nm 필터, 30 J/cm^2, pulse delay 20 ms)

장파장의 Diode 레이저 외에 장파장의 Nd:YAG 레이저도 비슷한 효과를 나타내었다. 피부 타입 Ⅳ에서 Ⅵ까지의 검은 피부에서 장파장의 Diode, alexandrite, Nd:YAG로 치료하였더니 세 가지 모두 큰 차이를 보이지 않았다.

IPL도 제모에 효과적으로 사용될 수 있다. IPL은 Ⅰ-Ⅴ까지의 피부 타입의 제모에서 27.3개월 동안 평균 8회 시술 후에 87%의 모발이 줄어드는 효과를 보였다. IPL과 레이저의 비교 자료가 제한적이긴 하지만 IPL이 좀 더 횟수가 많아지는 것 같다. 최근에는 양극인 고주파와 IPL의 병행요법이 제모에 도움이 된다. 4회의 치료 후 6개월이 지났을 때 피부색에 상관없이 40~85%의 효과가 있었다. 약한 홍반이 20%의 환자에게서 발견되었고 8%에서 과다색소침착이 발견되었다. 더 큰 규모의 연구가 이루어져야 검은 피부에서 이런 기구들의 사용에 대한 안전성과 효과를 증명할 수 있을 것이다.

치료 전략에 대한 개요

주 결정요인

환자를 선택하고 환자의 치료 목표를 결정하는것이 가장 중요한 고려 요인이다. 환자가 만족하기 어려운 이유는 우선 비현실적인 기대감과 시술 후 관리에 대한 이해의 부족, 색소침착 같은 단기 부작용의 가능성 때문이다. 모든 환자들은 레이저나 IPL 시술 전 최소 2주 동안은 자외선을 피해야 한다. 표백제를 사용하면 색소침착의 가능성을 더 줄일 수 있다. 어떤 연구에서는 박피성 레이저 재생술에서 수술 전 국소표백제를 사용하면 염증 후 과다색소침착의 빈도를 줄이지 못한다고 보고했다. 그렇지만 이것을 수술 전부터 시작하여 수술 후까지 지속한다면 분명히 색소침착의 가능성을 줄일 수 있을 것이다.

치료 접근

환자의 치료 목적에 대해서 자세히 상담하는 것이 만족스러운 결과를 얻는데 도움이 된다.

광노화 환자에게서는 레이저 재생술 전에 비박피성 시술을 시행하는 것은 드물지 않다. 검은 피부의 환자의 피부재생술에서 환자의 기대를 정하고 궁극적인 치료 목적을 정하는 것이 중요하다. 광노화된 검은 피부의 환자는 주름이 백인에 비해서 적으나 색소성 병변은 더 많이 나타난다. 따라서 적절한 치료 방법과 기종을 선택하기 전에 환자의 목표를 명확히 해서 이런 목표를 달성한다. 치료 후 휴양기간과 비용의 효율성에 대해서 환자와 상의해야 한다. 색소성 병변이 있는 환자의 80~90%는 레이저 치료에 반응한다. 그리고 테스트 치료 부위를 보면 반응이 나쁜 사람을 가려낼 수 있다. 치료 부위에 다른 종류의 레이저를 사용해 보아 각각의 치료의 과정을 경험하게 하면 적절한 치료 후 처치에도 도움이 될 것이다. 치료반응이 좋지 않을 경우에는 IPL, 적외선 스펙트럼 레이저, light emitted diode 레이저의 병용이 도움이 될 것이다.

여드름 흉터로 레이저 재생술을 받는 환자들에게는 2 mm 펀치 생검이나 피하박피술이 레이저 치료 2주 전에 행해졌다. 레이저 재생술을 위해서 모든 환자들은 항바이러스제(팜비어 250 mg tds)와 항생제(cefuroxime 750 mg tds)를 시술 2일 전부터 재상피화가 완성되는 시술 후 1~14일까지 복용한다. 환자들은 수술 후 회복과 색소침착 등의 문제가 해결되는데 3~6개월이 걸린다는 것을 아는 것이 중요하다. 그러한 치료를 받은 환자의 연속적인 사진촬영이 도움이 된다. 사진을 본 뒤에 마음에 들어하지 않은 환자에게는 비박피성 시술이 적합하다.

단극의 고주파가 도입되면서부터 이런 치료들에 변화가 왔다. 색소나 피부결, 모공 크기 등을 호전시키기 위해서는 다른 종류의 레이저와 IPL 등을 병해하는 것이 효과적이다. 피부의 탄력성, 팔자주름이나 깊은 주름 등을 호전시키기 위해서는 고주파를 실시할 수 있다. 모든 경우에서 병용요법으로 연고나 LED, 보톡스, 필러 등을 고려해야 한다.

IPL은 모세혈관 확장증을 포함한 여러 혈관성 질환에 도움이 될 수 있다(그림 6.7). 그렇지만 검은 피부에서 여러 색소성 병변 때문에 이러한 비특이적인 IPL 등의 기종은 부작용의 위험성이 있다.

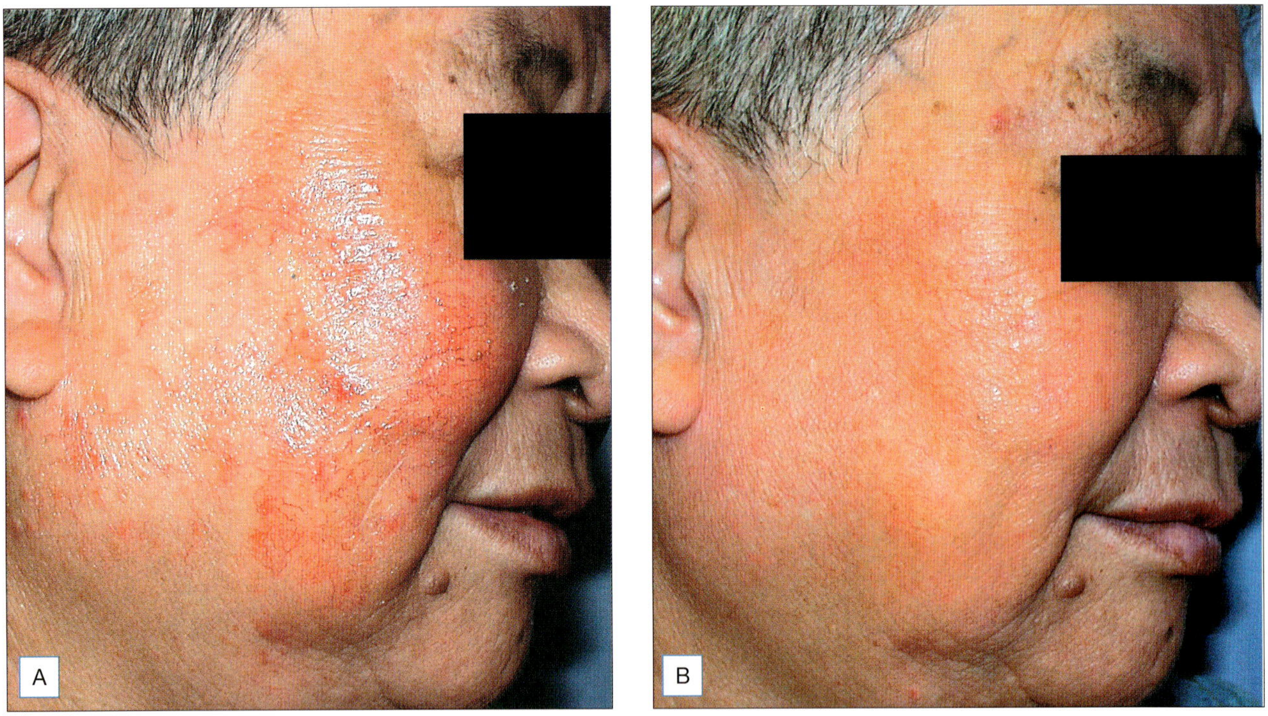

그림 6.7 IPL. (A) 치료 전. (B) 4회 치료 후

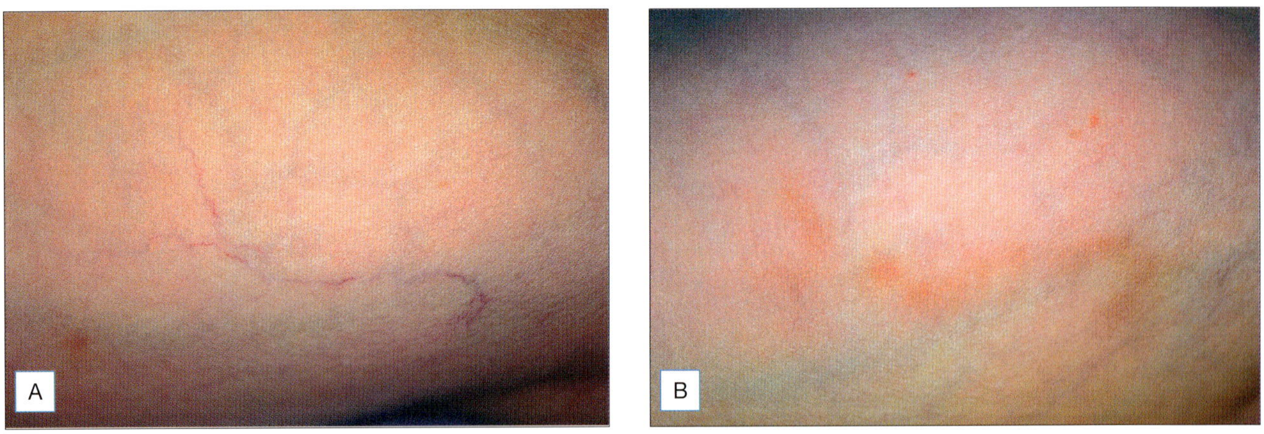

그림 6.8 피부타입 Ⅲ에서 남성의 하지정맥 치료. (A) 치료 전. (B) 2개월 후 과다색소침착이 관찰된다.

그러므로 IPL은 비용이나 혈관 레이저를 사용할 수 없는 경우를 제외하고는 첫 번째 선택이 되어서는 안 된다. 이러한 환경에서 경험이 부족한 의사들은 부작용을 피하기 위해서 특정 부위를 테스트해 보는 것도 도움이 될 것이다. 냉각기를 가진 짧거나 긴 파장의 pulsed dye 레이저와 532 nm Nd:YAG 레이저가 안면 혈관확장증에 도움이 된다. 그렇지만 환자는 4~6주 후에 재발이 가능하므로 재치료가 필요하다는 것을 알아야 한다. 장파장의 Nd:YAG 레이저와 alexandrite 레이저가 하지 혈관에 도움이 되지만 색소침착의 가능성은 있다(그림 6.8).

검은 피부를 가진 환자의 제모에서 최근의 자외선 노출은 금기사항이다. 1~2일 후에 생기는 홍반이 IPL로 제모 시에 생길 수 있는데 이 때문에 경험이 부족한 의사에게는 테스트가 필수적이다.

아시아인에 맞는 펄스 광원 지표			
		Energy	
	Wavelength	Mean	Range
Palomar (Estelux, LuxG)	500–670 nm 870–1400 nm	Level 5 to 6 (28 J/cm^2)	Button 1–6 (17–30 J/cm^2)
Ellipse	400 nm	8 J/cm^2	8 J/cm^2
Aurora	580 nm	25 J/cm^2, RF 20 J/cm^2	20–28 J/cm^2
Quantum	560 nm 640 nm	23 J/cm^2 30 J/cm^2	19–29 J/cm^2 24–35 J/cm^2
Vasculight	550–590 nm	36 J/cm^2	33–55 J/cm^2

표 6.1 아시아인에 맞는 펄스 광원 지표

치료기술

치료 체계

박피성, 비박피성 피부회춘과 모세혈관확장증

Er:YAC 레이저가 홍반이 적게 생기고 과다색소침착의 가능성이 적어서 검은 피부에서 효과적으로 사용될 수 있다. 레이저 재생술에서 우리는 3회 패스의 CO_2 레이저 시술 후에 바로 1 패스의 Er:YAC 레이저를 사용해 왔다. 우리의 경험상 이런 치료방법으로 홍반과 색소침착을 줄여왔다. 최근에는 장파장의 Er:YAC 레이저가 좀 더 지혈을 잘 되게 하고 콜라겐 위축(contraction)을 유발하기 위해 사용되고 있다. Jeong 등은 여드름 위축성 흉터를 가진 피부 타입 Ⅲ, Ⅳ의 환자를 대상으로 그와 같은 치료를 연구했다. 그들은 환자의 93%에서 좋은 효과를 관찰하였지만 홍반은 시술 후 3개월이 지나도 54%에서 관찰되었다. 최근에는 CO_2 레이저 재생술에서 1회 패스가 여드름 흉터와 주름이 있는 검은 피부에서도 부작용을 줄이고 효과를 높인다는 보고가 있다.

1320 nm의 Nd:YAG 레이저를 이용한 비박피성 피부치료에서 10 mm spot size로 3회의 패스를 시행했다. 실시간 온도 감시를 통해서 냉각 전에는 온도가 42~45℃가 되었고 냉각 이후에서는 40℃ 정도가 되었다. 환자들은 5~6회의 치료를 한 달 간격으로 받았고 마지막 치료 후 4~6주경에 치료에 대한 경과 관찰을 받았다. 1540 nm erbium-glass 레이저에서 우리는 더 강한 에너지로 치료했는데 눈주위는 연속된 3회의 10 J/cm^2의 에너지를 사용했고 얼굴에서는 같은 에너지로 연속된 5회의 치료를 시행하였다.

IPL에서 주요 임상적 종점은 약한 홍반이다. 피부타입 Ⅲ, Ⅳ에서의 지표는 표 6.1에 있다. 만약 색소가 없는 부위에서 IPL 치료 후에 지속적인 홍반이 나타날 때에는 바로 중등도나 강한 스테로이드를 도포해야만 한다. 아이스팩을 하는 것도 열손상을 줄이는 방법이다.

검버섯의 치료에서는 여러 가지 레이저로 테스트를 실시하였다. 다양한 파장의 532 nm Nd:YAG 레이저에서 2 mm spot size, 6.5~8 J/cm^2으로 시술하면 치료 직후 회색빛으로 변한다. Q-switched 레이저에서는 더 약한 에너지로 더 작은 spot size로 치료하면 치료 직후 하얗게 변한다. 예를 들어 Q-switched 532 nm Nd:YAG 레이저에서 2 mm spot size로 0.9~1 J/cm^2으로 사용한다. 다른 기구(Versapulse, Lumenis)에서 기계적인 이유로 인해 이러한 접근은 가능하지 않으며 가능한 가장 낮은 fluence로 사용하는 것이 최선이다. 모든 경우에서 항생제와 혼합된 중등도의 스테로이

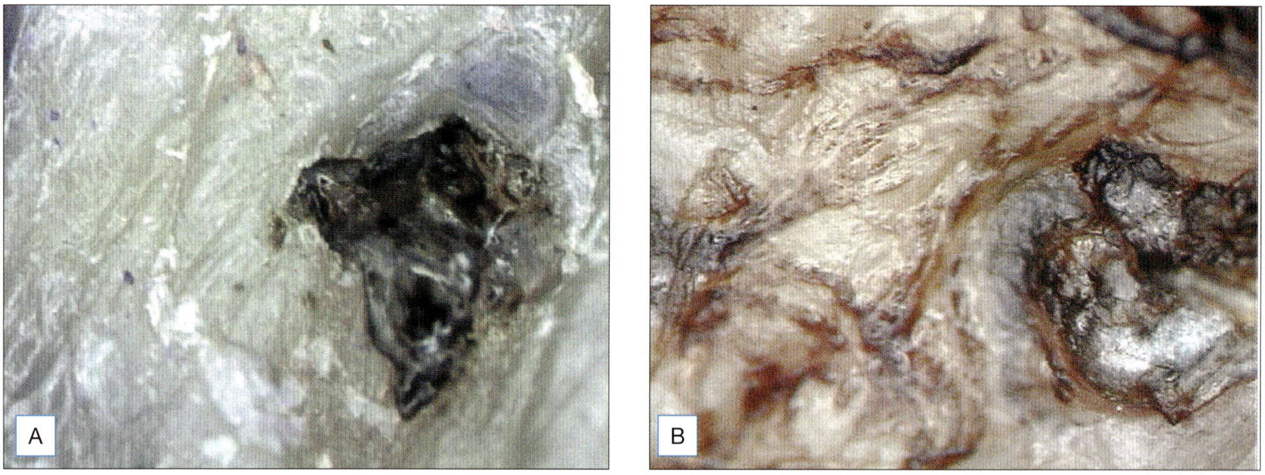

그림 6.9 Videomicroscope를 이용하여 diode 레이저 제모를 한 후 (A) 30 J/cm² 냉각 안 할 때, (B) 냉각으로 피부표피가 호전되었다.

드를 시술 직후 색소침착을 예방하기 위해서 도포해야 한다. ABNOM은 치료에 저항하는 양상이 있으므로 4주 간격으로 더 자주 치료를 실시해야 한다. 이렇게 자주 치료하는 이유는 표피의 재색소화(repigmentation)가 이루어지기 전에 치료를 하기 위해서이다. 많은 레이저들이 저색소의 표피를 통해 에너지를 진피의 발색단에 도달시킨다. 4번의 연속적인 치료로도 힘들 때에는 Q-switched 1064 nm Nd:YAG 레이저 이후에 바로 Q-switched alexandrite 레이저를 사용한다. 에너지는 4~5 J/cm² 정도로 낮게 하고 빈도도 낮추는 것이 부작용을 줄일 수 있는 방법이다. 그렇게 해도 색소 문제가 생길 수 있기 때문에 치료 전에 이 문제에 대해서 충분히 경고해야 한다.

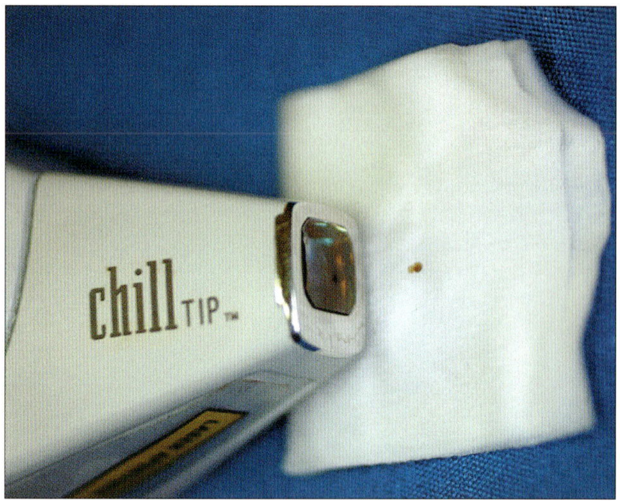

그림 6.10 Chill의 접합부위를 깨끗하게 해야 한다.

얼굴이나 하지의 모세혈관 확장증의 치료 지표에 대해서는 다른 장에서 논의될 것이다. 원칙적으로 IPL과 장파장 레이저의 임상적 종점은 즉시 혈관이 사라지거나 아니면 혈관의 충혈에 의해서 검어지는 것이다. 더 짧은 파장의 레이저에서는 자반이 생기게 된다. 검은 피부의 사람에게서 그런 레이저나 IPL로 혈관을 치료할 때에 중요한 점은 표피의 보호를 위해서 적절하게 냉각시켜야 한다는 것이다. 부적절한 냉각이 이루어졌을 때에는 표피의 과다한 색소들로 인해서 부작용이 생길 위험이 높아진다. 그러나 고도의 냉각은 진피혈관에서 열손상을 적게 할 수 있다. 게다가 물집을 만들거나 색소의 변성을 가져오는 냉각의 손상이 생길 수도 있다. 많은 기구가 냉각에 사용되었지만 검은 피부에서는 자료가 부족하다. pulsed dye 레이저에서 냉각기를 부착해서 찬공기를 사용하여 하얀 피부에서 포도주색반점을 치료한 자료가 있지만 검은 피부에서는 자료가 부족하다. 접촉 냉각이 표피의 보호에 도움이 되지만 콧등 같은 부위는 접촉이 어려워서 부가적인 냉각겔이 필요하다. 접촉 냉각은 레이저의 반복률(repetition rate)을 낮추어 사용하는데 이는 치료 전, 치료 시, 그리고 치료 후 냉각에 적당한 시간이 필요하기 때문이다. 그렇지만 접촉 냉각장치를 지나치게 피부에 대고 세게 누르는 것은 혈관이 비어져 효과가 떨어지기 때문에 바람직하지 않다. 냉각겔은 적절한 냉각이 어려울 때 적은 부위에

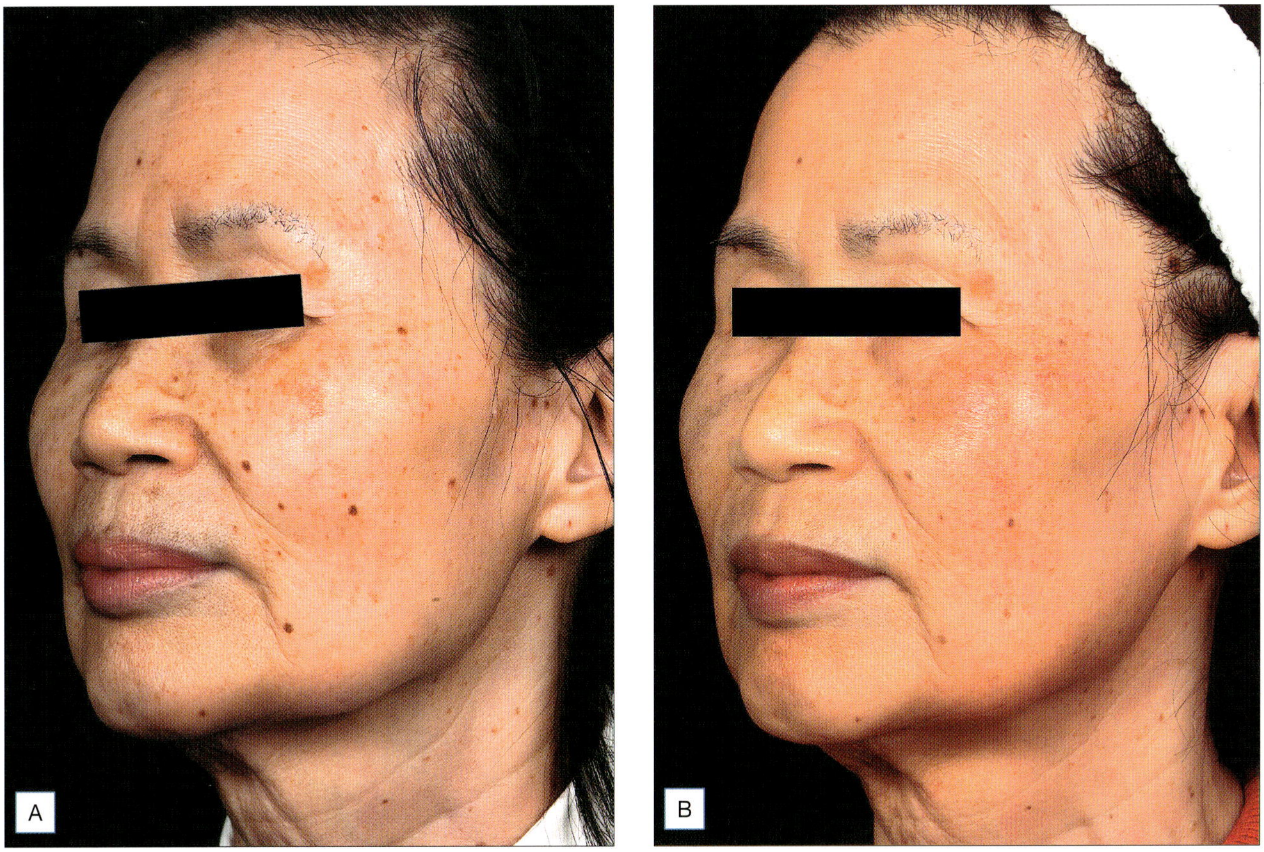

그림 6.11 (A) 치료 전. (B) 8 mJ/MTZ(microscopic thermal zone)과 2000 MTZ/cm^{2}의 4회 fractional 레이저 치료 후 3개월째(치료 간격 1~5주)

서 사용된다. 겔은 냉각상태로 보존되어야 온도를 유지하고 효과를 높일 수 있다. IPL 핸드피스에 부착된 냉각 스프레이가 사용되고 있는데 적절한 냉각을 유지하기 위해서는 냉각겔처럼 반복적인 분사가 필요하다. 이러한 냉각기구 중에서 냉각 스프레이를 이용한 다이나믹 냉각요법에 대한 연구가 검은 피부에서 이루어졌다. pulsed dye 레이저의 사용에 있어서는 우리의 경험상 40 ms 스프레이 후에 20 ms delay가 검은 피부에서는 행해져야 할 것 같다. 피부 타입 V, Ⅵ에서는 표피에 멜라닌이 많아서 냉각에 의한 보호작용이 줄어 들 수 있다. 최근에는 다양한 냉각요법과 레이저 파장에 대한 연구가 검은 피부에서 여러 가지 부작용을 줄이기 위해서 시도되고 있다.

레이저 제모술에서 장파장의 Diode 레이저, alexandrite 레이저, 1064 nm Nd:YAG 레이저 등이 사용되며 이에 대한 자세한 사용법은 제모술 장에서 설명하였다. 장파장의 레이저일수록 표피의 보호를 더 많이 해주므로 검은 피부에 사용될 때 더 적절하다. 적절한 냉각이 레이저나 IPL 제모에서 중요하다. 게다가 검은 피부에서는 긴 펄스 지속시간을 가진 적은 에너지가 합병증의 위험을 줄일 수 있다(그림 6.10). 접촉 냉각을 가진 Diode 레이저에서 chill tip에 붙은 탄 모발이 문제가 될 수 있다. 이것을 제거하는 것이 화상이나 이에 부과되는 색소침착을 막아줄 것이다(그림 6.11).

염증 후 색소침착의 예방과 관리

염증 후 색소침착은 검은 피부에서 가장 흔하고 중요한 부작용이기 때문에 효과적으로 이것을 막고 적절히 치료하는 것이 중요하다. 레이저나 IPL 시술 전에 모든 환자들은 자외선을 피하고 자외선을 차단하는 것이 중요하다. 환자들은 자외선 차단을 잘못 이해해서 선탠만을 피하는 경향이 있다. 환자들은 야외활동을 하든 하지 않든 치료 전 2주일 동안 매일 자외선 차단제를 발라야 한다는 것을 아는 것이 중요하다. 자외선은 의복으로도 효과적으로 차단될 수 있다. 시술 직후 중등도의 스테로이드를 바르는 것도 색소침착의 위험성을 낮출 수 있다.

시술 전후 표백제의 사용은 중요하다. 트레티노인, 하이드로퀴논, 스테로이드, AHA, 코직산, 아젤레익산 등의 병행요법이 사용되어 왔다. 우리의 경험상 0.025% 트레티노인, 4% 하이드로퀴논, 중등도의 스테로이드를 섞어서 시술 전 하루 2회씩, 그리고 시술 후 4주동안 바르는 것이 도움이 된다. 만약 이런 노력에도 불구하고 색소침착이 생겼다면 아침에 5% GA를 더 심한 색소침착을 막기 위해 바른다. 자극의 정도에 따라 비타민 C나 비타민 E, 코직산 등을 병행해서 사용한다. 만약 색소침착이 지속된다면 20~35%의 약한 글리콜산 박피를 레이저 수술 후 6~8주 정도에 시행한다. 미세박피술(micro-dermabrasion)이 얕은 색소를 호전시키는데 도움이 될 것이다.

미래의 기술

부분적 재생(fractional resurfacing)이 현재 레이저 시술에서 새로운 기술로 발전하고 있는데 이것은 1540 nm의 레이저를 사용하여 건강한 피부 조직에 둘러싸인 열 손상의 미세 현미경적 점들을 만든다. 적은 수의 검은 피부를 가진 환자에게서만 이런 시술을 사용했는데 색소침착은 나타나지 않았다. 검은 피부 환자에게서 광손상 치료에 좀 더 광범위한 범위의 연구가 이루어져야 할 것이다.

참고문헌

Alster T, Hirsch R 2003 Single-pass CO_2 laser skin resurfacing of light and dark skin: extended experience with 52 patients. Journal of Cosmetic Laser Therapy 5:39–42

Alster TS, Bryan H, Williams CM 2001 Long-pulsed Nd : YAG laser-assisted hair removal in pigmented skin. Archives of Dermatology 137:885–889

Battle EF Jr, Hobbs LM 2004 Laser-assisted hair removal for darker skin types. Dermatology and Therapeutics 17:177–183

Battle Jr EF, Suthamjariya KK, Alora MB, Palli K, Anderson RR 2000 Very long-pulsed (20–200ms) diode laser for hair removal on all skin types. Lasers in Surgery and Medicine (S12): 85

Chan HH, Chan E, Kono T, Ying SY, Ho WS 2000 The use of variable pulse width frequency double neodymium : YAG 532nm laser in the treatment of port wine stain in Chinese. Dermatologic Surgery 26:657–661

Chan HH, Fung WKK, Ying SY, et al 2000 An in vivo trial comparing the use of different types of 532nm neodymium:yttrium-aluminum-garnet (Nd : YAG) lasers in the treatment of facial lentigines in oriental patients. Dermatologic Surgery 26:743–749

Chan HH, Lam LK, Wong DS, Kono T, Trend-Smith N 2004 Use of 1320nm Nd : YAG laser for wrinkle reduction and the treatment of atrophic acne scarring. Lasers in Surgery and Medicine 34:98–103

Chan HH, Ying SY, Ho WS, Wong DS, Lam LK 2001 An in vivo study comparing the efficacy and complications of diode laser and long-pulsed neodymium:yttrium-aluminum-garnet (Nd : YAG) laser in hair removal among Chinese patients. Dermatologic Surgery 27: 950–954

Chiu CH, Chan HH, Ho WS, Yeung CK, Nelson JS 2003 Prospective study of pulsed dye laser in conjunction with cryogen spray cooling for treatment of port wine stains in Chinese patients. Dermatologic Surgery 29: 909–915, discussion 915

Chung JH, Lee SH, Youn CS, et al 2001 Cutaneous photodamage in Koreans: influence of sex, sun exposure, smoking, and skin color. Archives of Dermatology 137:1043–1051

Elman M, Klein A, Slatkine M 2000 Dark skin tissue reaction in laser assisted hair removal with a long-pulse ruby laser. Journal of Cutaneous Laser Therapy 2:17–20

Goh CL, Chua SH, Ang P, Khoo L 2004 Efficacy of smoothbeam 1450nm laser for treatment of acne scars in Asian skin. Lasers in Surgery and Medicine S16:76

Goldman MP 2000 The use of hydroquinone with facial laser resurfacing. Journal of Cutaneous Laser Therapy 2:73–77

Greppi I 2001 Diode laser hair removal of the black patient. Lasers in Surgery and Medicine 28:150–155

Hardaway CA, Ross EV, Paithankar DY 2002 Non-ablative cutaneous remodeling with a 1.45micron mid-infrared diode laser: phase II. Journal of Cosmetic Laser Therapy 4:9–14

Herron GS, Tanner H, Sink RK, et al 2004 Fractional resurfacing treatment of peri-orbital wrinkles. Lasers in Surgery and Medicine S16:72

Kono T, Nozaki M, Chan HH 2001 Diode laser assisted hair removal in Asians: a retrospective study of 101 Japanese patients. Lasers in Surgery and Medicine S13:245

Lee MW 2002 Combination visible and infrared lasers for skin rejuvenation. Seminars in Cutaneous Medicine and Surgery 21:288–300

Negishi K, Tezuka Y, Kudshikata N, Wakamatsu S 2001 Photorejuvenation for Asian skin by intense pulsed light. Dermatologic Surgery 27:627–632

Ruiz-Esparza J, Barba Gomez JM, Gomez de la Torre OL, Huerta Franco B, Parga Vazquez EG 1998 UltraPulse laser skin resurfacing in Hispanic patients. A prospective study of 36 individuals. Dermatologic Surgery 24:59–62

Ruiz-Esparza J, Gomez JB 2003 The medical face lift: a noninvasive, nonsurgical approach to tissue tightening in facial skin using nonablative radiofrequency. Dermatologic Surgery 29:325–32, discussion 332

Shim EK, Barnette D, Hughes K, Greenway HT 2001 Microdermabrasion: a clinical and histopathologic study. Dermatologic Surgery 27:524–530

Tanzi EL, Alster TS 2004 Long-pulsed 1064-nm Nd : YAG laser-assisted hair removal in all skin types. Dermatologic Surgery 30:13–17

7

레이저와 광선 시술 합병증

Complications in laser and light surgery

Tina S. Alster, Elizabeth L. Tanzi

서론

피부 레이저 시술의 부작용은 지난 40년에 걸친 레이저 기술의 발전을 되돌아보면 이해할 수 있다. 레이저는 초기에 연속파동(continuous wave : CW) 모드로 개발되어 조직의 발색단에 의해 지속적으로 흡수되는 연속적인 방사선 빔을 조사했다. 이런 초기의 레이저는 특별한 피부 조직을 파괴할 수 있었지만 목표뿐만 아니라 조사받지 않은 주변 조직에도 열이 전달되어 사용이 제한적이었다. 그러한 비선택적인 열성 손상은 주변 조직에 색소침착저하증이나 흉터 등의 중대한 부작용과 합병증으로 남을 수 있다.

효과적이고 안전한 현대의 레이저 시스템은 1980년대에 Anderson과 Parrish에 의해 기초작업이 이루어졌다. 선택적 광열분해(selective photothermolysis)의 이론이 여러 종류의 레이저의 작용과 에너지의 전달을 통해 특정 조직이 파괴되는 메커니즘을 구체화하였다. 그러므로 목표가 그들의 열 이완시간보다 짧은 간격으로 레이저 에너지에 노출되고 레이저 파장이 발색단에 흡수될 때 특이한 발색단이나 목표는 최소한의 열성 조직손상으로 선택적으로 파괴된다.

이런 이론에 의해서 만들어진 레이저는 좀 더 특이적이고 흉터가 생길 확률이 줄어들지만 그들 나름대로의 특이적인 부작용들을 나타낸다. 파장과 펄스 지속시간에 따라서 색소 변화, 표피세포 손상, 피부결의 변화가 딱지나 조직의 변성과 함께 일어난다. 가장 안전한 레이저라도 적절히 사용하지 않을 경우 손상을 일으킬 수 있다는 것을 기억하는 것이 중요하다.

잘못된 펄스 적용, 과도한 에너지나 전원 세팅의 사용, 부적절한 환자의 선택 등이 잠재적으로 어떤 레이저 시스템에서라도 부작용 발생률을 높이게 된다.

환자 선택

피부 레이저 시술 후에 가능한 여러 가지 부작용과 후유증 때문에 환자들은 특별한 후유증의 위험성에 대한 자문과 의뢰를 받는 것이 필수적이다. 레이저 외과 의사들은 레이저 시술의 실제와 생길 수 있는 부작용에 대해 환자들을 교육하는데 많은 시간을 보낸다. 자문 중에는 임상적인 사진과 문서로써 하는 설명이 치료과정의 이해와 예상되는 임상적 결과, 가능한 부작용 등에 도움이 될 것이다. 환자는 시술 후에 적절한 회복과정이 중요하다는 것을 이해해야 한다. 수술 전 복용약이나 알러지 등의 소인에 대한 병력에 대해서도 알아야 한다. 담배를 피우거나 비정상적인 흉터의 병력, 알러지나 염증의 상태, 헤르페스의 재발, 면역 상태, 치료할 부위에 이전에 행해졌던 시술 등을 알아야 한다. 적절한 치료 전 교육과 임상의의 세심한 경과 관찰이 문제들의 해결과 조기 발견에 도움이 되며 유병률을 낮출 수 있다.

박피성 레이저 피부 회춘술
(Ablative laser skin resurfacing)

고에너지의 CO_2 레이저와 Er:YAG 레이저가 1990년대 중반에 도입된 이래, 레이저 재생술이 안면 피부 회춘술에서 인기있는 방법으로 늘어나고 있다. 이런 기계들은 주로 광손상된 안면 피부의 치료에 이용되는데 특히 자외선에 의한 주름, 검버섯, 피부탄력 저하에 사용된다.

심각한 부작용에 대한 보고는 적지만, 부작용은 숙련된 의사들에서도 나타날 수 있다. 다행스럽게도 대부분의 부작용은 일과적이며 일찍 발견되기만 한다면 특별한 흔적없이 치료될 수 있다. 모든 레이저 외과의사들은 이러한 야기되는 문제에 익숙해져야 하며 그런 반응이 생겼을 때 적절한 치료를 해야 한다.

그러한 부작용의 심각성과 빈도는 레이저 기종을 포함한 여러 가지 다양한 요소에 달려 있다. 초기의 레이저 시술은 CW 레이저 시스템을 사용해서 시술했기 때문에 높은 빈도의 흉터와 영구적인 색소성 변화를 유발했는데 이것은 고에너지에 오랫동안 노출되었기 때문이다. 새로운 CO_2 레이저와 Er:YAG 레이저가 선택적 광열분해의 이론에 의해 발전되었는데 이것은 남아 있는 조직에 최소한의 열손상을 주고 최대한의 박피 효과를 얻기 위해서 높은 에너지와 짧은 펄스 지속시간을 가지고 있다.

레이저 재생술에서 부작용에 영향을 미치는 다른 인자로는 레이저 패스의 횟수와 에너지 밀도, 중복되는 범위, 치료 부위, 의사의 숙련도 등이 있다. 그렇지만 중요한 부작용은 매우 드물고 이는 정상적인 치료 후의 반응인 홍반, 부종, 딱지, 진물 등과 구분되어야 한다.

정상 회복 과정

레이저 재생술을 한 후 모든 환자들은 치료 직후 약간의 불편함을 경험한다. 왜냐하면 레이저 박피술은 표피의 기화와 상부 유두상 진피의 파괴와 재생을 포함하고 있기 때문이다. 가장 흔한 반응은 홍반과 부종, 재상피화가 될 때까지 생기는 진물 등이 있다. 만약 pulse CO_2 레이저로 수회의 치료가 행해졌다면 피부 재상피화는 Er:YAG 레이저의 4~5일에 비해서 7~9일 정도가 걸린다. 홍반의 정도는 치료의 횟수와 연관이 있는데 이것은 잔류된 열성 손상의 정도와 관계가 있기 때문이다. pulsed CO_2 레이저로 20~60 ㎛의 조직을 벗겨낼 경우에는 20~150 ㎛의 열성 손상이 생기는데 비해 Er:YAG 레이저의 경우에는 같은 깊이에서 20~50 ㎛의 열성 손상이 생긴다. 그러므로 전통적인 CO_2 레이저를 여러 번 패스하여 치료하면 특히 치료 직후에 좀 더 지속적이고 심한 홍반이 나타난다. CO_2 레이저의 시술 후 홍반은 8~10일 경에 가장 심해지는데, Er:YAG 레이저에서 2~4주 지속되는데 비해서 이것은 3~6개월 지속된다. 두 가지 레이저에서 수술 후 2~3일 경에 두드러지는 부종도 다른 흔한 부작용 중의 하나이다. 얼음이나 냉찜질을 하면 자연적으로 수일 내에 사라진다.

기존의 치료 횟수가 많은 CO_2 레이저 피부 회춘술에 비해서 좀 더 회복시간이 짧고 유병률도 낮은 치료법이 박피성 안면재생술의 새로운 트렌드로 등장해 주름이나 위축성 흉터의 치료에 사용되고 있다. CO_2 레이저의 단일 패스나 다양한 Er:YAG 레이저나 CO_2 레이저 또는 Er:YAG 레이저를 병용해서 사용하는 방법들이 있다. 단일 패스의 CO_2 레이저 치료는 중복되지 않은 1회 시술로 피부에 한다. 부분적으로 건조하게 된 조직은 손상되지 않은 상태로 남겨져 생물학적 드레싱 물질로 작용한다. 일반적인 치료 지표에서 이 방법은 전체 표피를 박피한다. 조절된 Er:YAG 레이저는 펄스 지속시간(500 ㎲까지)이 연장된 광선을 방출하고 기존의 단파장 Er:YAG 레이저에 비해서 넓은 손상범위를 만든다. 게다가 진피 혈관의 응고를 증가시키는데 영향을 줌으로써 더 깊은 조직에 대한 투과도를 높여 수술 시야를 좋게 하였다. 이러한 넓은 범위의 2차적 조직 손상은 CO_2 레이저에서의 그것과 유사하게 조직에 이득 효과를 가져다준다. 이런 새로운 방법들은 기존의 CO_2 레이저 치료법에 비해서 홍반이나 부종, 염증 후 색소침착을 줄일 수 있다.

적절한 회복과 회복 시간 동안의 여러 징후를 해결하는데 꼼꼼한 수술 후 상처 관리 요법이 최상이다. 두 가지의 다른 회복 방법이 있다. 개방 또는 밀폐 상처 드레싱 테크닉이다. 여기서 개방요법은 시술 후 초기 며칠간 2~3시간에 한 번씩 냉습포와 함께 바세린을 바르는 것이다. 이 방법은 환자가 불편하고 귀찮기는 하지만 치료 부위의 회복을 좋게 하고 부작용을 줄일 수 있다. 밀폐요법은 반투과성의 물질을 치료 부위에 덮어두는 것으로 딱지가 생기는 것을 막아 재생을 돕고 환자의 불편함을 줄이는데 목적이 있다. 밀폐요법이 환자에

박피성 레이저 피부재생술 시 합병증

경도
- 홍반 지속
- 여드름과 비립종 형성
- 알러지성/자극성 접촉 피부염
- 점상 출혈
- 소양증

중등도
- HSV 반응
- 피부 표피 감염
- 염증 후 과다색소침착
- 지체된 색소침착저하증의 발병

중도
- 비대 흉터
- 안검외반의 형성
- 산재성 감염

Box 7.1 박피성 레이저 피부재생술 시 합병증

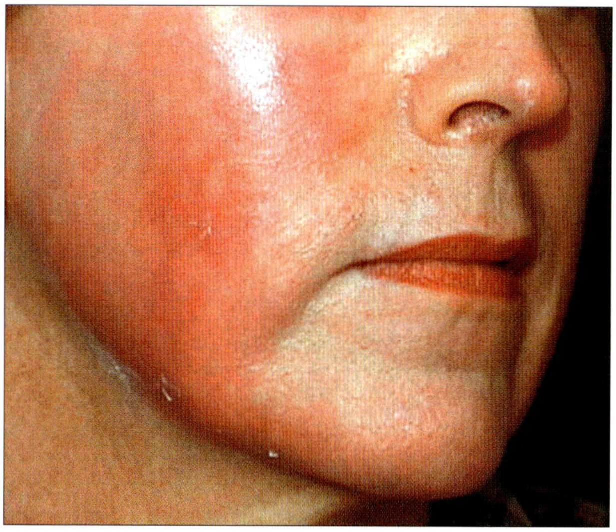

그림 7.1 CO_2 레이저나 Er:YAG 레이저 시술 후의 홍반, 패스가 증가할수록 지속기간이 길어지지만 특별한 치료는 필요치 않다.

게 쉬우므로 더 흔히 사용된다. 그렇지만 드레싱 물질이 상처 부위에 지나치게 오래 부착되었다면 감염의 우려가 증가할 수도 있다. 게다가 반투과성의 물질을 사용하여 치료 부위의 관찰을 어렵게 할 수 있다. 최근에 몇몇 의사들은 효과를 높이기 위해 개방과 밀폐요법을 복합해서 사용하기도 한다. 밀폐요법은 부종이나 진물, 불편함이 큰 초기 2일 동안 사용하고 그 다음부터는 재상피화가 완성되는 시기까지 개방요법을 사용한다. 적절한 시술 교육과 의사의 밀착 진찰이 가정에서 주의 깊게 시행되는 회복 프로그램과 병행할 때 시술 후 유병률을 최소화하고 부작용을 추적해 정확히 접근할 수 있을 것이다.

피부 레이저 재생술의 합병증

레이저 재생술 후의 합병증은 심각성에 따라서 구분된다(Box 7.1). 경미한 합병증은 지속적인 홍반, 부종, 여드름과 비립종, 자극성이나 접촉성 피부염, 그리고 지속적이고 늦게 발생하는 색소침착저하증 등이 있다. 중등도의 합병증으로는 헤르페스의 재발, 박테리아나 진균 감염, 일시적인 과다색소침착, 지속적이고 늦게 발생하는 색소침착저하증 등이 있다. 심한 합병증은 드물지만 여기에는 비대 흉터, 안검 외반, 파종성 감염 등이 포함된다. 이런 합병증들은 적절한 환자의 선택, 적절한 수술방법, 적절한 시술 전·시술 후 처치가 이루어지면 크게 줄어들 수 있다.

오래가는 홍반

시술 후 홍반은 거의 모든 환자에게 나타난다. 홍반은 CO_2 레이저 재생술 후에 가장 심하고 6개월이나 그 이상 지속될 수도 있다(그림 7.1). 단파장의 Er:YAG 레이저는 아주 짧은 파장으로 시술하지 않을 때에는 그렇게 심하지는 않지만 평균 수주간 지속된다. 지속된 홍반의 위험성은 여러 번 시술해서 조직 손상이 생긴 경우에 증가한다. 피부에 잔류된 조직을 지나치게 강하게 비벼서 제거하는 것도 홍반이 오래 지속되는 원인이 되기도 한다. 수술 후 감염이나 피부염도 홍반을 지속시킨다. 시술 전 여드름이 있어 트레티노인을 사용한 경우에도 홍반이 오래 지속될 수 있다.

바르는 아스코빅산(ascorbic acid)이 홍반의 정도와 기간을 줄일 수 있다. 이것은 주로 피부 재상피화 과정 중 벗겨진 피부가 자극이 되어 홍반이 오래 지속되는 것을 방지하는데 도움이 된다. 바르는 스테로이드는 정상적인 시술 후 홍반을 줄이지 못하고 상처 회복을 더 더디게 할 수 있기 때문에 홍반을 빨리 없애기 위해서 사용해서는 안 된다. 또한 특정한 부위에 동통과 결절이 동반된 경우에는 이것이 흉터를 만들 수 있기 때문에 높은 강도의 스테로이드크림이나 pulsed dye 레이저의 사용을 고려해야 한다.

여드름과 비립종

여드름이 심해지거나 비립종이 형성되는 것은 초기 회복시기에 연고나 드레싱 물질로 밀폐요법을 사용하기 때문에 흔히 발생한다. 회복기간 동안 모낭이 급격히 재생되면 이것도 영향을 미쳐 1~2주 내에 악화된다. 시술 전 여드름의 병력이 있는 경우에는 이런 가능성이 높아진다.

치료를 받은 환자의 80%에게서 여드름이 생기고 14%에서 비립종이 생길 수 있다. 경미한 경우에는 치료가 필요하지 않은데 이것은 밀폐요법을 중지하면 자연적으로 좋아지기 때문이다. 여드름의 가능성이 있던 환자에게서 중등도나 심한 여드름이 생겼을 경우에는 테트라사이클린, 미노사이클린 등의 먹는 항생제를 짧게 사용하는 것이 중요하다. 피부 재생이 시작된 경우 바르는 항생제(에리스로마이신, 클린다마이신)가 특별한 알러지나 접촉성 피부염의 위험성 없이 사용될 수 있다. 비립종은 자연적으로 없어질 수 있으나 남은 경우 레티놀을 바르거나 인위적으로 제거해야 한다. 심한 염증성 종괴에는 국소 부위 스테로이드 주사가 필요하다.

접촉성 피부염

접촉성 피부염은 레이저 치료 후의 환자에게서 50% 가까이 발견되는데 주로 자극이 원인이다. 새로 벗겨진 피부에서 재생이 되지 않은 상태에서 정상적인 방어적 표피막이 존재하지 않으므로 피부는 좀 더 자극에 민감하다. 자극성이나 접촉성 피부염은 다양한 종류의 비누, 연고, 보습제, 화장품에 유발될 수 있다. 항생제 연고(예를 들면 Neosporin, Polysporin 또는 Bacitracin)도 또한 흔한 피부염의 원인이 되므로 회복시기에는 피해야 한다. 일반적으로 환자들이 회복을 촉진하기 위해서 사용하는 생약이나 다른 제제의 천연 성분들이 자극을 더 촉진하고 시술 후 피부염의 유병률을 더 높인다.

자극이나 알러지성 접촉성 피부염의 징후나 증상은 넓게 퍼진 홍반이나 소양증이다. 이 습진성 병변은 항상 Ⅳ형 알러지 반응은 아니기 때문에 대부분의 경우에서 패치검사가 실패로 돌아간다. 대부분의 반응이 자극성이기 때문에 회복시기에는 주로 한 가지의 보습제만 사용해야 한다. 접촉성 피부염이 의심될 때는 모든 가능성 있는 물질들은 제거해야 한다. 가능성 물질이 제거된 후에는 흉터의 위험을 없애기 위해서 항히스타민제와 스테로이드를 사용해야 한다. 심한 경우에는 경구용 스테로이드제제가 염증성 반응을 줄이는 데 도움이 될 것이다. 냉찜질도 소양증을 없애는 데 도움이 될 수 있다.

감염

바이러스, 박테리아, 진균의 감염이 피부 재상피화

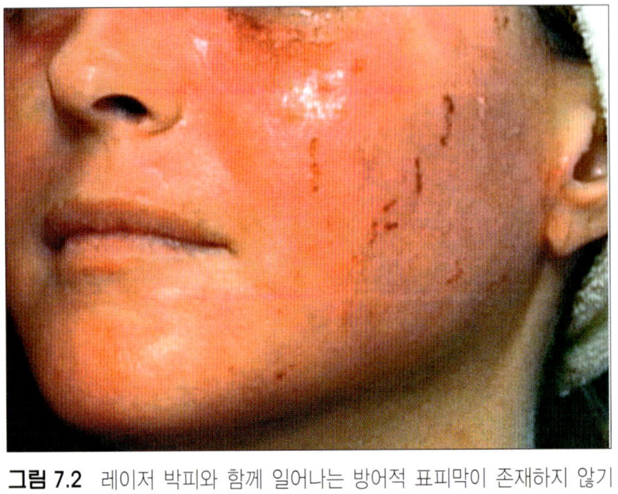

그림 7.2 레이저 박피와 함께 일어나는 방어적 표피막이 존재하지 않기 때문에 접촉성 피부염은 상대적으로 레이저 피부재생술의 흔한 부작용이다. 국소적 항생제나 다른 자극은 재상피화가 완성될 때까지 수술 직후에는 피해야 한다. 항히스타민제와 경구용 스테로이드제, 냉찜질이 접촉성 피부염의 회복을 촉진하고 흉터의 가능성을 줄여준다.

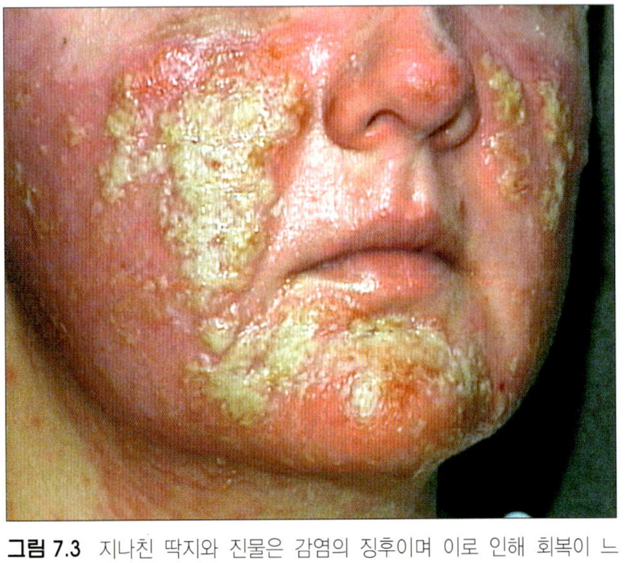

그림 7.3 지나친 딱지와 진물은 감염의 징후이며 이로 인해 회복이 느리다.

가 이루어지기 전인 치료 후 첫 주에 나타날 수 있다. 이런 감염들은 즉각적으로 발견되어 치료되어야 흉터, 늦은 회복, 다른 기회감염, 전신확산을 막을 수 있다(그림 7.3). 레이저 재생술 후에 생기는 헤르페스의 재발이 가장 흔한 감염이다. 헤르페스 바이러스에 감염된 많은 증상없는 환자의 비율 때문에 모든 환자들은 바이러스 보균자로 취급될 수 있다. 그러므로 전에 헤르페스를 앓은 적이 없다고 하더라도 모든 환자들은 예방적인 치료를 받아야 한다. 효과적인 예방치료에도 불구하고 2~7%의 레이저 치료 환자들은 헤르페스의 재발을 경험한다.

수술 후에 헤르페스의 발견은 피부가 벗겨져 있기 때문에 쉽지 않다. 정상적인 피부에서 헤르페스는 홍반 위에 물집의 양상으로 보이는 데 비해서 레이저 시술 후에는 얕은 미란의 형태로 나타난다(그림 7.4).

소양증과 이질감이 피부 재상피화의 지연과 연관될 수 있다. 헤르페스 바이러스가 퍼진 경우에는 위축성 흉터의 형태로 나타날 수 있으므로 헤르페스 감염이 의심되는 경우에는 적절한 치료가 이루어져야 한다.

aciclovir, famciclovir, valaciclovir같은 경구용 항바이러스제는 시술 전 1~2일부터 사용하기 시작하여 시술 후 피부 재상피화가 완성되는 시술 후 7~10일까지 사용해야 한다. 만약 적절한 예방조치에도 불구하고 헤르페스가 재발되었을 경우에는 대상포진 치료 정도까지 용량을 늘리거나 약의 종류를 바꾸어야 한다. 드물게 헤르페스가 퍼진 경우에는 입원과 함께 정맥주사가 필요할 수도 있다.

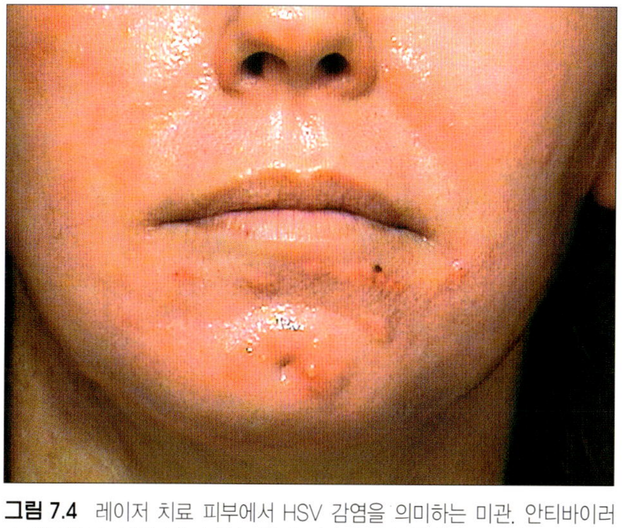

그림 7.4 레이저 치료 피부에서 HSV 감염을 의미하는 미란. 안티바이러스 약물을 7~10일 정도(재상피화가 되기까지) 복용하면 증세가 호전된다.

표피 박테리아나 진균 감염이 레이저 재생술의 회복기에 중복될 수 있다. 박테리아 감염은 초기의 회복시기에 지나치게 밀폐된 드레싱에서 생길 수 있으므로 좀 더 잘 보이는 밀폐요법이 필요하다. 새롭게 벗겨진 피부의 습한 환경은 기회 감염 병원균에 이상적인 배지를 제공하게 된다. 포도구균과 녹농균이 가장 많이 분리되는 병원균이며 캔디다가 가장 많이 분리되는 진균이다. 그렇지만 상처 부위는 배양에서 많은 오염된 균주들을 가지고 있다. 코에 포도구균을 가지고 있는 환자는 감염에 더 민감하나 이 경우 예방적 항생제는 별로 도움이 되지 않는다.

급성 감염 부위의 증상과 징후에는 증가되는 홍반, 농을 포함한 진물, 통증, 늦은 회복, 딱지를 동반한 미란 등이 있다. 적절한 수술 후에 상처 부위를 잘 관리해야 박테리아 감염을 줄일 수 있다. 환자는 소독하거나 연고를 바르기 전에 그들의 손을 항생 비누로 씻어야 한다. 세탁물과 침구 등은 회복기간 중에 계속 갈아 주어야 한다. 잦은 소독과 희석된 아세트산 찜질이 감염을 막는 데 도움이 될 것이다. 만약 감염이 의심된다면 항생제 감수성이 나올 때까지 환자는 광범위 항생제를 사용해야 한다. 특히 감염이 우려되는 환자(면역 억제, 역류를 동반한 승모판탈출증, 심장판막 질환)에게는 예방적 항생제 사용이 일반적이지만 전향적 관점에서 그것의 일상적인 사용은 논란거리가 되고 있다. 대조군 조사에서 항균적용이 모든 환자에게 확실한지 여부를 결정해야 한다고 지시하고 있다.

색소침착

레이저 재생술 후에 일시적인 염증 발생 후 나타나는 색소침착은 피부톤에 상관없이 치료받은 환자의 1/3에서 나타나는 가장 흔한 부작용이다(그림 7.5). 검은 피부(피부 타입 Ⅳ-Ⅵ)의 사람들이 가장 많이 생기기 때문에 이에 대해서는 시술 전에 주의를 해야 한다. 색소침착은 시술 후 3~4주에 주로 생기며 치료를 안 할 경우 수개월간 지속되기도 한다. 다양한 파장의 Er

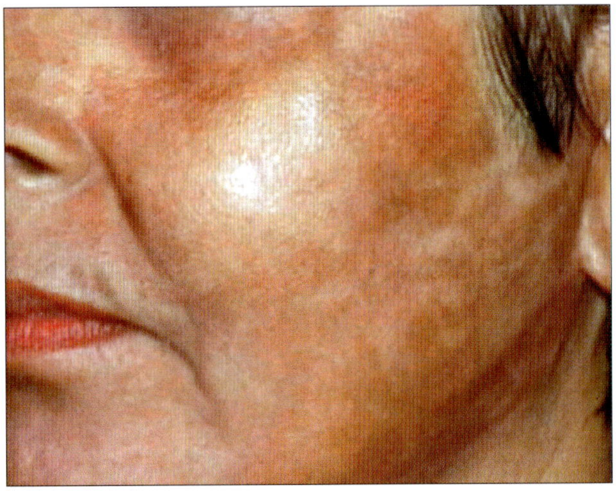

그림 7.5 검은 피부에서 레이저 피부재생 시술 3~4주에 시작되는 염증 후 과다색소침착. 주로 CO_2나 Er:YAG 레이저 시술 뒤에 발생한다.

:YAG 레이저가 단파장의 Er:YAG 레이저의 시술보다는 색소침착이 더 오래 지속되기도 하지만 CO_2 레이저에서와 같이 지속적이지는 않다(여러가지 pursed Er:YAG 레이저; 평균 10.4주, CO_2 레이저; 평균 16주). 그렇지만 피부의 색소침착은 눈에 잘 띄기 때문에 많은 환자들이 회복을 빨리하기 위해서 치료를 문의한다. 색소침착의 치료는 표백제(코직산, 하이드로퀴논), 레티놀, 아젤레익산, 아스코빅산과 글리콜산 복합체의 도포와 함께 자외선 차단제의 도포가 중요하다. 약한 글리콜산(30~40%)의 박피가 색소의 호전을 촉진하는데 특히 2주~4주 간격으로 반복할 때 효과적이다(그림 7.6). 그렇지만 이런 도포제는 피부에 자극을 주어서 더 색소침착이 심해질 수도 있기 때문에 시술 후 1개월간은 사용을 피해야 한다.

레이저 재생술 후에 색소침착이 생길 수 있는 위험성이 높은 환자들을 가려서 관찰하는 것은 필수적이다. 환자들은 시술 전 2주나 4주부터 규칙적으로 자외선 차단제를 도포해야 한다. 선탠한 환자들에게는 시술을 피해야 하는데 이런 경우에는 멜라닌 세포의 자극에 의해서 색소침착의 가능성이 커지기 때문이다. 자외선 차단제는 시술 후에도 규칙적으로 도포해야 한다. 매일 자외선 차단제를 도포하는 것이 레이저 시술 후 효과를 지속적으로 유지하는데도 도움이 된다.

많은 레이저 시술의사들이 시술 전에 표백제를 바르도록 권유하지만 어떤 연구에서도 이런 행동들이 색소침착을 낮추었다는 것을 밝혀내지는 못했다. 사실 치료 전에 표백제를 바른 그룹과 바르지 않은 그룹에서 시술 후 색소침착의 빈도가 동일하게 나왔다. 연고제는 피부 표면에서 작용을 하지만 색소침착을 유발하는 모낭이나 그 부속기에 있는 멜라닌 세포까지는 도달하지 못한다.

색소침착저하증은 흔하지 않은 부작용이며 시술 후 6~12개월까지는 주로 나타나지 않는다. 잔류한 홍반과 색소침착이 사라지면 색소침착저하증이 뚜렷해진다(그림 7.7). 색소침착저하증의 위험성은 주로 시술의 깊이와 조직의 열성 손상의 정도에 연관이 있는 것 같다. 진성의 색소침착저하증은 드물고 주로 대부분의 경

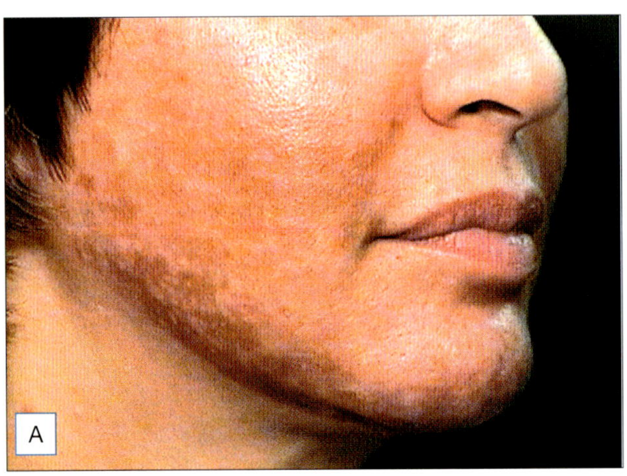

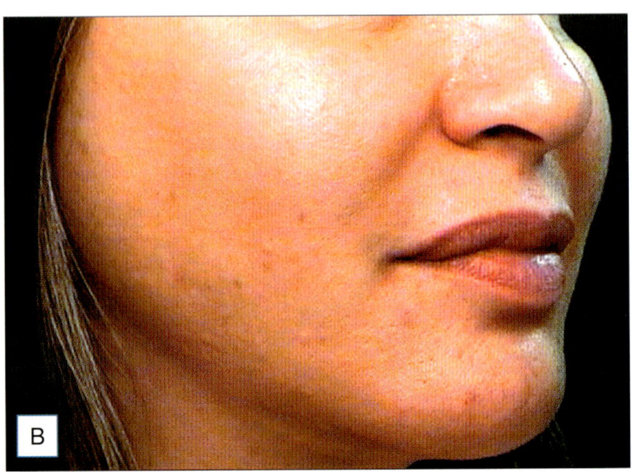

그림 7.6 2~4주 간격으로 국소적 표백제와 글리콜산(30~40%)을 매일 사용하면 염증 후 과다색소침착의 호전을 촉진시킨다. (A) 레이저박피 1개월 후 관찰된 과다색소침착 (B) 글리콜산 필링 후 호전된 모습

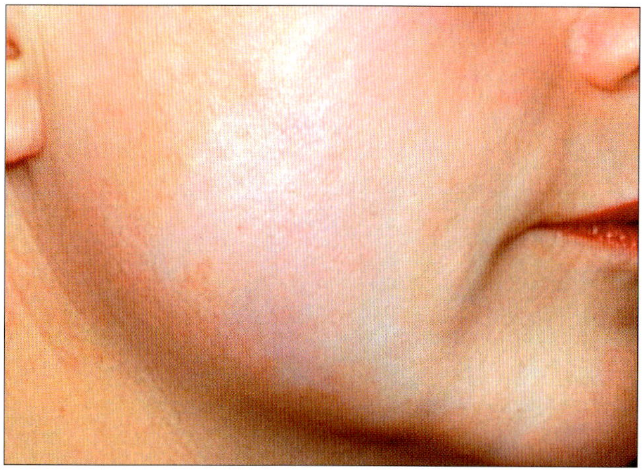

그림 7.7 시술 후 홍반이 사라지면 색소침착저하증이 더 뚜렷해지는데 간혹 여러 달 동안 관찰되기도 한다. 그것은 레이저 치료 동안 피부의 열성손상의 증대와(페놀박피와 박피술 같은) 시술 전 거친 치료나 미용단위 내 불충분한 치료와 관련이 있다.

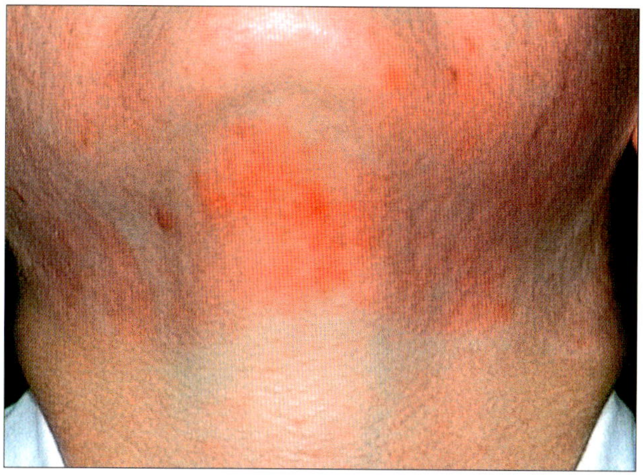

그림 7.8 턱 아래와 목 부위는 흉터가 생기기 쉽기 때문에 조심스럽게 치료되어야 한다. 반복적인 레이저 치료와 과도한 에너지는 피해야 한다.

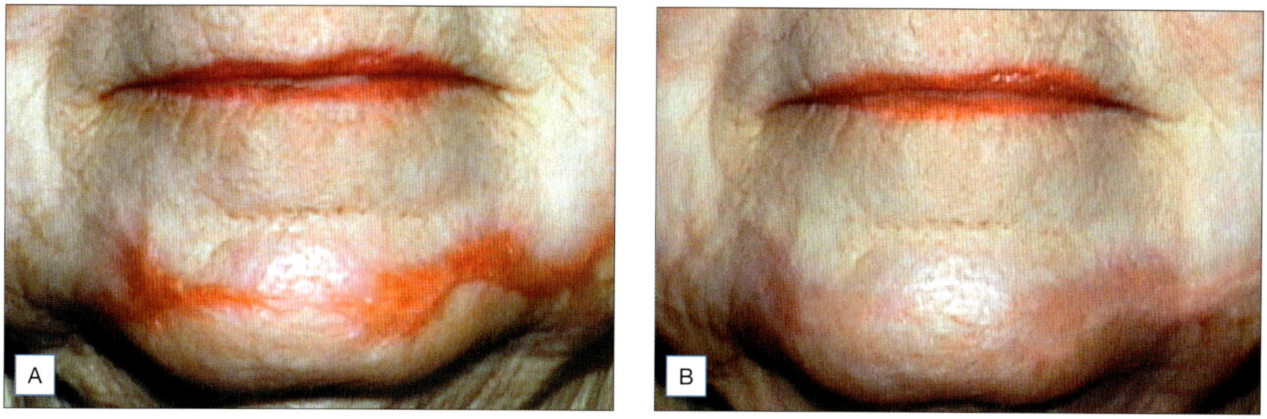

그림 7.9 흉터의 색깔, 크기 등을 없애기 위해 6~8주 간격으로 585 nm의 색소 레이저를 사용할 수 있다. (A) 시술 1개월 후 생긴 비대 흉터. (B) 585 PDL 2회 시술 후 크게 호전됐다.

우에서 "상대적 색소침착저하증"의 형태로 피부가 하얗게 보이는 현상이 나타나는데 이는 주로 광손상된 피부가 치료 후에 없어짐으로 인해 생기는 것으로 보인다. 수술 후 색소침착저하증의 위험성을 줄이기 위해서는 정확한 미용단위 범위 안의 시술이 중요하다. 한 부위 이상의 치료가 필요한 경우에는 구분된 선상의 병변을 없애기 위해서 얼굴을 전체적으로 시술하는 것이 최선의 방법이다. 진성의 색소침착저하증은 주로 예전에 박피술이나 페놀박피를 받은 사람에게서 더 많이 나타난다. 상대적 또는 진성의 색소침착저하증을 없애기 위해서는 그 구분된 선을 감추기 위해서 화학 박피(TCA, GA)가 도움이 된다. 옥소랄렌을 바르고 자외선에 노출시키는 방법이 이 부위의 멜라닌 형성(melanogenesis)을 촉진시키기 위해 사용되어 왔다.

비대 흉터

비대 흉터나 피부결의 변화는 드물지만 발생 할때는 심각한 부작용이 되는데, 이는 각 개인에서 흉터가 생기는 경향에 따라서 다르며 주로 시술상 부적절한 시술법으로 발생한다. 너무 고에너지를 주거나 반복적으로 같은 부위를 시술하거나 레이저 패스 사이 건조된 조직을 완전히 제거하지 못한 경우 치료부위에 지나친 잔류 열손상에 의한 괴사가 원인이며, 이로 인해 흉터가 생길 수 있다. 수술 전에 상처가 생겼거나 피부염이 생겼거나 방사선 치료나 치료 6개월 내에 레티놀을 복용한 병력이 있는 경우, 그리고 켈로이드 양상이 있는 경우에 흉터가 생길 가능성이 높아진다. 게다가 특정한 부위, 턱주위, 목, 눈 주위, 어깨 부위 등에서 흉터가 잘 생기므로 이런 경우에는 좀 더 적은 빈도의 치료가 필요하다(그림 7.8).

특정한 부위에 홍반이 생기거나 융기가 생기는 것이 흉터의 초기 모양이다. 그 부위의 피부에 동통이 있는 경우에는 즉각적인 치료가 행해져야 한다. 국소 스테로이드의 도포나 실리콘겔 제품, 국소부위 스테로이드 주사 등이 흉터를 늦추거나 없앨 수 있다. 585 nm의 색소 레이저가 홍반과 비대 흉터를 없애는데 사용된다(그림 7.9).

흉터의 크기, 색깔 등을 없애기 위해서 많은 연구가 이루어졌다. 색소 레이저는 흉터 부위의 가려움증이나 이상 감각 등의 증세를 없애는데 도움이 된다. 치료는 6~8주 간격으로 반복적으로 행해신다.

안검외반

눈꺼풀의 안검외반은 레이저 시술 후에 생기는 또 다른 심각한 부작용이며, 종종 외과적 교정이 필요한 경우도 있다(그림 7.10). 그 전에 안검미용술을 받았거나 다른 외과적 시술을 받은 경우에 그 위험성이 증가한다. 수술 전에 눈꺼풀의 외반의 가능성을 알아보기 위해서는 아래눈꺼풀에서 "snap" 검사가 필요하다. 눈 주위 특히 아래눈꺼풀 근처를 치료할 때에는 에너지를 줄이고 치료 횟수도 줄이는 것이 흉터나 혹은 안검연의 약화의 위험성을 줄일 수 있다. 안검 외반에 생길 수 있는 과도한 콜라겐 수축을 감지하기 위해 수술 중 레이저와 조직의 상호작용을 관찰하는 것이 중요하다.

비박피성 피부재생

레이저 시술의 새로운 경향은 주름이나 위축 흉터, 그리고 여드름 등의 치료에서 회복 시간을 줄이고 부작용의 위험성을 줄이기 위해서 비박피성 레이저 피부재생술이 시도되고 있다. 가장 흔히 쓰는 레이저는 1000~1500 nm 파장의 기종이다. 이런 파장에서는 표면에 있는 물을 함유한 조직에서의 흡수가 덜해서 좀 더 깊이 침투할 수 있다. 비박피성 레이저 피부재생술은 표피의 손상없이 진피의 상처를 유발해서 콜라겐의 리모델링을 유도한다. 접촉성이나 이동성의 냉각기가 표피의 보호를 위해서 레이저와 동시에 사용된다. 이 방법이 박피성 재생술보다는 효과가 떨어지지만 얕은 여드름 흉터, 주름, 여드름 등의 치료에 특별한 흔적없이 호전을 보일 수 있다. 그러므로 이 방법은 피부상태가 심하지 않는 환자나 레이저 박피 후에 생길 수 있는 여러 가지 위험성과 긴 회복기간 등을 견딜 수 없는 사람에게 이상적인 방법이다.

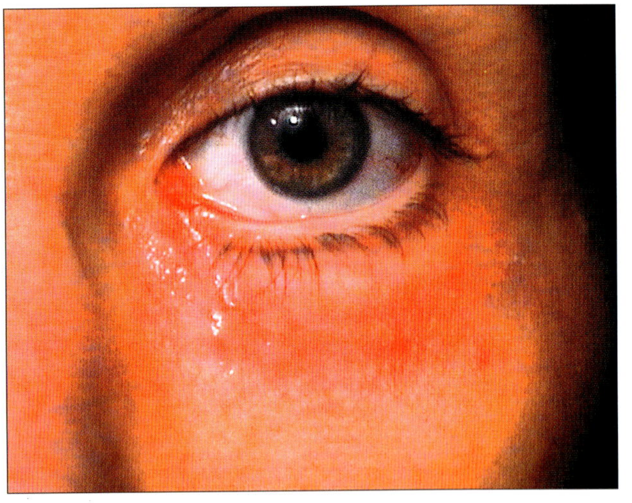

그림 7.10 이전에 안검미용수술을 받았거나, 눈확밑 피부탄력에 제한이 있는 경우는 박피성 레이저 피부재생 시술 후에 안검이반 형성이 잘 온다.

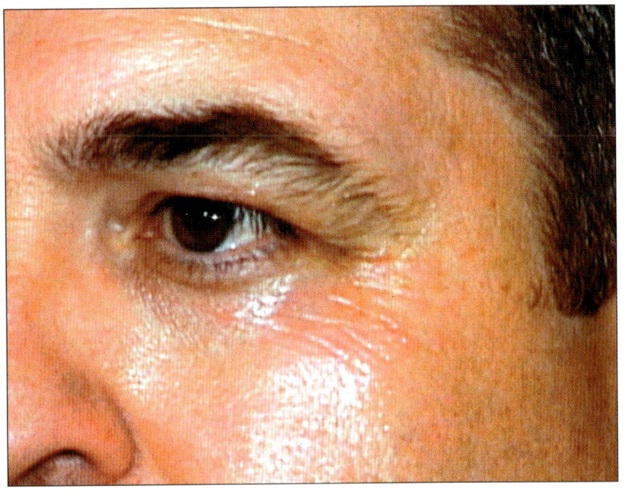

그림 7.11 비박피성 레이저 피부치료 후 전형적인 경미한 홍반과 부종

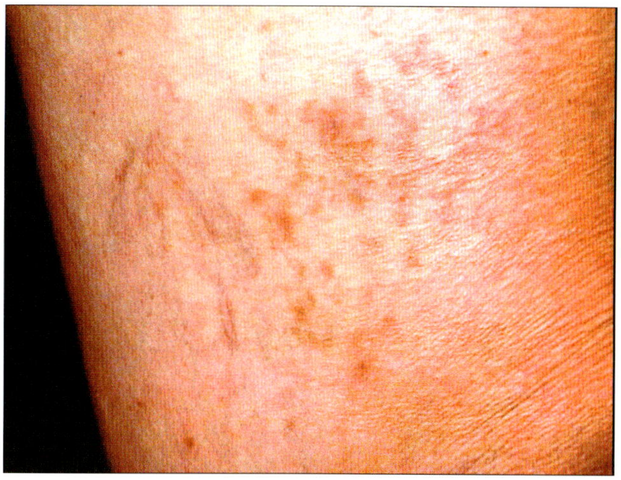

그림 7.12 KTP나 PDL 레이저 시술 후에 생긴 환자의 일시적인 과색소 침착

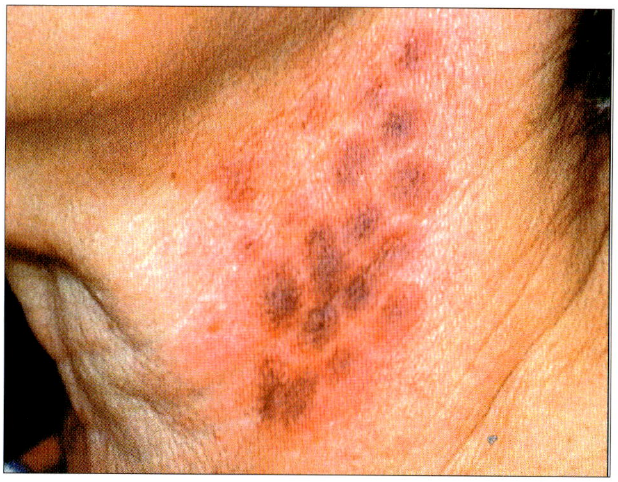

그림 7.13 Short pulse(0.45~1.5ms) dye 레이저 후에 생긴 흔적. 40ms의 보다 긴 pulse시스템을 쓰면 이런 흔적을 최소화 할 수 있다.

이 방법은 시술 후에 회복기간이 거의 없고 부작용이 거의 없으므로 환자나 의사 양쪽에 매력적인 시술법이다. 가장 흔히 보이는 부작용은 경미한 홍반이 하루 정도 지속되는 것이다(그림 7.11). 일시적인 색소침착도 레이저 박피에 비해서 거의 없는데 이것은 냉각기의 발달 때문이다. 헤르페스가 재발될 수 있기 때문에 반복적인 구순의 단순포진 병력이 있는 경우에는 예방적으로 항바이러스제를 복용해야 한다. 비박피성 레이저 피부재생술로 인한 위축성 흉터나 함몰 흉터는 드물며, 적당한 피부 냉각장치와 중첩된 레이저 시술을 피함으로서 최소화할 수 있다.

혈관 특수 레이저

혈관에 특이적인 레이저는 다양한 선천적, 후천적 혈관 질환을 치료하기 위해서 혈관 내의 옥시헤모글로빈을 목표로 한다. 이런 종류로는 argon(488~514 nm) 레이저, argon pumped tunable dye(APTD, 577, 585 nm) KTP 레이저(532 nm), PDL(585~595 nm), IPL(515~1200 nm), Nd:YAG 레이저(532/1064 nm) 등이 있다.

Argon 레이저는 지속적으로 푸르고 녹색의 광선을 내는데 488, 514 nm에서 가장 극점을 이룬다. 이 기종은 예전에 다양한 혈관성 병변에 많이 사용되어 왔으나 조직학적 검사에서 비특이적인 조직 손상을 보이고 있다. 결론적으로 색소 변성과 흉터의 위험성 때문에 지금은 잘 사용하지 않고 있다.

APTD, Krypton, copper vapor, KTP 레이저 같은 Quasi-continuous 시스템은 지속적으로 파장을 내는 레이저로 안면의 혈관 확장증을 치료하기 위해 20 ns 정도로 짧게 끊어서 펄스를 전달할 수 있다. 그렇지만 이것은 흉터나 피부결의 변화를 발생시킬 가능성이 pulsed laser 시스템보다 높다.

KTP 레이저는 532 nm의 에너지를 가지고 주로 다양한 색소성, 혈관성 병변에 사용되어져 왔다. APTD 레이저와 마찬가지로 스캐너나 연속 모드의 방법으로 넓은 범위의 치료에 도움이 된다. 부작용으로는 일반적으로 혈관 윗부위에 연속적으로 생기는 딱지나 일시적인 색소 변성, 경미한 섬유화 등이 있는데 이는 특별한 처치없이도 좋아진다(그림 7.12). 시술 후에 염증이 생긴 다음 색소침착이 생길 수 있는데 이를 막기 위해 특히 검은 피부의 사람들은 자외선의 노출에 주의해야 한다.

PDL은 특이적으로 피부혈관 병변의 치료를 위해서 발전되었는데 이는 선택적 광열분해의 이론을 근거로 한다. 이는 표적인 혈관만을 파괴하고 주변조직은 열손상이 적어서 흉터가 생길 가능성이 적기 때문에 포도주색반점과 혈관종을 포함한 다양한 선천성, 후천성 혈관 질환의 치료에 어린이나 성인에게서 사용된다. 가장 흔한 부작용으로는 일시적인 자반과 색소이상증이 있다(그림 7.13).

흉터나 딱지, 피부결의 변화, 물집 등은 드물게 보인다. 에너지가 지나치게 과하거나 중복적으로 치료받은 경우나 레티놀을 복용한 환자에게서 비대 흉터나 켈로이드가 생길 수 있다. 좀 더 장파장(590, 595, 600 nm)과 펄스 지속시간(40 ms까지)을 가진 레이저는 혈관에 대한 특이성이 크지만 시술 후 자반 때문에 잘 생산되지 않는다.

IPL은 515~1200 nm 파장의 레이저 에너지를 방출해서 다양한 혈관성 병변에 성공적으로 사용되고 있다. 필터를 사용해서 단파장의 에너지를 없애 진피의 투과성을 높혔다. 작은 혈관들은 단파장(515, 550 nm)에, 큰 혈관들은 좀 더 장파장(570, 590 nm)에 잘 반응한다. 그렇지만 단파장의 에너지는 표피의 멜라닌과 더 쉽게 반응하므로 흰 피부의 환사에게만 적용된다. 좀 더 긴 펄스 지속시간을 가진 IPL은 좀 더 깊게 위치한 혈관에 천천히 반응하므로 수술 후 자반이나 과다색소침착의 위험성을 줄일 수 있다.

혈관 경화술이 하지정맥류 등에서 많은 의사들에 의해 시술되지만 이는 궤양, 알러지 반응, 모세혈관 매팅(telengiectatic matting) 등의 부작용이 있다. 이와 같이 하지 정맥의 레이저 시술에 대한 관심은 높다. 초기에는 argon 레이저, APTD, CO_2 레이저 등이 하지 정맥의 치료에 사용되었으나 성공적이지 못했다. 안면의 혈관확장증에는 KTP, PDL 등이 효과적이지만 하지 정맥에는 효과적이지 않았으며 수술 후 각각 심각한 딱지와 지속적인 자반으로 지장을 주었다.

최근에는 전자석 스펙트럼의 적외선 근처에서 헤모글로빈의 적지만 의미있는 흡수 최대량을 기초로 장파장의 레이저가 이런 정맥들의 치료에 사용되고 있다. 높은 에너지가 혈관치료에 도움이 되지만 냉각기는 주변조직의 손상을 막기 위해 필수적이다. 장파장의 alexandrite 레이저를 치료에 사용하면 호전이 되지만 일시적인 색소 변성을 유발할 수 있다. 몇몇 임상 실험에서 장파장의 Nd:YAG(1064 nm) 레이저로 아주 작은 정맥에서 중간 정맥까지 치료할 때 고무적인 결과가 나왔다. 장파장의 Nd:YAG 레이저를 사용하면 경미한 자반과 물집, 얕은 혈전증, 일시적인 과다색소침착, 모세혈관 매팅(matting) 등의 부작용을 유발할 수 있다.

색소침착 특수 레이저

멜라닌에 특이적인 고에너지의 Q-switched 레이저가 양성의 표피와 진피의 색소성 병변과 문신 등을 별다른 부작용없이 성공적으로 제거하거나 색을 밝게 하고 있다. 표피성 병변(검버섯, 주근깨, 커피색 반점, 지루각화증)과 진피성 혹은 복합성 병변(멜라닌성 모반, 푸른점, 오타 혹은 이토 모반, 다크 서클, 색소침착, 베커 모반 등)과 문신 등의 치료가 레이저로 가능해졌다. 선택적 광열분해의 원리에 의해 Q-switched 레이저는 초기의 연속모드의 레이저를 대체해서 열 손상을 줄이고 에너지가 멜라닌에만 국한되게 해서 주변조직의 손상을 감소시켜 원치 않는 부작용을 줄이고 있다.

연속 모드의 레이저인 488/514 nm argon, 511 nm copper vapor, 520 nm krypton, 532 nm KTP, 10600 nm CO_2 레이저 등이 색소침착과 문신 파괴에 주로 사용되어 왔는데 이런 기종들은 멜라노좀의 열 이완 시간보다 길게 에너지가 방출되어 주변조직의 손상이나 흉터 등을 유발하고 있다. 그래서 기존의 연속 모드의 레이저들을 요즘은 표피성 병변에만 사용하고 있으며 진피성 병변에 사용할 때에는 흉터가 생길 수 있다. 연속 모드의 레이저들은 표피의 색소를 파괴하고 표피, 진피의 경계부를 파괴하기 때문에 지속적인 홍반, 색소 변화, 피부결의 변화 등을 유발할 수 있다.

694 nm의 ruby 레이저가 표피와 진피의 색소성 병변의 치료에 사용되고 있다. 이 레이저는 Q-switched 시스템의 레이저로 고에너지와 나노세컨드(nanosecond)의 펄스를 내고 있다. 아주 짧은 시간 동안만 피부에 에너지가 머물기 때문에 멜라닌성 병변과 진피 병변의 치료에 유용하고 주변조직의 열 손상을 줄일 수 있다. 그렇지만 이 레이저도 부종, 출혈, 소양증, 물집, 자반 등의 부작용을 유발할 수 있다. 다른 Q-switched 레이저와 마찬가지로 ruby 레이저도 치료 후에 그 부

위를 즉각적인 회색으로 만드는 표피성 변화를 유발할 수 있다. 정상적인 표피 멜라닌도 이 레이저에 반응하기 때문에 치료 후 25~50%에서 일시적인 색소침착저하증을 보일 수 있다(그림 7.14). 염증 후 과다색소침착, 모발 백색화(hair whitening), 모발 손실 등이 관찰될 수 있다. 피부에 딱지가 생기거나 표피의 위축이 국소적으로 50%의 환자에게서 관찰되지만 영구적인 피부결의 변화나 흉터는 5% 미만에서만 관찰된다.

미용문신이 즉각적이고 영구적으로 검게 변하는 현상이 ruby 레이저 치료 후에 보고되었는데 이는 페릭 옥사이드(ferric oxide)가 페로스 옥사이드(ferrous oxide) 형태로 바뀌는 철을 함유한 문신의 화학적 변화에 의한 것으로 보인다(그림 7.15). 지속적인 ruby 레이저 치료로 결국은 검은 색소가 옅어지지만 그 결과는 예측할 수 없고 효과적인 제거를 위해 외과적 절제나 CO_2 레이저가 추가로 사용되어야 할 경우도 있다.

타입 Ⅳ의 알러지 반응이 레이저 문신 제거 후에 보고된 적이 있다. 이는 레이저 치료 후에 세포 내의 색소가 세포 외의 공간으로 나간 것이 항원으로 작용한 것으로 가정되고 있다. 전신적이나 국소적인 두드러기나 소양증을 가진 습진성 병변은 스테로이드를 복용하거나 발라서 또는 항히스타민제의 복용으로 치료할 수 있다. 드물게 종괴성 알러지 반응이 비대 흉터에 동반되어 생길 수 있다(그림 7.16). 이런 경우 국소적 스테로이드의 주사요법과 압박 치료로 더 이상의 알러지 반응 없이 시술할 수 있다.

Ruby 레이저와 마찬가지로 alexandrite 레이저도 Q-switched 시스템의 레이저로 755 nm의 파장으로 다양한 색소성 병변과 문신 등을 치료할 수 있다. 색소침착저하증과 과다색소침착이 치료 후에 보고된 적이 있다. 50%의 환자들이 치료 후 3~6개월간 색소침착저하증을 경험하였다.

피부가 하얗게 변하는 것은 주로 검은 피부의 사람에게서 많이 나타나며 전체적인 레이저의 치료 횟수와 연관되어 있다. 그러므로 전체 횟수를 평균 7회 정도로 유지하는 것이 심각한 색소침착저하증을 낮추는데 도움이 될 것이다(그림 7.17).

점상 출혈과 조직의 파열이 고에너지의 alexandrite 레이저 시술에서 보일 수 있는데 Nd:YAG 레이저에서 보다는 적게 관찰된다. 오래된 빛바랜 문신에서는 출혈이나 표피 손상이 비교적 적다. 그렇지만 특히 하지 말단부의 문신에서는 alexandrite나 다른 Q-switched 레이저는 출혈성 물집이 나타날 수 있다. 드물지만 흉터나 조직 섬유화 등이 alexandrite 레이저 치료 후에 잘못된 상처 부위 관리로 인해 생길 수 있다. 미용적인 문신(특히 흰색, 핑크색, 살색의 잉크)에서 즉각적이고 영구

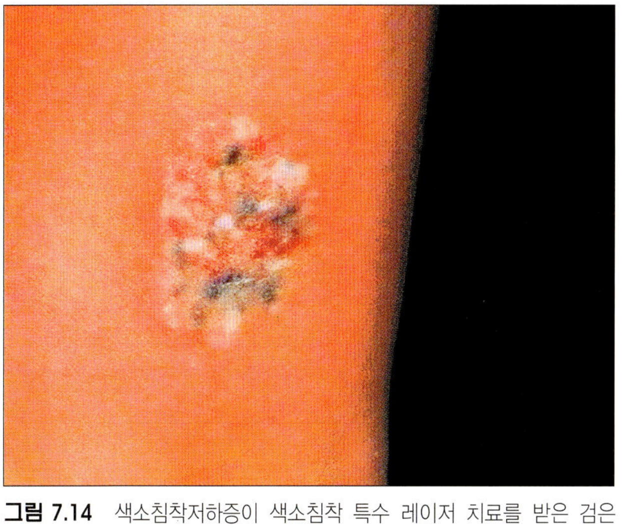

그림 7.14 색소침착저하증이 색소침착 특수 레이저 치료를 받은 검은 피부의 환자에게서 나타날 수 있다. 그것은 시간이 지나면 자연스럽게 사라진다.

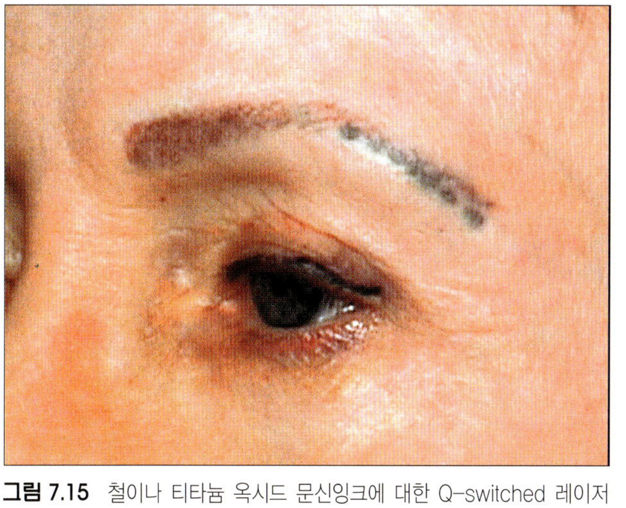

그림 7.15 철이나 티타늄 옥시드 문신잉크에 대한 Q-switched 레이저 시술 후 문신잉크가 검게 변할 수 있다. 외과적 절제나 CO^2 레이저로 제거할 수 있다.

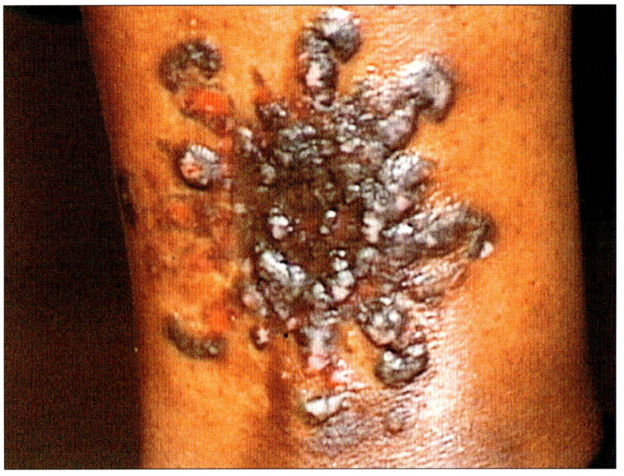

그림 7.16 항원으로 작용하는 세포 내 색소의 방출에 기인해 종괴성 알러지 반응과 비대 흉터가 QS 색소침착 특수 레이저 치료 후에 나타날 수 있다. 세포 내 스테로이드 치료가 필요하다.

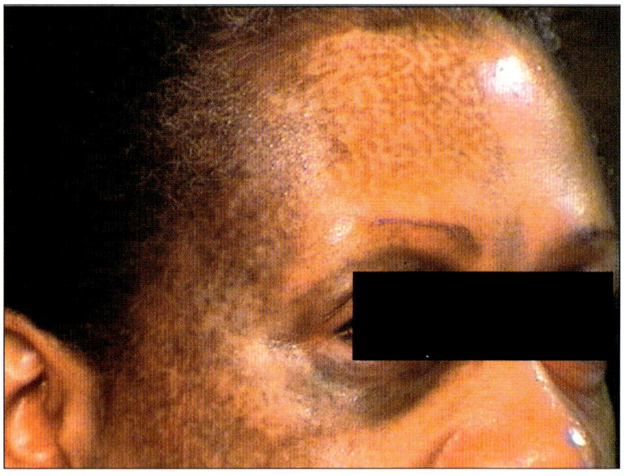

그림 7.17 문신에 대한 QS 색소침착 특수 레이저 치료 후 색소침착저하증이 검은 피부톤의 환자에게서 반복적인 치료의 고에너지 사용 후에 빈번하게 관찰된다.

적인 색소침착이 alexandrite 레이저를 포함한 Q-switched 레이저 치료 후에 나타날 수 있다.

Q-switched Nd:YAG 레이저는 1064 nm의 파장을 가지고 펄스가 10 ns 정도로 짧다. 이는 주로 진피성 병변 즉, 푸르고 검은 문신과 멜라닌세포성 모반, 오타 모반, 이토 모반에서 효과적으로 사용된다. 약간 부풀어오르는 현상과 함께 즉각적인 흰색의 변화가 레이저 치료 부위에 나타난다. 다른 중요한 부작용으로는 조직 손상, 출혈, 피부결의 변화, 색소침착저하증, 과다색소침착 등이다. 피부결의 변화는 8%의 환자에서 생길 수 있지만 일시적으로 생기며 치료 후 4주가 지나기 전에 방문했을 때 주로 뚜렷하게 보인다. 여러 번의 치료 후에 색소침착저하증이 생길 수 있다.

ruby 레이저나 alexandrite 레이저와 마찬가지로 QS Nd:YAG 레이저로 문신 제거를 할 때 일반적인 알러지 반응이 나타날 수 있다. 앞에서 QS 시스템에 대해 서술한 바와 같이 QS Nd:YAG 조사로 흰색, 살색, 보라색 미용문신이 즉각적이고 돌이킬 수 없게 검어질 수 있다.

두 가지 파장의 Nd:YAG 레이저가 표피성 병변과 붉고 노랗고 오랜지색의 문신에서 사용된다. 1064, 532 nm의 두 가지 파장이다. 결과적으로 초록색 빛이 주로 멜라닌에 의해 흡수되므로 표피의 멜라닌을 목표로 한다. 이 레이저의 부작용으로는 일시적인 홍반이 6주 정도, 자반이 1주간 정도 지속될 수 있으며 색소변화, 피부결의 변화, 물집 등이 생길 수 있다. 레이저 후 색소침착이 8% 정도의 환자에서 생길 수 있는데 주로 검은 피부에서 많이 생긴다. 출혈이나 통증이 ruby 레이저보다 많이 생기는데 이는 주로 높은 에너지에서 발생한다.

광제모 (Photoepilation)

FDA에서 제모용으로 인정받은 기종은 장파장의 ruby (694 nm) 레이저, 장파장의 alexandrite(755 nm) 레이저, 장파장의 Diode(800 nm) 레이저, 장파장의 Nd:YAG(1064 nm) 레이저와 IPL(515~1200 nm)이다. 이런 기종들은 주로 제모에 사용되는데 모근과 모낭에 있는 멜라닌을 목표로 할 수 있는데다 선택적으로 모낭을 파괴하기 위해 적절한 깊이로 투과할 수 있기 때문이다.

레이저 제모의 목적이 영구적인 모낭의 손상이라 하더라도 이 과정 중에 표피의 손상이 생길 수도 있다. 적색광이나 적외선을 조사했을 때 멜라닌 세포, 각질세포, 모반 등도 멜라닌을 함유하고 있기 때문에 열성 손상을 받을 수도 있다. 모간이 비록 다른 피부보다 더 검다고 하더라도 흡수된 레이저 에너지의 일부가 표피의

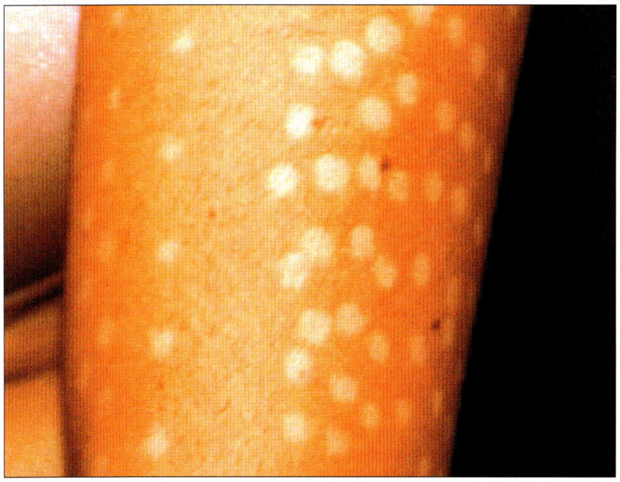

그림 7.18 그을린 피부나 검은 피부톤을 가진 환자는 Long pulsed pigment specific 제모 후 저색소침착이 될 수 있다. LP Nd:YAG 레이저 사용으로 이 부작용을 줄일 수 있다.

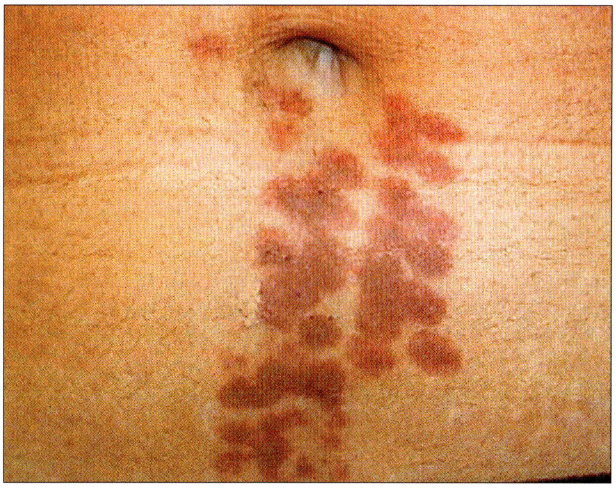

그림 7.19 레이저 제모 시 생긴 일시적인 과색소침착은 검은 피부의 환자에게서 흔하다. 높은 에너지 사용과 자외선 노출이 이런 발생을 증가시킨다.

발색단에 작용한다. 레이저 제모 중 표피의 손상을 줄이는 방법은 냉각기를 사용하거나 냉각 스프레이나 냉각겔을 바르는 것이다. 표피의 냉각이 열성 손상을 줄일 수 있다.

표피를 보호하기 위한 여러 노력에도 불구하고 레이저 제모는 심각한 부작용을 초래할 수 있다. 피부 타입과 부위, 계절적인 변화, 자외선 노출의 병력 등이 레이저 시술 후의 부작용에 영향을 미칠 수 있다. 사지 부위가 가장 부작용이 잘 생기며 겨드랑이, 사타구니 등의 자외선 비노출 부위가 가장 적게 생긴다. 일반적으로 부작용은 일시적이고 경미하다. 가장 흔한 부작용으로는 통증과 일시적인 홍반, 모낭주위 부종 등이지만 물집이나 색소 변성, 흉터 등도 생길 수 있다(그림 7.18-19). 색소 변성이나 흉터와 같은 부작용의 대부분은 주로 검은 피부 타입(Ⅳ-Ⅵ)에서 LP 루비, LP 알렉산드라이트, LP 다이오드 혹은 IPL 시술 후에 생긴다. 1064 nm의 Nd:YAG는 내인성 멜라닌의 흡수가 적으므로 검은 피부나 햇볕에 탄 피부에서 물집, 색소 변성, 딱지 등의 부작용이 적게 생긴다.

결론

최근의 레이저와 광선 기종들은 선택적 광열분해의 이론을 근거로 개발되었으며 흉터의 위험과 색소침착의 변화를 최소화 하면서 특이적인 조직을 목표로 파괴할 수 있다. 이것은 멜라닌과 헤모글로빈과 같은 특이적인 발색단에 의해 가장 잘 흡수되는 특정의 파장과 펄스 지속시간을 통해 이루어진다. 그렇지만 모든 레이저와 광원이 이 이론에 적합하지는 않다. 연속 모드(CW)의 레이저는 좀 더 비특이적이어서 정상 피부에 대한 열 전도를 통해 원하지 않은 흉터와 손상을 유발할 수 있다. 유사 연속모드의 레이저들은 짧은 에너지의 분사로 인해 지나친 열 손상을 제한하지만 비특이적인 열 손상의 가능성을 가지고 있다. pulsed 레이저와 Q-switched의 레이저들이 이 이론에 가장 잘 부합되어서 주변조직의 손상을 줄이고 가장 특이적인 치료를 가능하게 한다. 확실히 어떤 레이저든 부적절하게 사용할 때 잠재적으로 흉터나 조직 손상을 유발할 수 있다. 그러므로 적절한 시술법에 대한 교육과 기술이 필수적이다. 레이저 치료 후에 생기는 부작용과 합병증은 적절한 진단과 치료가 행해진다면 확연히 줄일 수 있다.

참고문헌

Alam M, Dover JS, Arndt KA 2003 Treatment of facial telangiectasia with variable-pulse high-fluence pulsed-dye laser: comparison of efficacy with fluences immediately above and below the purpura threshold.

Dermatologic Surgery 29:681–684

Alam M, Pantanowitz L, Hartron AM, Arndt KA, Dover JS 2003 A prospective trail of fungal colonization after laser resurfacing of the face: correlation between culture positivity and symptoms of pruritus. Dermatologic Surgery 29: 255–260

Alster TS 1999 Cutaneous resurfacing with CO_2 and erbium : YAG lasers: preoperative, interoperative, and postoperative considerations. Plastic and Reconstructive Surgery 103:619–632

Alster TS 2000 Against antibiotic prophylaxis for cutaneous laser resurfacing. Dermatologic Surgery 27:697–698

Alster TS, Lupton JR 2000 Treatment of complications of laser skin resurfacing. Archives of Facial Plastic Surgery 2:279–284

Alster TS, Lupton JR 2002 Prevention and treatment of side effects and complications of cutaneous laser resurfacing. Plastic and Reconstructive Surgery 109:308–316

Alster TS, Nanni CA 1999 Famciclovir prophylaxis of herpes simplex virus reactivation after laser skin resurfacing. Dermatologic Surgery 25:242–246

Beeson WH, Racher JD 2002 Valacyclovir prophylaxis for herpes simplex virus infection or infection recurrence following laser skin resurfacing. Dermatologic Surgery 28:331–336

Bellman B, Brandt FS, Holtmann M, Bebell WR 1998 Infection with methicillin-resistant Staphylococcus aureus after carbon dioxide resurfacing of the face. Successful treatment with minocycline, rifampin and mupiricin ointment. Dermatologic Surgery 24:279–282

Boixeda P, Nunez M, Perez B, de las Heras ME, Hilara Y, Leda A 1997 Complications of 585-nm pulsed dye laser therapy. International Journal of Dermatology 36:393–397

Demas PN, Bridenstine JB 1999 Diagnosis and treatment of postoperative complications after skin resurfacing. Journal of Oral and Maxillofacial Surgery 57:837–841

Fitzpatrick RE 2002 Maximizing benefits and minimizing risk with CO_2 laser resurfacing. Dermatologic Clinics 20: 777–786

Gilbert S, McBurney E 2000 Use of valacyclovir for herpes simplex virus-1 (HSV-1) prophylaxis after facial resurfacing: a randomized clinical trial of dosing regimens. Dermatologic Surgery 26:50–54

Goldberg DJ (ed) 2004 Complications in cutaneous laser surgery. Taylor & Francis, London

Kimming W 2003 Laser surgery in dermatology, risks and chances. Hautarzt 54:583–593. Available online: Epub May 15 2003

Manuskiatti W, Fitzpatrick RE, Goldman MP, Kerjci-Papa N 1999 Prophylactic antibiotics in patients undergoing laser resurfacing of the skin. Journal of the American Academy of Dermatology 40:77–84

Nanni CA, Alster, TS 1998 Complications of carbon dioxide laser resurfacing. An evaluation of 500 patients. Dermatologic Surgery 24:315–320

Nanni CA, Alster, TS 1999 Laser-assisted hair removal side effects of Q-switched Nd : YAG, long-pulsed ruby, and alexandrite lasers. Journal of the American Academy of Dermatology 41:165–171

Olbricht SM, Stern RS, Tang SC, Noe JM, Arndt KA 1987 Complications of cutaneous laser surgery. A survey. Archives of Dermatology 123:345–349

Ragland HP, McBurney E 1996 Complications of resurfacing. Seminars in Cutaneous Medicine and Surgery 15:200–207

Rendon-Pellerano MI, Lentini J, Eaglsteri WE, Kirsner RS, Hanft K, Pardo RJ 1999 Laser resurfacing: usual and unusual complications. Dermatologic Surgery 25:360–366

Rodriguez JG, Sattin RW 1987 Injuries as an adverse reaction to clinically used laser devices. Lasers in Surgery and Medicine 7:457–460

Schwartz RH, Burns AJ, Rohrich RJ, Barton FE Jr, Byrd HS 1999 Long-term assessment of CO_2 facial laser resurfacing: aesthetic results and complications. Plastic and Reconstructive Surgery 103:592–601

Swinehart JM 1991 Hypertrophic scarring resulting from flashlamp-pumped pulsed dye laser surgery. Journal of the American Academy of Dermatology 25:845–846

Tanzi EL, Alster TS 2003 Side effects and complications of variable-pulsed erbium:yttrium-aluminum garnet laser skin resurfacing: extended experience with 50 patients. Plastic and Reconstructive Surgery 111:1524–1529

Tanzi EL, Alster TS 2003 Single pass carbon dioxide versus multiple-pass Er : YAG laser skin resurfacing: a comparison of postoperative wound healing and side-effect rates. Dermatologic Surgery 29:80–84

Treloar V 2003 Late complication of laser treatment. Journal of the American Academy of Dermatology 49:1198

Wlotzke Y, Hohenleutner U, Abd-El-Raheem TA, Baumler W, Lanthaler M 1996 Side-effects and complications of flashlamp-pumped pulsed dye laser therapy of port-wine stains. A prospective study. British Journal of Dermatology 134:475–480

찾아보기

Index

레이저와 광선 2

Laser and Lights volume 2

인 쇄	2007년 6월 10일
발 행	2007년 6월 25일
저 자	David J. Goldberg
역 자	대한미용외과학회 편찬위원회
발 행 인	김정찬
발 행 처	도서출판 정담
주 소	서울특별시 송파구 가락동 10-2 동원빌딩 4층
전 화	443-2683, 2791
팩 스	430-7370
홈페이지	www.jdb.co.kr
등 록	제 22-135호
정 가	90,000원

ISBN 978-89-8085-342-7